Quiropraxia

¿No Es Asombrosa? - Manual De Trabajo

Dr. Claude Lessard
© 2020

El Dr. Claude Lessard es un quiropráctico objetivo y propietario del Centro Quiropráctico Lessard. Graduado cum laude en el Sherman College of Chiropractic, ha recibido las distinciones de Filosofía y Excelencia Clínica de la universidad. Ha ejercido su profesión durante más de cuatro décadas en su práctica del condado de Bucks, Pensilvania y durante más de tres décadas, ha investigado diferentes métodos para expresar el máximo potencial de la vida. Su libro "Chiropractic, Amazing Isn't It" - Quiropráctica, increíble ¿No?, ha sido traducido a varios idiomas. En la última edición, ahora disponible para la comunidad quiropráctica en general, el Dr. Lessard ha publicado el Manual de trabajo con el Manual del Compañero del Doctor para que los quiroprácticos puedan utilizar un sistema de educación e información para los miembros de sus propias prácticas. Es importante aumentar el conocimiento de los miembros de la práctica con el fin de enriquecer la inversión que ellos están haciendo en su salud y bienestar y para mejorar su vida a través del cuidado quiropráctico.

El Dr. Lessard ha dividido este libro de trabajo en dos partes. La primera parte, son las páginas del manual de trabajo que se entregan a los miembros de la práctica. Están formateadas para facilitar el fotocopiado y claramente numeradas para el fácil uso y entrega a los miembros de la práctica. La segunda parte es el manual del Doctor. Esta sección tiene la misma información proporcionada al miembro de la práctica, junto con una conversación con preguntas y respuestas para que el profesional pueda interactuar con el miembro de la práctica. Al final, relaciona la información con los Principios Quiroprácticos correspondientes a cada volante.

Cada práctica quiropráctica funciona de manera diferente y este sistema de educación para los miembros de la práctica es adaptable a todas ellas. Ya sea que se elija entregar un folleto por visita a cada miembro de la práctica o un folleto semanal a todos los miembros de la práctica, la intención es aumentar la información personal y el conocimiento de la inversión que están haciendo para mejorar su bienestar. Cuantos más miembros de la práctica entiendan que la quiropráctica no se trata de su espalda, ni del dolor, sino de estar libres de subluxaciones para la mejor expresión de la información de la inteligencia innata, mayor será la cantidad de miembros que podrá retener en su práctica y mayor su inversión en la misma

Additional Titles

Chiropractic Amazing, Isn't It?

Quiropraxia ¿No Es Asombrosa?

La Chiropractique Incroyable N'est-ce pas?

Chiropractic Amazing, Isn't It? Workbook

Quiropraxia ¿No Es Asombrosa? Manual de Trabajo

A New Look at Chiropractic's Basic Science

Una Nueva Mirada a la Ciencia Básica de la Quiropráctica

TABLE OF CONTENTS

Primera Parte:
Folletos

¿QUÉ ES UN QUIROPRACTOR TRADICIONAL?

Un Quiropractor Tradicional es un Doctor en Quiropraxia que comprende los principios de la Quiropraxia y los usa para ayudar a la gente a expresar mejor su potencial innato. El Quiropractor Tradicional es conciente de que todas las funciones corporales están bajo el perfecto control de la inteligencia innata, la cual usa el sistema nervioso como medio de comunicación.

El Quiropractor Tradicional conoce la causa de la interferencia en el sistema de comunicación dentro del cuerpo humano: se la llama subluxación vertebral. Cuando hay una interrupción en la comunicación, se altera el rendimiento del cuerpo disminuyendo su capacidad para llegar a su completo potencial innato. Por lo tanto, el Quiropractor Tradicional localiza, analiza y corrige subluxaciones vertebrales exclusivamente, las cuales siempre causan una gran interferencia en el sistema nervioso alterando las comunicaciones dando como resultado un funcionamiento incorrecto del cuerpo. Una vez corregidas las subluxaciones vertebrales, la fuerza vital es restaurada permitiendo al individuo expresar mejor su potencial innato.

Cualquier practicante de la Quiropraxia haciendo algo menos o algo más que esto, algo diferente o algo con diferente propósito a lo antedicho, no es un Quiropractor Tradicional.

¿NO ES ASOMBROSO?

¿PODRÍA EXPLICAR QUÉ ES LA INTELIGENCIA INNATA?

Una simple comprensión de nuestra llegada a este mundo nos ayudará a responder esta gran pregunta.

Usted fue concebido dentro del vientre de su madre a partir de dos diminutas células: un espermatozoide y un óvulo. Ellas se unieron y multiplicaron durante nueve meses hasta alcanzar un total de 400 trillones de células. Un bebé humano al nacer tiene un cerebro, un sistema nervioso, un sistema respiratorio, un sistema circulatorio y muchos sistemas más, algunos de los cuales la ciencia aún no conoce.

Como puede ver, su cuerpo está muy bien organizado. La pregunta a plantearnos es la siguiente: ¿Qué causa organización? Y la respuesta es: ¡Una acción inteligente causa organización!

¿Puede usted concebir un chip de la más complicada computadora sucediendo simplemente por pura buena suerte? ¿O una sinfonía musical compuesta sólo por casualidad? ¡Claro que no! Evidentemente, sus fantásticas organizaciones prueban que se necesitan individuos inteligentes para crear estos sistemas complejos.

Ahora bien, ¿piensa usted que es posible que la creación de un bebé, con todos sus intrincados sistemas internos sucede debido a la suerte? Seriamente, los seis mil millones de personas que habitan nuestro planeta con cuerpos que poseen una organización similar no son meros resultados del azar. Puesto que el cuerpo está bien organizado, debe ser, lógicamente hablando, en primer lugar el resultado de una inteligencia lo suficientemente aguda para ensamblarlo y organizarlo.

La organización de su cuerpo está bajo el perfecto control de una gran sabiduría que llamamos Inteligencia Innata. Innata significa "nacida con usted, dentro de usted.".

Todo el mundo tiene una inteligencia innata y nadie puede controlarla voluntariamente. Suponga que tiene un bocadillo para merendar. ¿Cuánta agua necesita beber exactamente para neutralizar la sal? ¿Cuánto más rápido tiene que palpitar su corazón si necesita correr para alcanzar un ómnibus, cortar leña o hacer cualquier clase de ejercicios? ¿Cuánto azúcar debe quemarse dentro de su cuerpo para mantenerlo a una temperatura normal?

Bueno, estas cuestiones no tienen que preocuparle en lo más mínimo. No hay en el mundo ningún químico o un científico que pueda decírselo. Pero su hígado puede hacerse cargo del problema del azúcar aunque usted nunca haya siquiera visto un texto de química. Su corazón, el número de latidos y su estómago pueden pedirle la ingestión de agua y decirle cuándo es suficiente. Su inteligencia innata utiliza el sistema nervioso para comunicarse y controlar cada función de todos y cada uno de sus sistemas, órganos, glándulas y células conocidas y desconocidas dentro de su cuerpo.

¿NO ES ASOMBROSO?

¿CÓMO PUEDE EL CUERPO NO FUNCIONAR BIEN?

Puesto que su inteligencia innata coordina TODAS las funciones de su cuerpo a través del sistema nervioso, es importante que sus nervios se encuentren libres de cualquier obstrucción o interferencia causada por una subluxación vertebral. Porque, igual que los cables de fibras ópticas, si los nervios se incomunican, o están obstruidos, o molestados de cualquier otro modo, el órgano en particular o zona a quienes estos nervios sirven, alterarán sus funciones. Es como una videocámara, trabajando en perfecto orden pero sin batería; sin nada que la haga funcionar. Para que su cuerpo funcione bien, debe estar trabajando en forma correcta. Su fuerza vital debe fluir a través de sus nervios sin interrupción a todo sistema, órgano, glándula y célula de su cuerpo.

Recordemos que cada vez que uno de sus nervios esté interferido, alguna parte de su cuerpo no puede recibir la fuerza vital enviada por su INTELIGENCIA INNATA y éste no funcionará bien, dependiendo de la magnitud de la interferencia. **Si ésta interferencia es causada por una subluxación vertebral y se corrige, el funcionamiento normal se restablece,** dándole nuevamente el perfecto control a la inteligencia innata permitiéndole a su cuerpo recibir toda la fuerza vital y funcionar exactamente como se intentaba.

¿NO ES ASOMBROSO?

¿QUÉ ES EXACTAMENTE UNA SUBLUXACIÓN VERTEBRAL?

El cuerpo humano funciona tanto como una fábrica química como también como una central eléctrica. Está bajo el perfecto control de la inteligencia innata del cuerpo la cual usa el sistema nervioso para enviar impulsos químico-eléctricos para comunicarse con todas las células del cuerpo. Estos impulsos tienen un solo propósito: permitirle al cuerpo funcionar adecuadamente. Si la energía vital que fluye codificada dentro de estos impulsos que salen del cerebro y viajan a través del sistema nervioso es recibida con precisión tal como fue concebido por la inteligencia innata, los sistemas, órganos, glándulas y todas las células del cuerpo estarán funcionando eficientemente. El resultado de todo esto será que el cuerpo podrá expresar su máximo potencial innato.

El potencial innato se relaciona con toda experiencia humana. Puesto que el sistema nervioso conduce la energía vital a través del todo cuerpo, está muy bien protegido. Una estructura ósea llamada columna vertebral circunda al sistema nervioso.

La columna vertebral está sostenida en su lugar por los músculos y ligamentos de la espalda. Esta columna de huesos es lo bastante flexible como para permitir multitud de movimientos. Sin embargo, debido a su flexibilidad, algunos de los segmentos de la columna llamados vértebras pueden desalinearse y al hacerlo, presionar la delicada salida de los nervios entre esas vértebras. A esto se lo denomina: subluxación vertebral.

Una subluxación vertebral siempre da como resultado una alteración del flujo de energía vital codificado dentro de los impulsos nerviosos electro-químicos que cursan a través del sistema nervioso y por lo tanto causa que el cuerpo funcione mal.

Si el cuerpo no está trabajando apropiadamente, su rendimiento disminuirá afectando a todos los sistemas corporales. El sistema inmunológico funcionará incorrectamente, la resistencia del cuerpo disminuirá, otros sistemas se dañarán, los mecanismos de reparación y curación serán ineficientes lo cual dará como resultado que las células perderán su capacidad excretoria, su productividad y no se reproducirán normalmente. En síntesis, todo el cuerpo, con el correr del tiempo, se mantendrá a sí mismo de manera anormal.

La persona puede no sentirse mal, tener síntomas o dolor inmediatamente, pero si el cuerpo no funciona bien durante semanas, meses o años, la expresión de su potencial innato disminuirá y toda la experiencia humana de la persona se verá afectada.

La mayoría de las veces las subluxaciones vertebrales no duelen y por lo tanto todos necesitamos revisar nuestra columna a fin de detectarlas. Los Quiropractores Tradicionales están entrenados para localizar, analizar y corregir subluxaciones vertebrales. Si se detectan una o más subluxaciones vertebrales, realizarán un ajuste específico. Si no encuentran ninguna subluxación, verán a la persona en una próxima cita para efectuar otro chequeo.

¿NO ES ASOMBROSO?

¿LUJO O NECESIDAD?

"He estado bajo cuidado quiropráctico y mis amigos han notado una mejoría en mi salud… y sin embargo, cuando les sugerí que la Quiropraxia sería buena para ellos también, me contestaron que no había nada malo en su columna. ¿Qué debería decirles?"

Esta pregunta es muy pertinente, ya que esta actitud es extremadamente común en nuestra sociedad. Creo que lo primero que las personas tienen que darse cuenta es del hecho de que **la subluxación vertebral (pequeño desplazamiento de un hueso de la columna) casi siempre sucede sin que nos demos cuenta. En general no se producen cambios evidentes, incomodidad, dolor o falta de movilidad en la columna.** Sin embargo la dis-función, la incoordinación, la carencia de control adecuado entre el cerebro (el control maestro de las funciones humanas) y el resto del cuerpo existen para muchos de nosotros desde el momento del nacimiento. Esto un hecho desde que casi todo el que nace en un hospital a través de un "proceso normal" lo hace con una subluxación vertebral localizada en el cuello o en la parte baja de la columna. ¡La mayoría de las personas no se dan cuenta porque no tienen un parámetro con el que comparar!

Según el Dr. Chiang Suh, jefe del departamento de biomecánica vertebral de la Universidad de Colorado, el 95 % de los niños menores de cinco años, tienen una o más subluxaciones vertebrales y el 100 % de los de más de cinco años de edad tienen una o más subluxaciones vertebrales. En otras palabras, esta situación es propia de nuestra sociedad moderna.

Sus amigos deben tomar conciencia de que tan pronto como el bebé asomó la cabeza desde el vientre de su madre, alguien vino "para ayudar a la Naturaleza" y la tomó, la dio vuelta y la giró para inducir una torsión de la columna cervical (cuello) para forzar a los hombros a girar y pasar longitudinalmente a través del canal del parto. Este procedimiento rutinario causa subluxación vertebral casi el 100 % de las veces.

Ahora, una subluxación vertebral no produce inmediatamente síntomas, dolor o muerte, tan solo una lenta y progresiva disminución del flujo de la energía vital entre el cerebro y el resto del cuerpo. Con el paso del tiempo esto siempre reducirá el potencial innato de ese cuerpo, producirá mal funcionamiento, síntomas, enfermedad y muerte.

Los Quiropractores Tradicionales se sienten vitalmente preocupados e interesados en corregir subluxaciones vertebrales y así eliminar interferencia en el sistema nervioso. Esto a su vez permite el funcionamiento óptimo de su potencial innato de manera que pueda lograr un estado de bienestar físico, mental y social. No se puede afectar a uno sin afectar a los otros.

¡La Naturaleza no necesita ayuda, simplemente que no la interfieran! La Vida, la Salud y su derecho a una existencia feliz, intensa y emocionante le fueron quitados desde su mismo nacimiento. ¡Ahora es tiempo de recuperarlos porque, después de todo, es el derecho que le concedió Dios al nacer!

¿NO ES ASOMBROSO?

¿ENFERMO Y CANSADO DE ESTAR ENFERMO Y CANSADO?

La filosofía quiropráctica afirma: Una subluxación vertebral, que es una interferencia en el flujo de los impulsos mentales desde el cerebro a las células del cuerpo, siempre causa una disminución en la expresión del potencial innato y por lo tanto produce un mal funcionamiento interior.

La filosofía de la quiropraxia también afirma: Corrija la subluxación vertebral y se restaurará el flujo de impulsos mentales desde el cerebro hacia las células del cuerpo y siempre causará un incremento de la expresión del potencial innato, y por lo tanto un mejoramiento de las funciones corporales.

¿NO ES ASOMBROSO?

¿EN DÓNDE ESTÁ USTED? ¿EN ALGÚN LUGAR INTERMEDIO?

1. Cuando los nervios se desconectan, la VIDA se desconecta.

2. Cuando la VIDA se desconecta, el resultado es la muerte.

La Quiropraxia no es un tratamiento o una terapia para ninguna condición de enfermedad. El propósito de la Quiropraxia es facilitar una mejor expresión de la vida interior del cuerpo.

> 1. Plenitud o salud = vida Total

> 2. Muerte = Total ausencia de vida

> 3. En algún lugar intermedio = vida Parcial

Cuando la Vida se ahoga de alguna manera, tenemos una situación que llamamos parcial (vida parcial, salud parcial, <mal-estar>, función parcial, control parcial, coordinación parcial, etc.). Aun si la gente se siente bien, cuando una parte de su vida se ahoga, no está en un estado de plenitud, de total salud, y consecuentemente está en un estado de MAL-ESTAR (todo parcial).

En el estado de mal-estar el cuerpo progresa en tal medida que muchas células de sus tejidos funcionan mal y colapsan. Signos, síntomas y cualquier tipo de dolor aparecerán eventualmente. La persona tiene una enfermedad cuando estos síntomas se manifiestan dentro del cuerpo.

Esto puede tomarle a una persona tanto como cuatro a seis años antes de que los síntomas aparezcan (como cáncer, piedras en los riñones y artritis por ejemplo). Como usted sabe, estas enfermedades no se desarrollan en una noche. ¿Por qué sentarse a esperar que aparezcan los síntomas? Los hospitales están llenos de gente que la semana pasada no tenía signos ni síntomas y ahora se están muriendo.

El famoso filosofo Aldous Huxley dijo una vez: "Los hechos no dejan de existir porque los ignoremos."

¿NO ES ASOMBROSO?

¿ES ASÍ DE SIMPLE?

El cuerpo humano es una planta motriz de VIDA y ENERGÍA. **La Inteligencia Innata del cuerpo es el control maestro de todo lo conocido y desconocido sobre usted.** La Inteligencia Innata usa su cerebro como el generador de energía vital; la médula espinal es el cable principal de alta tensión entre el cerebro y el cuerpo, y los nervios son los cables secundarios que corren desde la médula espinal a los órganos, glándulas y cualquier otra parte del cuerpo.

La médula espinal está enfundada en un tubo protector llamado columna vertebral. Para permitir libertad de movimientos, ésta es flexible en todas direcciones. Está compuesta por 24 segmentos móviles llamados vértebras. La estructura de las vértebras es una de las estructuras óseas más complejas de todo el cuerpo. Las articulaciones entre las vértebras también son las articulaciones más complejas de todo el cuerpo.

Cuando la médula espinal o los nervios espinales sufren una presión ejercida por el desplazamiento de una o más vértebras (subluxación vertebral), la comunicación normal entre el cerebro y el resto del cuerpo se altera. La expresión innata de ese cuerpo disminuye y empieza el problema, desapercibido al principio…Después de un tiempo, el tejido celular afectado en su comunicación comienza a perder su capacidad productiva, a perder su capacidad para excretar apropiadamente y a perder su capacidad para reproducirse normalmente. Eventualmente aparecerán signos y síntomas, al principio suavemente y tarde o temprano los órganos, glándulas o sistemas involucrados se averían. Es en éste momento que la mayoría de la gente presta mayor atención y la lleva a pedir ayuda.

Por otro lado, cuando la médula espinal o los nervios espinales están libres de interferencias causadas por subluxaciones vertebrales, la inteligencia del cuerpo usa el cerebro para comunicarse normalmente y con precisión con las células. Esto permite a las células ser productivas, excretar apropiadamente y reproducirse normalmente. El resultado es un cuerpo que funciona correctamente en todo momento, rindiendo de la mejor manera y expresando más de su potencial innato. La experiencia humana total se realza y la salud (que constituye el 15% de la experiencia humana) mejora. El resto de la experiencia propia del ser humano, la vida espiritual, la vida familiar, la vida laboral, la vida social, la vida financiera, etc.…funciona con eficiencia.

La Quiropraxia tiene una sola meta: localizar, analizar y corregir subluxaciones vertebrales en concordancia con su filosofía. Esto le permite a cada hombre, mujer y niño expresar más de su potencial innato.

El resultado final es un verdadero estado de expresión vital, coordinación y rendimiento humano mejorando las capacidades mentales e intelectuales y mayor creatividad.

El Quiropractor Tradicional se preocupa por mantener su sistema nervioso libre de interferencias, buscando la presencia de subluxaciones vertebrales y corrigiéndolas. Esta es la CLAVE para una expresión vital verdadera y gozosa. ¡Es así de simple!

¿NO ES ASOMBROSO?

¿NATURAL O ARTIFICIAL?

¿No sería maravilloso vivir en un mundo de libertad donde pudiéramos respirar aire puro sin necesidad de un aerosol nasal? ¿No sería maravilloso caminar descalzos sobre la hierba sin callos? ¿No sería maravilloso sentirse bien todo el día sin el uso de prozac?

¿No sería maravilloso caminar con la cabeza erguida sin tener que utilizar un cuello ortopédico? ¿No seria maravilloso sentirse contento y afortunado sin valium? ¿No sería maravilloso estar fuerte y movedizo a los 70 sin Metamucil N°1 N° 2 N° 3 N° 4? ¿No sería maravilloso estar listo para una noche de buen sueño sin la ayuda del Sominex?

¿No sería maravilloso vivir con todos sus órganos y glándulas sin temor a perderlos en una operación? ¿No sería maravilloso enfrentar la vida y cada nuevo día con una sonrisa y mucho entusiasmo?

Hemos vivido demasiado tiempo a la sombra de nuestra propia ignorancia y temores. Deberíamos vivir en la tierra del sol brillante como una calandria. Debemos limpiar nuestro organismo de interferencia nerviosa y permitirnos a nosotros mismos lograr más de nuestro potencial humano. Bajo el cuidado de un Quiropractor Tradicional, esto se puede y debe conseguir. Entonces y solo entonces podremos mejorar las funciones de nuestros cuerpos y lograr que el flujo del impulso mental a través de nuestro sistema nervioso viaje sin interrupciones de arriba-abajo-adentro-afuera. Tal vez la vida en un mundo de coordinación y paz comience primero por nosotros mismos.

La Quiropraxia en un método que le permite al cuerpo asegurar normalmente sus propias funciones naturales inherentes. ¿Está usted familiarizado con el término "funciones Naturales"?. Como usted sabe, la reparación, curación y restauración de la salud y la vuelta a la normalidad son funciones naturales. Algunas otras funciones naturales de un cuerpo funcionando normalmente son: la completa reparación de heridas… sanación y reparación exitosa de fracturas…eficiente rechazo de los gérmenes del medio ambiente… normalización del agobio emocional…resistencia a la invasión de organismos extraños.

Si sus funciones naturales no son correctas, si alguno de los variados mecanismos internos sufre impedimentos o interferencia, entonces usted debe reconocer que no está expresando su potencial innato y que se encuentra en un estado de mal-estar (mal funcionamiento e incoordinación) y puede eventualmente, con el tiempo, desarrollar signos, síntomas, dolor y hasta una muerte prematura.

El Quiropractor Tradicional comprende los principios de las funciones naturales del cuerpo y se preocupa por localizar, analizar y corregir interferencias a éstas funciones naturales. Dichas interferencias se llaman: subluxaciones vertebrales.

La Quiropraxia ha desarrollado una filosofía, ciencia y arte en torno a la corrección de las subluxaciones vertebrales basados en un conjunto de principios definidos (más de 30) a seguir a fin de lograr la comprensión de la esencial importancia y prioridad de la corrección de estas subluxaciones vertebrales. Los Quiropractores Tradicionales se remiten a la aplicación profunda y exclusivamente de estos principios.

Mediante el consistente y persistente examen de la columna buscando la presencia de subluxaciones vertebrales y corrigiéndolas, el Quiropractor Tradicional ayuda a las personas a expresar mejor su potencial innato y permite que se normalicen sus funciones naturales al máximo nivel de eficiencia posible hoy en día.

¿No sería maravilloso aprender a vivir en libertad y conocimiento antes que en la ignorancia de lo que es verdaderamente bueno para nosotros?

¿NO ES ASOMBROSO?

17 PRINCIPIOS UNIVERSALES (PRINCIPIOS 1 A 17)

1. **La Premisa Mayor** - La inteligencia universal está en toda la materia y continuamente le da todas sus propiedades y acciones, manteniéndola así en existencia.

2. **El Significado Quiropráctico De La Vida** - La expresión de esta inteligencia a través de la materia es el significado quiropráctico de la vida (existencia).

3. **La Unión De Inteligencia Y Materia** - La vida es necesariamente la unión de la inteligencia y la materia.

4. **La Tríada De La Vida** - Vida es una triada que tiene tres factores unidos necesarios, a saber: Inteligencia, Fuerza y Materia.

5. **La Perfección De La Tríada** - Para tener 100% de Vida, debe haber 100% Inteligencia, 100% Fuerza, y 100% Materia.

6. **El Principio Del Tiempo** - No hay ningún proceso que no requiera tiempo.

7. **La Cantidad De Fuerza Creada Por La Inteligencia** - La cantidad de fuerza creada por la inteligencia es siempre 100%.

8. **La Función De La Inteligencia** - La función de la inteligencia es crear fuerza.

9. **La Cantidad De Fuerza Creada Por La Inteligencia** - La cantidad de fuerza es para unir inteligencia y materia.

10. **La Función De La Fuerza** - La función de la fuerza es unir inteligencia y materia.

11. **El Carácter De Las Fuerzas Universales** - Las fuerzas de la inteligencia universal se manifiestan por las leyes físicas; son inquebrantables y no están adaptadas, y no se preocupan por las estructuras en las que trabajan.

12. **Interferencia Con La Transmisión De Fuerzas Universales** - Puede haber interferencia con la transmisión de fuerzas universales.

13. **La Función De La Materia** - La función de la materia es expresar la fuerza.

14. **La Vida Universal** - La fuerza se manifiesta por el movimiento en la materia; toda materia tiene movimiento, por lo tanto, hay vida universal en toda materia.

15. **Ninguna Moción Sin El Esfuerzo De La Fuerza** - La materia no puede tener movimiento sin la aplicación de la fuerza por parte de la inteligencia.

16. **Inteligencia En La Materia Orgánica E Inorgánica** - La inteligencia universal da fuerza a la materia orgánica e inorgánica.

17. **Causa Y Efecto** - Cada efecto tiene una causa y cada causa tiene efectos.

13 PRINCIPIOS BIOLÓGICOS (PRINCIPIOS 18 A 30)

18. **Evidencia De La Vida** - Los signos de la vida son evidencia de la inteligencia de la vida.

19. **Materia Orgánica** - El material del cuerpo de un "ser vivo" es materia organizada.

20. **Inteligencia Innata** - Un "ser vivo" tiene una inteligencia innata dentro de su cuerpo, llamada inteligencia innata.

21. **La Misión De La Inteligencia Innata** - La misión de la Inteligencia Innata es mantener el material del cuerpo de un "ser vivo" en la organización activa.

22. **La Cantidad De Inteligencia Innata** - Hay 100% de Inteligencia innata en cada "ser vivo", la cantidad necesaria, proporcional a su organización.

23. **La Función De La Inteligencia Innata** - La función de Inteligencia innata es adaptar las fuerzas universales y la materia para su uso en el cuerpo, de modo que todas las partes del cuerpo tengan acciones coordinadas en beneficio mutuo.

24. **Los Límites De La Adaptación** - La inteligencia innata adapta las fuerzas y la materia para el cuerpo, siempre y cuando pueda hacerlo sin infringir una ley universal, o la Inteligencia Innata está limitada por las limitaciones de la materia.

25. **El Carácter De Las Fuerzas Innatas** - Las fuerzas de Inteligencia innata nunca lastiman o destruyen las estructuras en las que trabajan.

26. **Comparación De Las Fuerzas Universales E Innatas** - Para llevar a cabo el ciclo universal de la vida, las fuerzas universales son destructivas y las fuerzas innatas constructivas, en lo que respecta a la materia estructural.

27. **La Normalidad De La Inteligencia Innata** - La inteligencia innata es siempre normal y su función también es siempre normal.

28. **Los Conductores De Las Fuerzas Innatas** - En los cuerpos de los animales, las fuerzas de la inteligencia innata operan sobre el sistema nervioso o a través de este.

29. **Interferencia Con La Transmisión De Fuerzas Innatas** - Puede haber interferencia con la transmisión de las fuerzas innatas.

30. **La Causa De La Desarmonía** - La interferencia con la transmisión de las fuerzas innatas causa falta de coordinación o de armonía.

3 PRINCIPIOS QUIROPRÁCTICOS (PRINCIPIOS 31 A 33)

31. **Subluxaciones** - La interferencia en la transmisión dentro del cuerpo siempre se debe, directa o indirectamente a subluxaciones en la columna vertebral.

32. **El Principio De Coordinación** - La coordinación es el principio de acción armónica de todas las partes de un organismo, para el cumplimiento de sus funciones o propósitos.

33. **La Ley De Demanda Y Oferta** - La ley de la demanda y la oferta existe en el cuerpo en su estado ideal; donde el sistema nervioso transmite al cerebro los mensajes del cuerpo, conforme a sus necesidades, y el cerebro actúa como la unidad central de procesamiento de la inteligencia innata que circula del cuerpo al cerebro y viceversa, para satisfacer sus necesidades.

¿ES ÉSTE EL PUNTO CRUCIAL?

La salud aproximadamente supone el 15 % de la experiencia humana y es nuestra responsabilidad individual. Si deseamos alcanzar nuestro potencial a pleno, entonces debemos hacer lo que sea necesario y estar dispuestos a pagar el precio. En primer lugar, debemos saber qué es realmente la verdadera salud. Se la define como una condición de plenitud en la cual todos los órganos y glándulas del cuerpo están funcionando al 100 % todo el tiempo.

Esto significa que para estar saludables, debemos tener todos nuestros órganos y glándulas, y deben funcionar adecuadamente todo el tiempo. Ahora vemos que salud y función están interrelacionadas y dependen una de la otra. Lo siguiente que necesitamos saber es qué controla las funciones del cuerpo y de dónde proviene.

La Anatomía de Gray, un libro de texto reconocido en todo el mundo por la comunidad científica, afirma que el propósito del cerebro y del sistema nervioso es controlar y coordinar las funciones de los demás tejidos, órganos y glándulas del cuerpo y relacionar el cuerpo con el medio ambiente, tanto interno como externo.

Los Quiropractores Tradicionales comprenden que la Inteligencia Innata del cuerpo es lo que controla y coordina las funciones del cuerpo utilizando al cerebro y al sistema nervioso como medios de comunicación. Vemos, quizás por primera vez, que la responsabilidad por el funcionamiento adecuado de nuestro cuerpo no yace en drogas, agujas, cirugías y radiaciones, sino en la Inteligencia Innata del cuerpo controlando perfectamente sus funciones. Dicho simplemente, esto significa que si su cerebro y sistema nervioso trabajan apropiadamente, permitiendo a todas las partes del cuerpo funcionar al 100 % todo el tiempo, usted estará verdaderamente saludable.

Las subluxaciones vertebrales son interferencias al flujo natural de impulsos mentales desde el cerebro a través del sistema nervioso hacia todas las partes del cuerpo, lo que causa que funcione a menos del 100 % y logre menos que su potencial normal, y por lo tanto se disfrute de menos salud.

Los Quiropractores Tradicionales buscan la presencia de subluxaciones vertebrales en la columna vertebral de las personas. Cuando las localizan, analizan y corrigen, permiten al cuerpo funcionar otra vez al 100 % y por lo tanto incrementan su capacidad de expresar más de su potencial innato y volverse más saludables.

¿NO ES ASOMBROSO?

¿PUEDE ALGUIEN CREAR UNA CÉLULA HUMANA SIN UTILIZAR ELEMENTOS DE LA NATURALEZA?

La humanidad ha estado estudiando al cuerpo humano vivo y muerto, enfermo y sano, de un modo organizado por alrededor de 5.000 años. Hemos sistematizado, computado y almacenado toda esta masa de información muerta y viva en incontables procesamientos de datos en disquetes divididos en múltiples temas. Hemos esparcido toda esta educación a través de colegios, universidades, bibliotecas e Internet a millones de cerebros a través de miles de años. Hemos deducidos teorías, las hemos explorado, las hemos probado, descartado y probado nuevamente. Hemos experimentado y practicado nuestra "educación" en las personas por toda clase de razones en todas partes y en toda clase de casos.

Si fuera posible condensar toda esta información, desechar todas estas premisas, condensarlas a todas en una sola esencia e inyectarlas en el cerebro de una persona, en un laboratorio, no habría ni un solo graduado universitario que pudiera manufacturar, realizar o sintetizar UNA célula tisular, organizar sus elementos, componer sus ingredientes y hacerla vivir, adaptar y reproducirse a si misma.

Sin embargo, dentro de cada mujer, sea de raza blanca, negra, amarilla o roja; sin educación o graduada universitaria, salvaje o civilizada, asiática, africana, aborigen o americana, judía, musulmana, cristiana, budista o atea, **hay una Inteligencia Innata que puede y logra construir cuatrocientos trillones de células tisulares en doscientos ochenta días.**

La Inteligencia Innata no solamente construye estas células, las organiza en clases diferentes para realizar ciertos tipos de trabajo, las distribuye adecuadamente cada una en su respectiva ubicación y las construye en diferentes órganos para realizar distintas funciones. La Inteligencia Innata organiza cada célula individual con cada otra célula en un cuerpo armonioso, hace que coordine cada tejido con los demás y cada órgano con otro en sistemas, químicamente, mecánicamente, eléctricamente, magnéticamente y funcionalmente. Luego, en el momento y lugar adecuados, hace que comiencen a trabajar cada una con las demás.

En su debido momento, la Inteligencia Innata construye la estructura de manera que se reproduce en otro igual de su propia clase.

Ahora bien, si pudiéramos, ¿cómo construiríamos nosotros un bebé?

¿NO ES ASOMBROSO?

"¿DOCTOR, PUEDE CURARME POR FAVOR?"

A lo largo del día, podemos escuchar partes de conversaciones que emanan de nuestras salas de espera. Muchas veces hemos escuchado a personas diciendo: "La Quiropraxia me curó las migrañas, la presión arterial alta, la parálisis, las molestias menstruales y porque no, desde hiper a hipofunción." Bueno, enfoquemos las cosas.

Los Quiropractores Tradicionales no curan nada. ¿Por qué? ¡Simplemente porque no pueden! Cualquier curación del cuerpo humano esta hecha por la Inteligencia Innata del cuerpo desde adentro.

Es la electricidad la que produce luz, no el electricista que conecta el interruptor… es el vapor el que da calor, no el plomero que opera la válvula…es el software el que computariza la información, no el operador de la computadora…es el agua la que alimenta las frutas, no el jardinero que abre la canilla…es la energía que está dentro de usted la que le da vida, que lo hace crecer de bebé a niño y de niño a adulto. Es su energía interior la que le permite vivir…por lo cuál si ésta es interferida, decrece la expresión de su potencial innato y causa que su cuerpo funcione mal…la que, cuando es restaurada, incrementa la expresión de su potencial innato y hace que su cuerpo funcione normalmente.

¿NO ES ASOMBROSO?

¿NORMAL VS. ANORMAL?

Recuerde que la diferencia entre un cadáver y un cuerpo viviente es la ausencia o presencia de la energía vital dentro de esos cuerpos.

La diferencia entre la expresión normal de su potencial innato y una expresión anormal es el grado de integridad de su sistema nervioso. Uno de los factores que influencian la integridad del sistema nervioso es la normal o anormal cantidad y calidad del flujo de la intangible energía vital interior.

Las Subluxaciones Vertebrales son interferencias al sistema nervioso que dan como resultado una cantidad o calidad anormal del flujo de esta energía vital interior.

El Quiropractor Tradicional, mediante la localización, análisis y corrección de subluxaciones vertebrales, permite al cuerpo recobrar una vez más la integridad de su sistema nervioso regulando la cantidad y calidad de la energía vital intangible. Por lo tanto, el cuerpo tiene una mayor oportunidad de sanarse debido a una mejor expresión de su potencial innato.

¿NO ES ASOMBROSO?

¿CÓMO PODEMOS AUTOPROTEGERNOS CONTRA LA ENFERMEDAD?
¿POR QUÉ TENER TEMOR POR TODO?

Mirando televisión, usted puede pensar que vivimos acorralados, en total peligro, rodeados por todos lados de enemigos, acechados por gérmenes caza-humanos, protegiéndonos contra las infecciones y la muerte solo mediante tecnología química que nos permite matarlos para mantenerlos a raya. Se nos instruye a rociar con desinfectantes en todos lados, en el aire de nuestros dormitorios y cocinas, y con especial energía en nuestros baños, puesto que nuestros propios gérmenes parecen ser los de la peor clase.

Esparcimos nubes de aerosol en nuestras narices, bocas, axilas, cuellos…aún en las partes internas de nuestros teléfonos.

Utilizamos potentes antibióticos, creando así bacterias resistentes a ellos, cuando apenas nos hacemos un rasguño y lo envolvemos en plástico. El plástico es el nuevo protector: todo lo envolvemos en él, aún los vasos plásticos de los hoteles los envolvemos en más plástico, envolvemos también en plástico los asientos de los inodoros de los baños como si fueran secretos de estado luego de haberlos irradiado con rayos ultravioleta. Vivimos en un mundo en el cual los microbios siempre están tratando de atraparnos, desgarrarnos célula por célula, y solamente permanecemos vivos y enteros por nuestra diligencia y temor.

¿Tiene realmente sentido todo esto? Pensamos en las enfermedades humanas como el resultado de un trabajo organizado y modernizado hecho clandestinamente por los "tipos malos", de los cuales las bacterias son los más visibles y mejor ubicados de nuestros adversarios. Suponemos que, de algún modo, ellas gozan con lo que hacen. ¿Nos persiguen para beneficiarse? ¿Hay tantas que las enfermedades son inevitables? ¿Son parte natural de la condición humana? ¡Vamos! ¡Esta es una visión paranoica! ¡Es pura creencia supersticiosa! Por favor, tómese solo un momento para pensarlo.

Sin embargo en la vida real, aún en nuestras peores circunstancias siempre hemos sido de un valor relativamente menor para el vasto mundo de los gérmenes, bacterias, virus y microbios. Las enfermedades no son la regla. Efectivamente, ocurren con tan poca frecuencia e involucran un número tan relativamente pequeño de especies (considerando la enorme cantidad de bacterias que existen en el mundo) que es un fenómeno anormal. Las enfermedades son el resultado de interrelaciones inconclusas dentro del cuerpo teniendo una causa.

La misma Inteligencia Innata que se halla dentro de usted está también dentro de cada uno de los organismos vivientes del planeta. Por lo tanto, puesto que el cerebro y el sistema nervioso coordinan las interrelaciones del cuerpo, es ciertamente de sentido común hacerlo funcionar normalmente sin interferencias. El Quiropractor Tradicional está dedicado a mantener la integridad del sistema nervioso humano localizando, analizando y corrigiendo subluxaciones vertebrales que son una importante causa de interferencia en el sistema nervioso, y por lo tanto afectan las negociaciones del cuerpo humano con su medio ambiente.

Cuando el cuerpo está funcionando normalmente, expresa más de su potencial innato y se interrelaciona como corresponde.

¿NO ES ASOMBROSO?

¿HAY UN BICHO DANDO VUELTAS?

En el siglo XXI, aún existe la arraigada creencia de que debido a oscuros eventos, o mala suerte, "nos pescamos un resfrío" o "hay un bicho dando vueltas."

Los virus del resfrío son tan omnipresentes como el aire que respiramos. Viven en una boca saludable, en los senos nasales y en los tejidos de la garganta, los cuales normalmente protegen al cuerpo de los ataques virales. Los tejidos están cubiertos con microscópicos vellos llamados cilias y una delgada capa de mucus. Esta mucosidad húmeda atrapa las partículas virales como un papel cazamoscas y su composición química medianamente ácida bloquea su reproducción durante suficiente tiempo como para que las cilias los barran hacia el estómago donde los poderosos ácidos digestivos los destruyen. La micro-ecología de una garganta saludable incluye una sutil interacción entre la temperatura corporal y el flujo sanguíneo que refuerza la misión antiviral de la zona.

La fatiga, el cansancio, el trabajo excesivo, la falta de sueño, ansiedad y una dieta pobre son todos factores vitales que contribuyen a **la subluxación vertebral** que a su vez provoca un cambio en el abastecimiento nervioso normal al cuerpo. Esta condición afecta la delicada ecología de la garganta, la reseca, disminuye el ácido y la enfría un poco. Estos cambios les permiten a las partículas virales penetrar en la capa de mucus, invadir las células de la garganta y reproducirse.

Por lo tanto, curar un resfrío no involucra "erradicar los gérmenes del resfrío," sino más bien restaurar el equilibrio saludable de los tejidos que inhiben la reproducción viral. Aunque pueda parecer extraño, esto es precisamente lo que hacen los síntomas del resfrío.

El dolor de garganta, la nariz que moquea, la cabeza pesada y la fiebre son manifestaciones del esfuerzo del cuerpo para re-establecer un equilibrio saludable en la garganta. La aparición de los síntomas del resfrío significa que el organismo ha desplegado sus fuerzas de curación.

Cuando los virus del resfrío penetran la capa de mucus, su reproducción mata células cancerosas. A medida que éstas mueren, liberan gran cantidad de sustancias, una de las cuales es la histamina. La histamina causa que los diminutos vasos sanguíneos, o capilares, se expandan en la zona infectada. La expansión capilar estimula que aumente el flujo sanguíneo en la zona. Este aumento del volumen sanguíneo trae consigo glóbulos blancos y anticuerpos que atacan al virus.

Desde nariz tapada, dolor de garganta, hasta fiebre... **Todos estos increíbles sucesos** están bajo el directo control de la **inteligencia innata** del cuerpo que usa al sistema nervioso llevar a cabo sus intenciones.

¿NO ES ASOMBROSO?

¿ESTAMOS TRABAJANDO DEMASIADAS HORAS EXTRA?

Todos los que padecen "resfríos" de vez en cuando, presten atención a todo lo que estoy escribiendo en el siguiente segmento.

Los síntomas de un resfrío no resultan directamente de la destrucción de las células provocada por los virus, sino de la respuesta corporal a esta destrucción – específicamente, la inflamación que acompaña el ataque del sistema inmunitario sobre los virus.

Por lo tanto, cualquiera que tome alguna medicación para suprimir o enmascarar los síntomas de un resfrío, en realidad está luchando contra la respuesta necesaria del sistema inmunitario al ataque viral. Esto significa que la inteligencia innata corporal debe trabajar "horas extras" a fin de matar a los virus así como también para eliminar las drogas que se tomaron.

Comprendamos que, durante un ataque viral, las células de la membrana mucosa nasal liberan histamina, los capilares sanguíneos de la zona se dilatan y el suero sanguíneo se filtra hacia los tejidos de la membrana. La membrana se inflama. Algunos de sus tejidos secretan más mucus, no todo el cual puede moverse fácilmente a través de los conductos nasales contraídos. El exceso simplemente se elimina. Una sobrecarga de mucus en la garganta excita las terminales nerviosas que provocan tos, lo cual limpia el pasaje antes de que la carga viral del mucus pueda bajar a los pulmones. La inflamación y el daño celular estimulan a receptores de la nariz provocando el estornudo. Su cabeza se siente pesada y congestionada, su nariz moquea, su garganta está dolorida. Cada estornudo y tos expelen hacia fuera del cuerpo una rociada de gotitas cargadas con partículas virales a fin de sanar el cuerpo del resfrío.

¿NO ES ASOMBROSO?

¿QUÉ ES ESTE "ALGO"?

La vida tiene un nuevo significado cuando despertamos a ese "algo" especial que yace en cada uno de nosotros. Ese "algo" es la fe y el coraje para ejercer nuestros talentos y sueños individuales; pero es más aún que eso.

Ese "algo", **nuestro compañero silencioso** a través de la vida, es una inteligencia que regula todas nuestras actividades corporales sin haber recibido educación, sin pensamiento consciente. Este compañero silencioso…inteligencia innata…convierte nuestro alimento de ayer en carne y sangre hoy. Ese "algo" es el misterioso sistema del cuerpo que sana huesos rotos, heridas, raspones y magullones.

En términos de vida, deberíamos hacer todo lo posible para asistir a nuestro compañero silencioso en los procesos corporales. Si esta **inteligencia innata** es capaz de sanar huesos rotos, magullones y raspones, entonces debe ser capaz de restaurar otras funciones del cuerpo. Todo lo que **nuestra inteligencia innata** necesita es tener un acceso apropiado a las partes con problemas del cuerpo para que ocurra la curación.

La Quiropraxia está basada en asistir a este proceso de ese "algo" interior… nuestra inteligencia innata. Cuando nuestra inteligencia innata está obstruida o entorpecida, entonces el intercambio por parte del cuerpo con su medio interno y externo está impedido.

El cuidado quiropráctico está diseñado para localizar, analizar y corregir la interferencia llamada subluxación vertebral y permitir que sea liberado el poder de nuestra inteligencia innata dentro del cuerpo para la máxima restauración y recuperación de su equilibrio normal.

El poder disfrutar una función normal… normalmente y simplemente…es conseguida liberando el poder de ese "algo" que comanda toda curación.

¿NO ES ASOMBROSO?

¿QUÉ ES LA CRONOLOGÍA DEL CUERPO?

El crecimiento humano se lleva a cabo en cuatro fases. **La primera, antes del nacimiento,** resulta principalmente de la división celular. Todas las células nerviosas, por ejemplo, están presentes alrededor del sexto mes de embarazo; el sistema nervioso continúa creciendo a medida que se amplían estas células. **Durante la segunda fase, desde el nacimiento a la madurez,** la ampliación de las células existentes tiende a dominar. **El corazón de un bebé contiene el mismo número de células que el órgano mayor. Crece solamente por agrandamiento. Durante la tercera fase, la madurez,** el énfasis cambia al mantenimiento de las funciones existentes y en la reparación de daños por heridas o desgaste. **En la tercera edad, entrando en la fase final,** el crecimiento más lento no puede reparar las células perdidas y la eficiencia de nuestros órganos y tejidos declina.

Todas las fases arriba mencionadas están bajo el directo control de la **inteligencia innata** del cuerpo. Es absolutamente fascinante ser testigos de la cronología de estas fases dentro de todos y cada uno de nosotros. Es suficiente para decir que la inteligencia innata del cuerpo produce milagros constantemente. Todo lo que debemos hacer es ser agradecidos cuidando bien nuestros cuerpos.

¿NO ES ASOMBROSO?

¿TENEMOS CICLOS?

¿Alguna vez se dio cuenta de que todo en la vida parece ir en ciclos? Básicamente, nuestro ciclo vital es: infancia, niñez, adolescencia, adultez y ancianidad. Pues bien, los investigadores han encontrado que la mayoría de los aspectos de nuestra vida suceden por ciclos. Lo mismo sucede en cuanto al funcionamiento de nuestros cuerpos. Hay numerosos ciclos que se repiten una y otra vez por un infinito número de veces, y hay uno en particular con el cual el quiropractor trabaja. Se llama **"EL CICLO SIMPLE"**. El ciclo simple es un ciclo continuo que en realidad comienza y termina en el mismo punto; y luego empieza otra vez, en realidad no termina, ¿no es así? El cerebro es el creador de una imagen mental que luego se transforma en energía y, por medio de nervios eferentes, el impulso sale del centro y es transmitido a la periferia, o tejidos celulares. Una vez más, la transmisión ocurrirá en dirección opuesta desde el tejido celular a las células del cerebro y, como usted sabe, esto sucede a través de los nervios aferentes.

Esto es tan importante porque constituye la razón por la cual nuestros cuerpos están vivos. Es la razón por la cual nuestros cuerpos tienen la capacidad de crecer y curarse a sí mismos. La quiropraxia trata específicamente con esta filosofía. No cometa la tontería de pensar que es el quiropractor quien lo cura. Solamente el cuerpo tiene la capacidad de curarse a sí mismo. Cuando se da un ajuste, el cuerpo recobra su máxima capacidad de enviar impulsos químico-eléctricos a todos los órganos, y de allí de vuelta al cerebro. **El ciclo está hecho para ser continuo. Cualquier interferencia en ese ciclo afectará la capacidad del cuerpo para funcionar apropiadamente.**

¿NO ES ASOMBROSO?

¿USTED CUÁNTO VALE?

Tiempo atrás, se publicó un artículo que calculaba el valor de todos los químicos presentes en el interior del cuerpo humano. En términos monetarios, el número resultante fue algo así como ¡¡U$S 0,98!! Lo que querían decir es que el cuerpo humano es en realidad una combinación de agua (hidrógeno y oxígeno), carbono y algunos minerales tales como hierro, potasio, sodio y otros numerosos elementos. Si se descompusiera el cuerpo en sus componentes básicos, el valor de mercado sería menor que un dólar. En un sentido esto tiende a ser bastante humillante. Sin embargo, si se piensa más acerca de esta cuestión, se pueden sacar algunas deducciones bastante fantásticas. No hace falta decir que la vida humana vale más que un dólar. Dígales a los padres que están mirando el rostro de un recién nacido que su bebé no vale más que U$S 0,98. La existencia de un ser humano tiene un valor tan alto que no puede ser medido en dólares y centavos.

Pero el valor químico de U$S 0,98 de un humano también es un número engañoso. Es verdad, puede ser el valor de un cuerpo en su estado más simple, pero un cuerpo no existe de ese modo. La sangre está compuesta de potasio, sodio, hidrógeno, etc. Sin embargo, los 4 litros o algo así que hay en su cuerpo tienen un valor mucho mayor. El interferón es una sustancia que su cuerpo produce a partir de aquellos elementos. Los científicos están comenzando a producirlo comercialmente para el tratamiento de enfermedades a un costo de millones de dólares por cada treinta gramos. Cualquier diabético le dirá a usted el gasto diario de la provisión de insulina que ni siquiera es insulina humana. ¿Puede usted imaginar el valor de una insulina producida de calidad humana exacta, correcta para su cuerpo en particular, y en la cantidad correcta? La adrenalina, la cortisona y todas las otras hormonas no son más que carbono, hidrogeno y oxígeno y todos los otros elementos **valuados en U$S 0,98. ¿Qué es entonces lo que incrementa tanto su valor? Es la sabiduría innata de su cuerpo** que es capaz de transformar sustancias de valor de 98 centavos de dólar en compuestos químicos y fluidos que valen millones de dólares. Es la misma sabiduría que cada día organiza cada célula del cuerpo y lo mantiene funcionando correctamente tal como fue diseñado.

¿NO ES ASOMBROSO?

¿SABE USTED QUE SU SISTEMA CIRCULATORIO ES EL RÍO DE LA VIDA?

Dentro del cuerpo humano fluye un río diferente de cualquier otro río del planeta; una corriente carmesí que corre a través de cada órgano, se introduce en cada célula y se extiende en un viaje de noventa y seis mil kilómetros, suficientes para dar dos vueltas y media a la tierra. Los ríos terráqueos refrescan la tierra con agua; la corriente del cuerpo nutre y limpia, llevando alimento y oxígeno a cada célula, remueve desechos, regulando el medio interno humano. Los ríos de la Tierra fluyen a través de rocas inorgánicas y arena; el río del cuerpo viaja a través de tejidos vivos. El poderoso corazón que impulsa esta corriente y los vasos que la guían están todos vivos. El río humano puede regular su propia velocidad, ensanchar o estrechar sus orillas para controlar sus mareas cambiantes. Y puede cambiar su propio curso, desviar instantáneamente sus rápidas corrientes hacia nuevas demandas. Nadando o durmiendo, contemplando, celebrando o corriendo una carrera o meciendo un bebé, cada una altera el flujo de este poderoso río.

El río del cuerpo conserva un lazo ancestral con las aguas de la Tierra. Como su prototipo el océano, la sangre es un mar poblado, integrado por una sociedad diversa de células que cumplen tareas específicas y coexisten en estrictas proporciones. Este equilibrio es tan crítico que cualquier disminución de la población de cualquiera de sus elementos puede poner en peligro la vida.

Los glóbulos rojos constituyen cerca del 45% del volumen de la sangre. **Cada glóbulo rojo contiene alrededor de 270 millones de proteínas complejas para llevar oxígeno a todas las partes del cuerpo.** Tanta cantidad de glóbulos rojos puebla la corriente sanguínea que, si se los apilara, estas células podrían llegar a 50.000 kilómetros hacia el cielo.

¿NO ES ASOMBROSO?

¿CONOCE USTED SU CORAZÓN?

Su corazón es el músculo más fuerte y vigoroso de su cuerpo. En 12 horas, la inteligencia innata de su cuerpo puede generar a través de su corazón la energía suficiente como para levantar 3 ómnibus de larga distancia completamente cargados a dos centímetros y medio del suelo.

Su corazón late usualmente a unas 75 veces por minuto…o alrededor de 40.000.000 de veces por año. Estos son solamente los latidos que usted puede sentir (su pulso). En realidad son dos latidos por pulso ya que su corazón es una bomba. Bombea sangre desde su cuerpo hacia los pulmones para renovar oxígeno y luego la bombea de vuelta hacia el cuerpo para proveer alimento nuevo a sus tejidos. Puesto que ambas acciones suceden al mismo tiempo usted puede sentir solamente un latido.

Su corazón bombea alrededor de nueve litros y medio de sangre por minuto. Si usted pudiera donar su corazón para bombear sangre para ponerla en botellas de medio litro, llenaría tantas en un año que llegarían desde Washington D.C. hasta Orlando, Florida.

Su sangre está hecha de billones de células flotando en un líquido llamado plasma. Es como un río que fluye a cada parte de su cuerpo a través de sus arterias, venas y capilares.

Los glóbulos rojos de su corriente sanguínea son como buques cargueros que acarrean oxígeno desde sus pulmones hacia los demás tejidos y toman los desechos gaseosos (dióxido de carbono) desde sus tejidos de regreso a los pulmones. Los glóbulos blancos de su corriente sanguínea son como buques guardacostas que siempre están en estado de alerta listos para rechazar gérmenes, bacterias y virus. Otras células llamadas plaquetas actúan como diques para cortar el flujo sanguíneo toda vez que usted se corta. Ellas forman hilos delgados llamados fibrina que atrapan a los glóbulos rojos y forman un coágulo o dique.

Un corte de sangre de solamente 1 milímetro de tamaño contiene alrededor de 5.000.000 de glóbulos rojos, 7.000 glóbulos blancos y miles de plaquetas. 60.000 de estas células podrían colocarse en la cabeza de un alfiler.

Como usted puede ver, su corazón es un órgano muy activo e importante de su cuerpo. Está bajo el directo control de la inteligencia innata del cuerpo que usa al cerebro y al sistema nervioso para transmitir mensajes desde y hacia su corazón. **Para que su corazón funcione al máximo de eficiencia necesita un buen suministro de energía nerviosa, porque sin la energía de su cerebro, su corazón simplemente dejaría de latir y usted moriría.** De todos modos, a veces sólo una pequeña cantidad de energía es bloqueada en los nervios y esto eventualmente causa un mal funcionamiento del corazón que lleva frecuentemente a un infarto, una falla cardíaca, un ataque, endurecimiento de las arterias y presión alta.

El Quiropractor Tradicional, mediante la corrección de los bloqueos en su sistema nervioso asegura que la cantidad correcta de energía llegue a su corazón y a todas las partes de su cuerpo, resultando así una mejor expresión de su potencial innato. Esto es siempre positivo para todas las funciones de su cuerpo, especialmente para su corazón.

¿NO ES ASOMBROSO?

¿SABE USTED QUE TENEMOS HORNOS DENTRO DE NUESTRO CUERPO?

Cuando estábamos tendidos en la cama esta mañana, las células de nuestro cuerpo quemaron una mínima cantidad de oxígeno, lo suficiente para mantenernos vivos. Cuando comenzamos a movernos nuestros "hornos" celulares se encendieron para las acciones del día. Cuando nos pusimos de pie para cruzar la habitación, nuestros cuerpos duplicaron la demanda. **Si hicimos ejercicios, nuestras células consumieron de ocho a veinte veces el oxígeno utilizado durante el sueño. Algunas hazañas atléticas extenuantes y emergencias extremas requieren tanta combustión energética que nuestras células queman veinte veces más el oxígeno que el que usan para el descanso.**

El corazón y los vasos sanguíneos hacen más que aumentar o disminuir la velocidad del flujo sanguíneo para cubrir estas necesidades. Llevan esta corriente escarlata a diferentes tejidos a diferentes presiones para dar combustión a diferentes acciones. La sangre se dirige rápidamente al estómago cuando comemos, a los pulmones y músculos cuando nadamos, al cerebro cuando leemos. ¿Cómo sabe el corazón qué hacer según las diferentes circunstancias? ¿Cómo lo registra? ¿Cómo responde a necesidades que ni siquiera nosotros podemos reconocer conscientemente?

Nuestra inteligencia innata es la "Sabiduría del Cuerpo" que controla todas las funciones mencionadas y más, usando al sistema nervioso central como la herramienta de comunicación. De hecho, en guardia permanente están los sensores químicos de nuestro tallo cerebral, llamados cuerpos carotídeos, que continuamente están "probando" el sabor ácido del dióxido de carbono en el flujo sanguíneo desde el corazón hacia los tejidos, y enviando la información a nuestro cerebro para ser interpretada. El nivel elevado de dióxido de carbono señala a nuestro cerebro que debe aumentar la proporción de la cantidad que nuestros pulmones lo expelen. Otros monitores, situados mayormente en la aorta y en la arteria carótida, los vasos más grandes que alcanzan el cerebro, regulan la presión sanguínea. Estos receptores se activan cuando son estirados por un oleaje de sangre, disparando un aumento de la frecuencia de latidos, estrechando las arterias. Los sensores inmediatamente alertan al cerebro, que ordena al corazón disminuir la frecuencia.

¿NO ES ASOMBROSO?

¿SABE USTED QUE SU CUERPO TIENE UN TERMOSTATO?

El ritmo del corazón puede aumentar o disminuir, pero la temperatura de la sangre debe permanecer constante. Una disminución severa en la temperatura corporal puede dañar a las células inhibiendo críticamente las reacciones de sus enzimas. Aun un pequeño aumento de temperatura nos hace sentir febriles, y no podemos sobrevivir por mucho tiempo si nuestra temperatura asciende por encima de los 42° centígrados. **La inteligencia innata del cuerpo monitorea su temperatura a través de un termostato que mide la temperatura sanguínea que fluye a través del cerebro.** Si la temperatura del aire cae aunque no sea más que una fracción de grado y nuestra sangre se enfría, el sistema nervioso autónomo responde instantáneamente: **los nervios parasimpáticos disminuyen el ritmo del corazón, los nervios simpáticos contraen los vasos de la piel.** La sangre fluye por senderos más profundos, lejos del aire frío en la piel. Cuando el tiempo se vuelve caluroso o cuando hacemos ejercicios (quemando más oxígeno y por lo tanto generando calor) la sangre cambia su curso. **Los nervios simpáticos abren las válvulas de las arteriolas,** y los vasos sanguíneos de nuestra piel actúan como radiadores, enfriando el cuerpo y liberando el calor hacía el aire circundante.

Equilibrándose continuamente uno con el otro en un estado conocido como homeostasis, **un equilibrio innato en humanos controlado por una inteligencia innata, los nervios simpáticos y parasimpáticos controlan nuestro suministro de sangre, regulan nuestra presión y mantienen nuestra temperatura.** Juntas, sus acciones coordinadas por la inteligencia innata ajustan el ritmo cardíaco y el flujo de sangre cuando nos incorporamos súbitamente o nos inclinamos, o si hacemos acrobacias. Si escaláramos desde el nivel del mar hacia la fina atmósfera de los Himalayas, la inteligencia innata estimularía a los nervios simpáticos los cuales a su vez acelerarían el ritmo del corazón para enviar el oxígeno que necesitaran nuestras células. Sin respiración y mareados al principio, nos adaptaríamos rápidamente; nuestra médula ósea aceleraría la producción de glóbulos rojos y las células que llevan oxígeno cargarían un 50% más del oxígeno que cargan al nivel del mar.

Por el contrario, si buceamos, la inteligencia innata usa al sistema parasimpático para lentificar el corazón, conservando nuestra cantidad limitada de oxígeno. El sistema simpático contrae los vasos sanguíneos. Esto corta el envío de sangre a casi todos los tejidos y transforma al sistema cardiovascular en un circuito menor que circula principalmente del corazón al cerebro. Los sensores de las arteriolas registran el nivel creciente de desechos de dióxido de carbono en la sangre y envían rápidamente al cerebro una señal para emerger del agua.

¿NO ES ASOMBROSO?

¿CONOCE USTED A SU SISTEMA INMUNITARIO?

¿Sabía usted que su cuerpo tiene su propio "ejército" listo para defenderlo contra agentes dañinos tales como un selecto grupo de bacterias, virus y gérmenes? Este "ejército" es su sistema inmunitario, también llamado su resistencia corporal.

Comenzó a trabajar cuando usted aún estaba en el vientre de su madre. **La inteligencia innata de su cuerpo** utilizaba la placenta de su madre para elaborar anticuerpos e interferona que son liberadas dentro de la corriente sanguínea para proveerlo de su primer "batallón" para ayudarlo a luchar contra potenciales invasores. Luego cuando usted ya había nacido y se estaba alimentado de la leche de su madre (eso espero), recibió a través de esta leche humana su segundo "batallón" de anticuerpos. Luego 3 o 4 semanas más tarde, **la inteligencia innata de su cuerpo** comenzó a elaborar sus propias "tropas" de anticuerpos e interferona a través de una pequeña glándula llamada timo. **Su inteligencia innata** también fabrica lo que se conoce como gammaglobulina e inmunoglobulina, (dos agentes defensivos principales). Por supuesto su bazo junto con algunos otros órganos y glándulas también son utilizados por su inteligencia innata para producir una inmunidad natural proveyéndolo de las más sofisticadas armas de guerra contra cualquier invasor perjudicial de su cuerpo.

Naturalmente, para que este ejército trabaje con eficiencia, debe estar bajo el comando de un gran "General": su cerebro. Su General-Cerebro envía importantes órdenes recibidas del Comandante en Jefe: **su Inteligencia Innata,** a través de un sistema telegráfico de comunicaciones llamado sistema nervioso, el cual está protegido por la columna vertebral. A veces, las subluxaciones vertebrales interfieren la transmisión de esas órdenes enviadas por su General-Cerebro y crean así problemas porque su cuerpo expresará menos de su potencial innato. Cuando sucede esto, su "ejército" no recibe las órdenes correctas, no rinde apropiadamente, su resistencia disminuye y usted es presa de los invasores (tales como bacterias, virus y gérmenes). A veces como resultado de esta situación su cuerpo enferma.

¿Qué debe hacer usted para recobrar su salud y mantenerla? El sentido común nos dice que debe repararse la interferencia en la transmisión de las órdenes desde el General-Cerebro.

El Quiropractor Tradicional corrige las subluxaciones vertebrales permitiéndole que usted exprese mejor su potencial innato y proporcione los batallones y las tropas de su "ejército" (sistema inmunitario) para que una vez más reciba las órdenes de su General-Cerebro. Entonces y solo entonces su cuerpo tendrá la posibilidad de funcionar apropiadamente. Y, por supuesto, usted estará también completamente protegido, manteniendo su resistencia alta… Esto se llama: prevención.

¿NO ES ASOMBROSO?

¿CONOCE USTED SU SISTEMA NERVIOSO AUTÓNOMO?
¿ES SIMPÁTICO O INVOLUNTARIO?

La inteligencia innata de su cuerpo utiliza al cerebro humano para presidir cada función corporal incluyendo aquellas del corazón y los vasos sanguíneos dándole autoridad al sistema nervioso autónomo, dos grupos que se oponen y equilibran uno al otro. Los nervios simpáticos envían al corazón un ritmo elevado: peligro, cansancio y esfuerzo señalan a este sistema que debe aumentar la velocidad del flujo sanguíneo. El sistema parasimpático responde bajando el ritmo cardíaco, conservando la energía para cubrir las demandas de la vida diaria.

El sistema nervioso simpático es parte de la respuesta rápida que nos impulsa a la acción. Usted frena bruscamente: de improviso un veloz taxi patina al doblar en la esquina y se dirige directamente hacia usted. La inteligencia innata de su cuerpo responde a tal peligro indicando a los nervios simpáticos que provean adrenalina y noradrenalina (ahora llamadas epinefrina y norepinefrina). Ambos químicos estrechan los vasos sanguíneos, elevan la presión sanguínea y aceleran el corazón. Si el taxi persiste en su maniobra, su corazón latirá más y más rápido, su presión sanguínea se elevará, la respiración se volverá más profunda y los músculos se tensarán. Usted saltará buscando seguridad e irá a parar a la acera, sudando y luchando por respirar. En situaciones de emergencia extrema los nervios simpáticos pueden hacer que el ritmo del corazón se dispare hasta a 200 latidos por minuto, preparándolo para proezas inusuales de fuerza o acción.

¿NO ES ASOMBROSO?

¿ES UN SISTEMA EN SÍ MISMO?

¿Sabía usted que el sistema inmunológico recibe el nombre de sistema conciente de sí mismo porque posee la notable habilidad de distinguir lo que es propio de lo que no lo es, el amigo del enemigo? Reconoce y destruye células cancerosas, células tisulares trasplantadas y un amplio rango de organismos, desde los diminutos picornavirus, que son tan pequeños que un millón de ellos alineados podrían caber en el espacio de dos centímetros y medio, hasta algunos parásitos que son visibles a simple vista. Al mismo tiempo, usualmente respeta los propios tejidos, tan variados como son. La diferencia entre propio y extraño a veces es imperceptible, cuestión de solo una o dos moléculas, tal como en la diferencia entre una célula normal y una cancerosa. ¿Cómo sabe qué respetar y qué rechazar?

Casi toda sustancia conocida por la humanidad porta una tarjeta de identidad química conformada por un patrón característico de moléculas en su superficie. Cada una de las células que forman nuestros propios tejidos y órganos lleva tal tarjeta de identidad. Debido a que la inteligencia innata del cuerpo utiliza genes para determinar la forma y naturaleza de estos humanos autofabricantes, son únicos para cada individuo. Alojados en la superficie exterior de nuestras células, se sitúan como estandartes de nuestra identidad.

La inteligencia innata en todo momento a través del sistema inmunológico evalúa los marcadores químicos de cada molécula y célula del cuerpo. Debido a que estas marcas en nuestros cuerpos celulares difieren de aquellas propias de las sustancias extrañas, el sistema inmunológico puede distinguir a los intrusos y evitar la imprudente ejecución de amigos. Si el sistema reconoce una marca como propia, generalmente respetará la sustancia; si detecta una marca foránea, lanzará un ataque para destruir al invasor.

Cualquier sustancia que dispare tal ataque se llama antígeno. Virus, parásitos, hongos y bacterias pueden actuar como antígenos. Del mismo modo, lo harán con células sanguíneas o tejidos de otro ser humano y componentes propios alterados, incluyendo células cancerosas o células infectadas por un virus. Aún sustancias aparentemente inocuas, tales como polen, moho, pelo de animales o el polvo que se acumula en el hogar, pueden provocar un ataque de estornudos.

¿NO ES ASOMBROSO?

¿POR QUÉ TENEMOS NÓDULOS LINFÁTICOS?

La mayoría de nosotros hemos sentido que las glándulas ubicadas en nuestro cuello se agrandan y están sensibles cuando tenemos gripe, o las que están en las axilas o cerca del codo se inflaman cuando se infecta un dedo. **Estas glándulas son en realidad nódulos linfáticos.**

Generalmente uno o más de estos nódulos se sitúan en el trayecto de los vasos linfáticos y filtran la linfa en su camino hacia la corriente sanguínea. En cada nódulo, un laberinto de canales navega a través de una densa red de tejidos divididos en compartimientos. Cada compartimiento alberga una población distinta de glóbulos blancos de la sangre. A medida que la linfa entrante se escurre a través de los canales del nódulo, algunas partículas quedan atrapadas en la red o caen presas de los glóbulos blancos. **De ésta manera, los nódulos filtran químicos extraños, partículas y microorganismos antes de que éstos entren en la corriente sanguínea.** Esta función fue descubierta durante una autopsia llevada a cabo en el cuerpo de un marinero tatuado muy densamente. Sus nódulos linfáticos mostraban trazas de tinta.

Cuando un organismo no deseado alcanza un nódulo desde un lugar infectado, **la inteligencia innata ordena al cerebro enviar impulsos químico-eléctricos hacia abajo por la médula espinal, por el interior de los nervios para estimular el nódulo, el cual se inflama a medida que los glóbulos blancos dentro de él se dividen y multiplican como respuesta al invasor.**

¿NO ES ASOMBROSO?

ILUMINEMOS AL SISTEMA INMUNOLÓGICO...
¿QUÉ LE PARECE?

A diferencia de los sistemas digestivo y circulatorio, el sistema inmunológico no está contenido dentro de un conjunto de órganos o red de vasos: sus elementos impregnan casi todas las partes del cuerpo.

Imagine los componentes de este sistema inmunológico resplandeciendo desde dentro. Sus operadores clave, una clase de células sanguíneas blancas conocidas como linfocitos, aparecen de los pies a la cabeza. Como luces minúsculas, titilantes, un trillón o más de linfocitos iluminan la sangre, los pulmones, el hígado, el estómago, y casi todos los demás tejidos del cuerpo. Lo mismo hacen las células blancas carroñeras llamados fagocitos (del griego phagein, comer).

Contra la oscura silueta de una forma humana, dos de los sistemas orgánicos brillan resplandecientes: el timo, un pequeño órgano de dos lóbulos situado justo detrás del esternón, y el suave, gelatinoso tejido en la profundidad de la médula de los huesos largos. En estos órganos linfáticos primarios, los linfocitos crecen y se desarrollan.

Brillan también los órganos linfáticos secundarios, los lugares donde los linfocitos están almacenados y en donde algunas respuestas inmunitarias tienen lugar. Esto incluye el bazo, un órgano de la parte superior del abdomen que filtra la sangre, y los nódulos linfáticos, pulposos grupos de tejido, como así también las amígdalas, adenoides, apéndice y las manchas de Peyer, piezas de tejido linfático incrustadas en las paredes del intestino delgado.

Una red de vasos linfáticos conecta estos órganos dispersados ampliamente. Los vasos trasportan linfa, un fluido incoloro que destila desde la corriente sanguínea, se reúne entre nuestras células y luego se filtra hacia los pequeños capilares linfáticos, cuyas paredes permiten entrar al fluido pero evitan que éstos escapen nuevamente. La linfa, como la sangre, transporta las células del sistema inmunológico, como así también las sustancias extrañas que encuentran su camino hacia los tejidos corporales.

La red de vasos comienza en una multitud de delgadas paredes capilares que se ramifican a través de los tejidos. Como pequeños tributarios que alimentan cursos líquidos mayores, estos delgados tubos drenan dentro de vasos cada vez mayores. Desde la punta del cuero cabelludo, corren hacia abajo a través del cuello; desde las manos y pies, fluyen hacia arriba a través de los miembros hacia el torso. En la parte más baja del cuello, los vasos mayores vierten su contenido en dos grandes canales linfáticos. Estos, a su vez, finalmente convergen en venas que alcanzan el corazón.

A diferencia del sistema circulatorio sanguíneo, el sistema linfático no posee una bomba para mantener su fluido vital en continuo movimiento. En lugar de eso, los movimientos corporales y las contracciones musculares exprimen a los vasos, propulsando a la linfa a lo largo de su curso.

¿NO ES ASOMBROSO?

¿ES UN GRAN DEVORADOR?

Los macrófagos a veces se originan en la médula ósea. Conocidos como monocitos en su forma inmadura, estas células abandonan la médula, viajan a través de la corriente sanguínea durante unos pocos días, y luego migran a los tejidos.

Allí maduran en macrófagos, o "grandes devoradores", carroñeros profesionales con un apetito casi insaciable de células indeseables. Muchos macrófagos se establecen en un sitio de entrada común de los microorganismos indeseables, incluyendo los tejidos de los pulmones, el sistema digestivo y el sistema circulatorio. Cuando un macrófago recibe una señal de alarma desde células o tejidos infectados, **la inteligencia innata le ordena** a los macrófagos desarrollarse más todavía, adquiriendo una maquinaria celular aún más sofisticada.

A diferencia de los neutrófilos, que viven solo pocos días, los macrófagos maduros viven en los tejidos del cuerpo durante meses, quizás aún años. Algunos actúan como porteros, barriendo la suciedad, los tejidos dañados y las células envejecidas. Cada día, los macrófagos en un cuerpo humano común, consumen más de 300 mil millones de glóbulos rojos muertos o moribundos. En los pulmones, los macrófagos continuamente limpian la superficie de los sacos aéreos, asean las partículas y fragmentos de materias que encuentran su vía de salida a través de los vellos y cilias de las ventanas del tracto respiratorio. Inclusive ellos pueden limpiar los tejidos pulmonares ennegrecidos por el alquitrán del humo del tabaco. Mientras no deban arreglárselas con polución de humo adicional, los macrófagos aun pueden eventualmente restaurar los pulmones a su apariencia normal. Así que nunca es demasiado tarde para dejar de fumar.

¿NO ES ASOMBROSO?

¿CUÁNTO SABEMOS?

Muchos de ustedes se estarán asombrando en este momento de cuán sorprendente es su cuerpo. Tiene usted mucha razón para asombrarse, porque la información que se le presenta en este libro es solamente una muy pequeña fracción de la totalidad de funciones del cuerpo humano. **Según el Profesor Leandre Poisson, quien fue director de la Academia Francesa de Ciencia, los científicos conocen aproximadamente una milésima del 1 % del cuerpo humano.** Por lo tanto, es mucho lo involucrado y aún así, nosotros como seres humanos, nos la arreglamos bastante bien para vivir. Es gracias a **la inteligencia innata** que hay en cada uno de nosotros que podemos ir por la vida con relativa facilidad.

Cuando usted viene a la consulta para un examen de columna, está ayudándole a su cuerpo a comunicarse consigo mismo de una manera ordenada. Los ajustes corrigen las interferencias a su sistema nervioso que están localizadas dentro de su columna vertebral. Los impulsos químico-eléctricos viajan por su columna y a través de los nervios para activar su cuerpo íntegramente. Cuando estos impulsos están libres de interferencias, la capacidad de su cuerpo para funcionar apropiadamente se incrementa enormemente, lo cual le permite a usted disfrutar de bienestar en todos aspectos.

En las últimas páginas anteriores se ha estado tratando el tema del sistema inmunitario del cuerpo. ¡Qué organización tan admirable es la del sistema inmunitario! Los macrófagos por ejemplo, usan algunas de las enzimas que producen para acortar su camino a través de la espesa maraña de fibras, proteínas y escombros provenientes del lugar de la infección mientras se movilizan hacia los microbios. A diferencia de los neutrófilos, que pueden consumir solo un alimento en gran cantidad, los macrófagos en actividad engullen numerosos intrusos, los digieren y se mueven con implacable energía para perseguir más presas, algunas veces destruyen hasta cien bacterias antes de expirar. En tanto la lucha continúa, los tejidos muertos, los microorganismos digeridos, los fagocitos gastados y los restos pueden rezumar de las heridas en forma de pus.

¿NO ES ASOMBROSO?

¿ORGANISMOS QUE COMEN CÉLULAS?

Los fagocitos que patrullan, las "células comedoras" del cuerpo, a menudo interceptan substancias extrañas que encuentran en su camino dentro del cuerpo en la linfa, la sangre o los tejidos. Los dos tipos más comunes de fagocitos, los más pequeños, neutrófilos de corta vida y los grandes y resistentes macrófagos, buscan virus, bacterias, hongos, protozoos y otros invasores. ¿No lo hace sentir bien saber que este tipo de sistema maravilloso está funcionando en su interior ahora mismo?

Cada día, unos 100 mil millones de neutrófilos abandonan la médula ósea y entran en el torrente sanguíneo. Casi la mitad de ellos circulan con la sangre; el resto, conocidos como el resto marginal, se adhieren a las paredes de los vasos sanguíneos. Casi cualquier tipo de stress tisular en el cuerpo dispara un aumento en el número de los neutrófilos resistentes de la sangre. Durante una infección severa, su número puede incrementarse más de cinco veces, algunos originarios de los marginales, otros surgiendo nuevos de la médula ósea. Ante una señal apropiada de **la inteligencia innata,** los neutrófilos dejan la corriente sanguínea y migran a los tejidos a fin de perseguir a los microorganismos invasores.

¿NO ES ASOMBROSO?

¿HAY GUERRA?

A minutos de iniciada una infección, la inteligencia innata convoca a una ola de neutrófilos que llegan al lugar, la guardia de avanzada de las "células devoradoras" profesionales. Cada **neutrófilo** convulsionado por las señales químicas **enviadas por la inteligencia innata,** empuja a una porción de su cuerpo celular entre las grietas de las paredes de los vasos sanguíneos, se comprimen y deslizan hacia los microbios. Sobreviene una lucha.

Las bacterias, eludiendo a sus atacantes, expelen poderosas toxinas que pueden invalidar o matar a los neutrófilos y a las células circundantes. Un neutrófilo persistente agarra a la bacteria y envuelve una parte de su propia membrana celular alrededor del microbio. Pero absorbiendo la membrana hacia el interior, profundamente dentro de su cuerpo, el neutrófilo crea un diminuto saco para su presa. Una vez prisioneras dentro del glóbulo blanco, la bacteria puede aún retorcerse, encorvarse y liberar sus venenos en un último esfuerzo por escapar de su captor. Pero ahora el neutrófilo dispara sus propias armas, pequeños sacos, cada uno de ellos lleno de una carga de jugos digestivos y agentes mata-microbios, que liberan sus contenidos en la bacteria. **Los poderosos jugos digieren rápidamente a su presa.** Cada neutrófilo puede engullir y destruir hasta 25 bacterias, pero sus esfuerzos tienen un alto precio. Al final del combate, el neutrófilo muere por la acumulación de sus propios jugos digestivos y el veneno liberado por la bacteria.

Los neutrófilos duran solamente un corto tiempo, pero **la inteligencia innata** del cuerpo envía una oleada continua de refuerzos. Más neutrófilos llegan para unirse a la batalla.

¿NO ES ASOMBROSO?

¿SON GUARDAESPALDAS?

Dentro del asombroso cuerpo humano, **la inteligencia innata** se asegurará de que su organismo esté muy bien protegido. Todo lo que hallemos lleva una pesada carga de material proveniente del exterior. **El aire que respiramos contiene polvo, gases de combustión y partículas de residuos, incluyendo granos de polen de cientos de plantas diferentes.**

El polvo que yace en los muebles y pisos de nuestros hogares a menudo contiene pequeñas partículas procedentes de humanos o mascotas (pequeñísimas escamas que se desprenden del pelo, de la piel o de plumas) como así también microscópicos primos de las arañas, llamados gorgojos. Hasta la comida que ingerimos alberga bacterias, moho y esporas de hongos. Afortunadamente, el sistema inmunológico no debe confrontar con la mayor parte de estas sustancias. Un grupo de primera línea de defensores mantiene a la mayoría del material extraño fuera de los límites del cuerpo, lejos de los tejidos internos. Estas defensas incluyen la dura cubierta exterior de piel y membranas; sus reflejos protectores, tales como la tos y el estornudo; y una variedad de fluidos que bañan su superficie.

Mientras la piel permanece intacta, sostiene las partes internas del cuerpo y mantiene al resto del mundo afuera sin percances. Este órgano tan notable tiene también la habilidad de regenerarse. A pesar de que diariamente sufrimos raspaduras, nos rascamos, al sol, a las quemaduras, la exponemos a jabones que la irritan y el calor secante, la piel mantiene su integridad. La inteligencia innata, a través de muchos órganos y glándulas, constantemente relubrica y rellena su superficie exterior, la epidermis, y cura rupturas de su capa más profunda, la dermis.

¿NO ES ASOMBROSO?

¿SON TRAMPEROS? ¿RECOLECTORES DE BASURA?

Aunque raramente pensamos en ellas como tales, las membranas que recubren las superficies internas del cuerpo, incluyendo los tractos respiratorio y digestivo, constituyen una parte de la cubierta protectora del cuerpo tanto como la piel. Estas membranas encuentran microbios y otros materiales extraños en cantidad, y por lo tanto, deben estar armadas con un conjunto de defensas igual que la piel.

En el tracto respiratorio, (los pasajes de aire que conducen a los pulmones, tales como la nariz, la tráquea y los tubos bronquiales), una colección de mecanismos altamente eficientes trabajan a toda hora a fin de asegurar que solamente aire húmedo y templado, casi libre de desechos, llegue a los sacos aéreos pulmonares. **Durante el transcurso de un día en una ciudad, inhalamos más de 9 metros cúbicos de aire. Ese aire contiene unos 200 mil millones de partículas de material extraño, incluyendo suciedad, polvo y químicos, la mayoría de los cuales nunca llegará a los pulmones.**

Las sustancias transportadas por el aire que penetran en la nariz deben pasar a través de una trampa de consistentes pelos en **las ventanas nasales** que atrapan muchas de las partículas más grandes. Si consiguen pasar esta trampa, la dirección de la corriente de aire cambia bruscamente por la curva de los huesos en el pasaje nasal, forzando a las partículas más grandes a colisionar contra las paredes de la faringe. Aquí, **la inteligencia innata utiliza a las amígdalas y a las adenoides, (tejidos estratégicamente ubicados que contienen agentes del sistema inmunológico) para atrapar material extraño y ocuparse de su destrucción.**

¿NO ES ASOMBROSO?

¿PODEMOS HABLAR DE UN VIRUS?

Echemos un vistazo a una invasión del cuerpo por el virus del resfrío. Consideremos los esfuerzos cooperativos de las células inmunitarias del cuerpo y de las moléculas que se topan con un rinovirus, el agente que está involucrado en el 30 % de todos los resfríos. Al igual que otros virus, el rinovirus consiste de una hebra de material genético embalada en una cubierta de proteína. Entra en el cuerpo a través de las membranas mucosas de la nariz, garganta y ojos. Sujetándose en la superficie de su célula anfitriona, el agente viral penetra la membrana de su objetivo e inyecta su propio material genético en el cuerpo de la célula.

Una vez dentro de la anfitriona, esta diminuta fracción de información genética rápidamente trata de desviar la maquinaria de la célula para que produzca nuevas partículas virales, o viriones. Sin embargo, mientras la resistencia del cuerpo se mantenga alta, esta desviación no es exitosa y nada le sucede al cuerpo. Pero si el Sistema Nervioso Central está interferido por una subluxación vertebral, tanto como mil nuevos viriones pueden comenzar a estallar desde las ahora muertas y deshechas células del cuerpo, listos para atacar otras células saludables. Pero en la mayoría de los casos el cuerpo responde inmediatamente a la destrucción de la primera célula infectada.

Antes de que las acosadas células corporales sucumban a sus atacantes virales, liberan una sustancia llamada **interferón. La inteligencia innata** utiliza este poderoso químico corporal para alertar a las células cercanas de la presencia del virus. Estas células vecinas producen a su vez una proteína que previene la multiplicación del virus en su interior, y de esa manera limitan la expansión de la infección.

¿NO ES ASOMBROSO?

POTENCIAR LA INMUNIDAD A TRAVES DE LA QUIROPRÁCTICA
(NO EN ¿NO ES ASOMBROSO?)

En 1975, Ronald Pero, Ph.D., jefe de investigación de prevención del cáncer del Preventive Medical Institute de Nueva York y Profesor de Medicina de Salud Ambiental de la New York University, comenzó a desarrollar formas científicamente válidas para estimar la susceptibilidad a diversas enfermedades crónicas. Pero y sus colegas encontraron pruebas sólidas de que la susceptibilidad al cáncer podría medirse por las actividades de varias enzimas implicadas en cambios metabólicos y genéticos de la exposición a sustancias químicas cancerígenas o "mutagénicas". La capacidad de respuesta del sistema inmunológico de una persona, o "competencia inmune", también estaba directamente relacionada con ciertas enzimas reparadoras del ADN que proporcionaban una manera objetiva de evaluar la susceptibilidad a la enfermedad. La falta de esas enzimas, afirmó Pero, "definitivamente limita no sólo la vida útil, sino también la capacidad de una persona de resistir las consecuencias graves de la enfermedad."

Pero estaba fascinado por la relación sinérgica de varias hormonas con otros agentes inductores del cáncer para promover la enfermedad. Por ejemplo, las hormonas tiroideas afectan las primeras fases de los cánceres inducidos químicamente y por la radiación. Si la tiroides produce demasiada tiroxina o hormona estimulante de la tiroides, el riesgo de cáncer aumenta considerablemente. Y debido a que el sistema nervioso regula los equilibrios hormonales, también puede influir en la susceptibilidad al cáncer. A lo largo de estas líneas, varios tipos de lesiones de la médula espinal se acompañan de un alto riesgo de desarrollar cáncer, particularmente linfoma y leucemia linfática. Esta conexión llevó a Pero a considerar la quiropráctica como una alternativa potencial para reducir el riesgo de descomposición inmunitaria y enfermedad.

En 1986, Pero colaboró con Joseph Flesia, D.C., presidente de la Junta Directiva de la Chiropráctic Basic Science Research Foundation (CBSRF). Con una beca de la CBSRF, comenzaron un proyecto de investigación en la Universidad de Lund en Lund, Suecia. Utilizando las pruebas de Pero para medir la resistencia a sustancias químicas ambientales peligrosas, formularon la hipótesis de que las personas con cáncer tendrían una respuesta inmune suprimida frente a una carga tan tóxica, mientras que las personas sanas y las que reciben atención quiropráctica tendrían una respuesta relativamente mayor.

Midiendo 107 personas que habían recibido atención quiropráctica durante un largo período, el equipo de Pero tuvo hallazgos sorprendentes. Todos los pacientes quiroprácticos eran 'genéticamente normales', es decir, no tenían razones genéticas obvias para una mayor resistencia o susceptibilidad a la enfermedad. Cualquier diferencia, por lo tanto, tenía que ser explicada por factores ambientales o terapéuticos. **Los pacientes quiroprácticos también tenían un 200% más de capacidad inmunológica que aquellos que no habían recibido cuidado quiropráctico** y un 400% más de capacidad inmunológica que aquellos con cáncer u otras enfermedades graves. A pesar de una amplia gama de edades en este estudio, la capacidad inmunológica no mostró ninguna disminución con la edad; fue uniforme para todo el grupo.

Pero concluyó que "la quiropráctica puede optimizar cualquier habilidad genética que tengas" para que puedas resistir completamente las enfermedades graves. "Estoy muy emocionado de ver que sin intervención química ... este grupo particular de pacientes bajo cuidado quiropráctico mostró una respuesta muy buena", dijo a CBSRF. "Estos cambios ocurren a partir del tratamiento quiropráctico."

Fuente: East West Health Magazine, noviembre de 1989.

¿QUÉ ES HOMEOSTASIS?

Las superficies externa e interna del cuerpo mantienen comunidades de aliados microscópicos. Poblaciones de flora residente, o bacterias benignas, viven en la piel, la boca, el estómago y los intestinos. También habitan en las orejas y otras partes del cuerpo. **La inteligencia innata del cuerpo controla y coordina cada función de su cuerpo incluyendo la presencia de estos microorganismos** y, al hacerlo, previene la multiplicación de organismos virulentos (peligrosos).

Cualquier microbio peligroso que trate de instalarse en la piel debe enfrentarse con una colonia de bacterias bien entrenada, con cerca de 20 millones de microorganismos por cada 6,5 centímetros cuadrados, algunos de los cuales pueden hacerle la vida muy desagradable a los recién llegados. Ciertas bacterias amigables producen ácidos grasos que entorpecen el crecimiento de otras cepas de bacterias y varias clases de hongos. La bacteria escheriquia coli, que vive en el tracto intestinal y funciona como una parte de nuestro sistema nutricional, simplemente usa los nutrientes que otros tipos menos favorables de bacterias requieren para vivir y producir y por lo tanto hacen morir de inanición a su competencia.

Experiencias con antibióticos han demostrado los peligros de molestar la vida microbiana que normalmente habita el cuerpo. El uso de estas sustancias por largo tiempo puede arrasar a nuestros gérmenes benignos y neutrales tanto como a los hostiles... con resultados desastrosos. Una vez que se deshacen de sus competidores, microbios peligrosos se establecen rápidamente forzando a la inteligencia innata del cuerpo a producir ciertos químicos para poder restablecer un cierto equilibrio llamado homeostasis. Sin embargo, durante este período de sanación, el cuerpo puede experimentar síntomas extraños e inusuales (tales como diarrea, vómitos, etc.), los cuales son benignos pero a menudo causan preocupaciones innecesarias al individuo.

Las barreras físicas del cuerpo y otras defensas de primera línea la mayoría de las veces previenen que microbios y otros materiales extraños entren en los tejidos interiores del cuerpo... pero no siempre. Las bacterias penetran a veces hasta las capas profundas de la piel a través de un corte en un dedo. Los virus se deslizan a través de los revestimientos de los tractos respiratorio y digestivo, penetrando en los pulmones o los intestinos. Tales microorganismos invasores por lo general encuentran la fuerza plena del sistema inmunológico y son destruidos en el lugar.

¿NO ES ASOMBROSO?

¿CONOCE LA RESPUESTA INFLAMATORIA?

Una astilla rasgando la piel desata una batalla dentro del cuerpo, la respuesta inflamatoria que está bajo el directo control de la inteligencia innata del cuerpo.

La inteligencia innata envía mastocitos al sitio de la herida para liberar químicos que afectan a los capilares cercanos. Luego ordena a los pequeños vasos sanguíneos expandir sus paredes y volverse más porosos. A medida que fluye sangre adicional al área, la piel se enrojece y aumenta su temperatura. El suero sanguíneo que se filtra a través de los orificios de los capilares hace que los tejidos lastimados se hinchen y crezcan sensiblemente.

En el término de una hora, la inteligencia innata envía glóbulos blancos, llamados neutrófilos, a movilizarse y luchar contra los microbios invasores que entraron con la astilla. Estas pequeñas células se desplazan rápidamente hacia el sitio de la batalla, se deslizan a través de las paredes capilares y engullen a las bacterias.

Luego, glóbulos blancos mayores, los macrófagos, comienzan a llegar. Estos carroñeros barren el lugar, envolviendo con sus pseudópodos como dedos alrededor de las bacterias y comiéndoselas. Los macrófagos también devoran neutrófilos muertos y otros residuos.

Durante horas, y muchas veces días, los glóbulos blancos alistan fuerzas para vencer a la horda invasora y preparan el camino para el proceso de reparación y curación.

¿Puede usted sentir el proceso curativo dentro de su cuerpo? Así es como funciona exactamente.

¿NO ES ASOMBROSO?

¿SON ANTI-CUERPOS O PRO-CUERPOS?

La inteligencia innata coordina las funciones del cuerpo humano, incluyendo la fabricación de millones de anticuerpos. Todos los anticuerpos están divididos en clases de acuerdo a su estructura y las tareas defensivas que realizan. Un grupo enfrenta a las bacterias con gran eficiencia. Estos anticuerpos, debido a su gran tamaño, están limitados a trabajar casi enteramente dentro de los vasos sanguíneos. Los miembros de otro grupo, construidos de manera que les permite atravesar la placenta, dan protección al feto y al bebé recién nacido hasta que su propio sistema inmunológico esté completamente desarrollado.

En la mayoría de los casos, las múltiples partes del sistema inmunológico: las células T, las células B y los fagocitos, trabajan juntos bajo el control de la inteligencia innata del cuerpo. Las células B forman una clase de linfocitos. La segunda clase, conocida como células T, maduran en la glándula del timo (de allí la T). Algunas son células "asesinas" y matan a los agentes invasores. Otras células T regulan la fuerza de la respuesta inmunológica. Aquellas conocidas como células "ayudantes" secretan sustancias que se transforman en producción de anticuerpos y estimulan al sistema inmunológico en tiempos de necesidad; aquellas conocidas como células "supresoras" producen químicos que desconectan la producción de anticuerpos y suprimen la acción de otras células T. Estas células reguladoras aseguran una respuesta adecuada para cada invasor en particular.

En las personas con la condición conocida como SIDA (síndrome de inmunodeficiencia adquirida), la proporción normal de los ayudantes y supresores de las células T está trastornada. El virus del SIDA ataca a las células T ayudantes, impidiendo que cumplan con uno de sus deberes regulares de activar el sistema inmunológico cuando surge una amenaza. Esta ruptura de la comunicación normal entre las células del sistema inmune deja al cuerpo virtualmente sin defensas, quienes están infectados de SIDA se vuelven víctimas de un raro cáncer de piel llamado sarcoma de Kaposi, neumonía que amenaza la vida, y otras variadas infecciones graves.

Ni un solo órgano o conjunto de órganos organiza sus operaciones de defensa. Sin embargo, **el sistema nervioso central** (este es el sistema al que los ajustes permiten trabajar sin interferencias) **es utilizado por la inteligencia innata** para proveer los impulsos mentales necesarios para una comunicación apropiada entre las células del sistema inmunológico que "hablan" entre sí en un lenguaje de señales químicas, un lenguaje con un extenso vocabulario y una compleja gramática. Cada célula envía y recibe muchos mensajes diferentes los cuales están bajo la supervisión de la inteligencia innata. Cada mensaje, oportuna y precisamente dirigido, estimula o inhibe otras células o regula sus actividades. Como la inteligencia innata modela sus defensas contra cada invasor en particular, el patrón de señales cambia ligeramente para adecuarse momento a momento, según las necesidades. El resultado es un delicado equilibrio, un sistema de defensa sensible lo suficientemente poderoso como para destruir o neutralizar los efectos de casi cualquier intruso foráneo.

¿NO ES ASOMBROSO?

¿LAS CÉLULAS-T Y LAS CÉLULAS-B SON DESTRUCTORAS?

Dentro de su cuerpo, existen células-T con receptores diseñados para reconocer todo tipo de virus y cuando la inteligencia innata del cuerpo ha determinado a qué clase de virus en particular pertenece el que está trabajando, las células-T responden multiplicándose. Las nuevas células-T formadas secretan un químico que atrae más macrófagos al sitio de la infección y los mantiene allí.

Algunas células-T viajan a través de la corriente sanguínea hacia los nódulos linfáticos cercanos para difundir la noticia de la invasión. Ahí se contactan con las células-B y las células-T asesinas genéticamente programadas para reaccionar ante cualquier virus en particular.

Las células-T asesinas dejan el nódulo y migran al lugar de la infección. Utilizando sus receptores especializados, se sujetan a la superficie de las células infectadas y esto sucede bajo el directo control de la inteligencia innata del cuerpo. En menos de un minuto después del contacto, las células-T envían una señal química a la célula objetivo del ataque, lo cual da como resultado su destrucción horas después. Mientras tanto, la célula-T se moviliza para destruir a otras células infectadas.

¿NO ES ASOMBROSO?

¿TENEMOS GUARDABARRERAS?

Continuando con nuestro estudio de nuestro sistema inmunológico, ahora nos damos cuenta de que a diferencia de los fagocitos, los linfocitos tienen la habilidad de reconocer la identidad precisa de virtualmente cualquier antígeno, o sustancia extraña, millones de moléculas diferentes.

La inteligencia innata puede diferenciar mediante el uso de los linfocitos entre la célula de un hígado infectado y su contraparte saludable o el cuerpo de una célula cancerosa de una normal por el reconocimiento de pequeñas diferencias en los marcadores químicos de sus células. Las diferencias entre el virus de la gripe y el virus de la viruela o una bacteria estafilococo y una escherichia coli pueden ser notadas por el reconocimiento de lugares específicos denominados receptores que cada linfocito lleva en su superficie.

Si bien los términos arriba mencionados son complejos, recordemos que **la inteligencia innata es increíblemente capaz de mantener nuestros cuerpos funcionando apropiadamente siempre que tenga un buen suministro nervioso, una nutrición apropiada, ejercicio regular y una actitud mental positiva.**

¿NO ES ASOMBROSO?

¿QUÉ HAY DE LA ASISTENCIA DE LA FIEBRE?

Al enfrentarse con algunos organismos, los macrófagos producen una sustancia llamada interleukina-1, la cual dispara la fiebre. Una vez liberada por el macrófago, la interleukina-1 viaja a través de la corriente sanguínea hacia la pequeña porción del cerebro que controla la temperatura corporal, un pequeño grupo de neuronas situadas profundamente en el hipotálamo.

La inteligencia innata mediante este químico apronta el regulador de temperatura a fin de fijar una nueva temperatura corporal. Los impulsos nerviosos desde el hipotálamo entonces disparan los mecanismos de conservación del calor corporal, los vasos sanguíneos de la piel se contraen, previniendo pérdida de calor; los músculos se contraen, provocando tiritar. Nos cubrimos con suéteres y mantas hasta que la temperatura corporal logra nuevamente su estabilidad. Mientras que la fiebre se mantenga soportable **(no por encima de los 41.5 grados centígrados)** y no persista más que unos pocos días **(no más de 10)**, la temperatura elevada aparece para incrementar la eficiencia de los agentes del cuerpo que luchan contra la infección. La sustancia antiviral **interferón opera más eficientemente.** Los fagocitos atacan a su presa con mayor velocidad y vigor. La fiebre puede también incrementar la producción de células-T las cuales, como usted sabe, son responsables de la respuesta inmunológica del cuerpo.

A medida que los linfocitos, fagocitos y anticuerpos comienzan a vencer al virus, la inteligencia innata utiliza células-T supresoras para señalar a los defensores que cesen en sus esfuerzos. Su cabeza se aclara, la nariz deja de gotear y se mantiene seca, usted puede volver a tragar sin esfuerzo otra vez. Todo esto sin la ayuda de medicación alguna.

¿NO ES ASOMBROSO?

¿QUÉ SON LOS MARCADORES GENÉTICOS?

Las células y químicos del sistema inmunológico trabajan juntos para proteger al organismo contra amenazas externas. **La inteligencia innata controla todos los sistemas corporales.** ¿Cómo se ocupa el sistema inmunológico de las amenazas que surgen desde adentro?

Cada día un adulto produce unos 300 mil millones de células nuevas. Generalmente éstas se dividen tal como deben hacerlo, pero algunas veces, **las subluxaciones vertebrales pueden sabotear las comunicaciones entre el cerebro y los tejidos** hasta tal punto que llegan a reordenar a los genes que regulan el crecimiento normal de las células y su diferenciación. Cuando esto sucede, esa célula en particular puede comenzar a dividirse incontrolablemente, multiplicándose y reuniéndose para formar una colonia de células mutantes, un tumor maligno.

Cuando una célula corporal se torna cancerosa, su membrana puede cambiar levemente, de manera que soporta marcadores de alguna forma diferentes a los del propio cuerpo. De ordinario, los agentes del sistema inmunológico reconocerán y reaccionarán a los nuevos marcadores, eliminando la célula mutante.

Yo estoy convencido de que la parte celular del sistema inmunológico ha sido desarrollada originariamente como un mecanismo de supervivencia para las células del cáncer. En el curso de nuestra vida, nuestros cuerpos desarrollan un sistema bastante refinado para reconocer sutiles diferencias entre lo que es propio y aquello que no lo es.

Esta es la razón por la cual el rechazo a un transplante es el precio que pagamos por poseer un sistema de supervivencia tan eficiente. Si un cirujano transplanta un parche de piel de una parte del cuerpo de un paciente hacia otra parte, el injerto generalmente es aceptado como propio. Pero si el cirujano intenta transplantar piel de un hermano a su hermana, el tejido prestado crece deformado, inflamado e irritado. Eventualmente, declina. Aunque el donante y el receptor sean consanguíneos, el parche se rechaza como ajeno por el sistema inmunológico de la inteligencia innata del cuerpo.

¿NO ES ASOMBROSO?

¿PODEMOS TENER UNA CONVERSACIÓN ÍNTIMA?

El sistema inmunológico funciona extraordinariamente bien en la mayoría de nosotros la mayor parte del tiempo. Cómo trabaja exactamente difiere de persona a persona. De todas maneras, **sabemos que el sistema inmunológico está controlado por la inteligencia innata del cuerpo** y que refleja la historia de vida y la individualidad de su propietario. Cómo se enfrenta cada persona con un desafío dado depende de muchos factores, especialmente de **la integridad del sistema nervioso y de que esté libre de subluxación.**

En general, el sistema inmunológico está sujeto a los ciclos perpetuos de cambios dentro del cuerpo. Es un sistema de equilibrio, de equilibrio dinámico, íntimamente conectado al sistema nervioso. La evidencia sugiere que las células inmunes por sí mismas envían mensajes al cerebro. Las células nerviosas y las inmunológicas parecen estar dedicadas a una conversación de ida y vuelta. Algunas células inmunológicas poseen receptores en sus membranas para los neuropéptidos, que son químicos producidos por el cerebro. Es por eso que es bueno tener la columna bien ajustada siempre.

Por lo general, estos sistemas funcionan con las demás células y tejidos corporales, manteniendo la estabilidad y el equilibrio interior, preservando nuestro más preciado bien: la salud.

¿NO ES ASOMBROSO?

¿CONOCE SU PIEL?

La piel es el órgano más extenso y uno de los más complejos del cuerpo. Extendida, cubrirá aproximadamente 6 metros cuadrados, cada 2,54 centímetros cuadrados de ella incluyen alrededor de noventa de vasos sanguíneos, seiscientos de nervios, treinta de glándulas sudoríparas y más de tres millones de células. Sin este traje espacial natural seríamos presa de toda clase de bacterias mortíferas y, de todos modos, pereceríamos rápidamente por la pérdida del calor corporal.

Su piel se compone de dos partes básicas. La superficial llamada epidermis, que es la que se raspa cuando usted se frota los nudillos o las rodillas. La siguiente capa debajo llamada dermis es donde se encuentran la mayoría de los vasos sanguíneos. Para que sangre, un corte debe ser lo suficientemente profundo como para alcanzar la dermis.

Hay también dos clases de glándulas en su piel. Las sudoríparas, (alrededor de 2.000.000) a través de las cuales usted transpira a fin de desechar el material líquido residual y mantenerse fresco a medida que el sudor se evapora en su piel. Las glándulas sebáceas impermeabilizan su piel, impidiendo que se seque demasiado. También mantienen su pelo suave y brillante.

Todas las funciones de la piel están directamente controladas por la inteligencia innata del cuerpo que utiliza al cerebro y al sistema nervioso para coordinarlas. Puesto que la piel desempeña un papel tan importante, es imperativo que el sistema nervioso esté libre de subluxaciones vertebrales todo el tiempo, puesto que interfieren el flujo de los impulsos mentales y así permiten que la piel y otras partes del cuerpo funcionen indebidamente y desarrollen síntomas (como picazón, enrojecimiento, sequedad) y enfermedades tales como eczemas, soriasis, caspa, acné y cáncer de piel.

Mediante la corrección de las subluxaciones vertebrales, el Quiropractor Tradicional permite una mejor expresión del potencial innato del cuerpo, con lo cual asegura un buen suministro nervioso a la piel y a todas las otras partes del cuerpo.

¿NO ES ASOMBROSO?

¿SABE MÁS ACERCA DE SU PIEL?

La piel siempre me ha fascinado en muchos sentidos. ¿Sabía usted que debajo de una "selva de vellos" el terreno de la piel palpita de vida? **2,54 centímetros cuadrados pueden sostener 650 glándulas sudoríparas, 20 vasos sanguíneos y más de 1.000 terminaciones nerviosas.**

En su parte más superficial o epidermis, una lámina de células muertas forma un escudo de queratina. Muchos microorganismos perecen en contacto con esta superficie, la cual está bañada en sudor salado y acidificada por una grasa aceitosa. Otros invasores microbianos caen a medida que las células superficiales se secan y se descaman. La piel que se pierde es reemplazada por una capa viviente de células basales que se dividen y mudan hacia la superficie.

La inteligencia innata del cuerpo utilizará las glándulas sebáceas para enviar hacia la superficie el sebo que lubrica la piel y el pelo. Para limitar los efectos dañinos del sol, los melanocitos inyectan células superficiales con el pigmento melanina. Es por esto que debemos ser prudentes con los baños de sol y usar nuestros conocimientos y ser sensibles. Mientras que la luz natural del sol es absolutamente necesaria para la síntesis apropiada de vitamina D a través de los rayos ultravioletas naturales del sol, el uso artificial de estos rayos puede ser muy dañino.

Más profundamente hacia abajo, la gruesa masa de tejido conectivo llamado dermis, y más abajo las capas de células grasas, actúan como absorbentes de choques, rellenando los tejidos internos del cuerpo de los golpes externos.

La inteligencia innata del cuerpo utiliza a los vasos sanguíneos para contribuir a regular la temperatura, ensanchándolos o estrechándolos, para liberar o conservar el calor. En los días fríos el músculo erector de la piel se contrae, causando así que los vellos se eleven. En los animales, su reacción atrapa una capa aislante de aire cálido cerca de la piel. En los humanos, esto solo se traduce en carne de gallina.

Serpenteando a través de este entorno hay un sistema de alarma compuesto de fibras nerviosas que culminan en terminaciones o bien libres o reunidas en corpúsculos. Esta red hormiguea en respuesta a contacto, presión, calor o frío, alertando al cerebro sobre el mundo exterior.

¿NO ES ASOMBROSO?

¿HACE CALOR O FRÍO?

Los sentidos del tacto, presión, frío, calor y dolor son llamados los sentidos cutáneos, de cutis, la palabra latina para "piel". La lengua tiene una alta densidad de estos receptores y un alto grado de sensibilidad. El centro de la espalda está más escasamente poblado de receptores, y muestra por lo tanto una respuesta menor. **Una persona ciega lee Braille con la punta de los dedos, no con los nudillos o el talón de la mano. Hay alrededor de 640.000 receptores cutáneos sensitivos distribuidos sobre la superficie del cuerpo.**

En todas las partes de la piel (y en algunos otros tejidos) hay un tipo de fibras receptoras conocidas como terminaciones nerviosas libres. Estas no poseen una estructura especializada que las englobe. Reaccionan a contactos y presiones más lentamente que otros receptores. Otro tipo, los corpúsculos de Meissner, son terminaciones nerviosas en las cuales las fibras están compartimentadas en cápsulas. Existen abundantemente en los bordes de la punta de los dedos (9.000 por cada seis centímetros cuadrados), en los labios, la punta de la lengua, la palma de las manos, la planta de los pies y los órganos genitales. Ellos responden y adaptan rápidamente, en milisegundos, aun con un leve roce. Los discos de Merkel transportan continuamente señales tales como presión sostenida. Se encuentran a lo largo de los bordes de la lengua y en algunas partes pilosas del cuerpo. El órgano al final del pelo responde a los levísimos movimientos de éste, aun antes de que algo toque la piel, por medio de las fibras nerviosas que envainan la base del pelo. Las terminaciones de los órganos de Ruffini, profundamente situados bajo la superficie de la piel, contienen muchas fibras ramificadas, terminales nerviosas encapsuladas que responden constantemente a presión continua y pesada. Otros receptores encapsulados, los corpúsculos de Pacini, se encuentran en los tejidos cercanos a las articulaciones, en las glándulas mamarias, en los genitales y en algunos tejidos profundos tales como las paredes intestinales. Debido a sus capas como de cebolla de tejido conectivo reaccionan a vibraciones y a cambios de presión en una fracción de segundo. Encontrar los receptores de frío y calor no ha sido fácil. Una vez, fueron buenos candidatos los bulbos terminales de Krause y el órgano terminal de Ruddine pero ya no. Los receptores de frío, examinados bajo microscopio, lucen igual que las terminaciones nerviosas libres.

¿NO ES ASOMBROSO?

¿CÓMO NOS VOLVEMOS MÁS Y MÁS GRANDES?

Alguna vez se ha preguntado: "¿cómo crezco y me desarrollo?" Las canciones infantiles hablan de azúcar y especias y todas cosas agradables, pero las niñitas, tales como las colitas de los perritos y los niñitos, están hechas de células. El cuerpo de un humano adulto está compuesto de más de 70.000 trillones de células, todas ellas derivadas de una sola: el óvulo fertilizado.

El crecimiento incluye tanto un incremento en el tamaño de las células existentes como la creación de otras nuevas mediante división celular. Ambos procesos están activos a lo largo de toda la vida, pero uno tiende a dominar en algún estado dado del desarrollo.

El crecimiento no es una simple historia de células volviéndose más y más grandes. Ellas no pueden hacerlo. **Existe un límite físico a su tamaño.** Muchas células tienen forma de pelota. A medida que una célula se agranda, su volumen aumenta a un ritmo mayor que el área de su superficie. Dado que todos los materiales necesarios para que la célula pueda llevar a cabo su actividad deben cruzar la membrana de la superficie, su área de extensión limitará en última instancia cuánto pueda absorber. Algunas células superan esta restricción a su tamaño ya sea alterando su forma a una más alargada, como una célula nerviosa, o a una forma aplanada, como una célula de la piel, o mediante el uso de proyecciones como vellosidades para incrementar la absorción, tal como lo hacen las células intestinales. Estas adaptaciones permiten a la célula incrementar su área superficial sin aumentar su volumen.

¿NO ES ASOMBROSO?

¿HAY REALMENTE ACELERACIONES EN EL CRECIMIENTO?

Algunas partes del cuerpo crecen más rápidamente que otras, lo que explica por qué las proporciones de un bebé son muy diferentes a las de un adulto. La cabeza de un recién nacido constituye un cuarto de la longitud total de su cuerpo; el cerebro es relativamente grande y bien desarrollado. Por contraste, la cabeza de un adulto ocupa menos de una séptima parte de la longitud total de su cuerpo. Las piernas de un bebé son de alrededor de un tercio de su longitud, mientras que las de un adulto ocupan la mitad del largo total de su cuerpo.

No crecemos a un ritmo constante. El ritmo más rápido ocurre antes del nacimiento, cuando en el espacio de nueve meses, el feto incrementa su peso unos 2,4 billones de veces. Después del nacimiento, hay dos aceleraciones en el crecimiento; una en los dos primeros años y nuevamente en la pubertad, están separados por un ritmo mucho más lento y constante, en el cual la altura crece a un promedio de cinco a siete centímetros y medio por año y aumentos de peso de alrededor de dos o tres kilogramos. Para su primer cumpleaños, los bebés generalmente pesan tres veces más que al momento de nacer y han crecido en altura un 50 por ciento. Los adolescentes pueden crecer de diez a quince centímetros por año.

Debemos notar que el crecimiento está en buena parte bajo el control de **la inteligencia innata** del cuerpo.

¿NO ES ASOMBROSO?

¿CONOCE USTED SU SISTEMA LOCOMOTOR?
¿FUSIÓN DE HUESOS O HUESOS FUSIONADOS?

Hasta la adultez los huesos largos, huesos alargados de los dedos de las manos, los brazos, las piernas y las caderas crecen rápidamente mediante la expansión de cada extremo. Estos centros de crecimiento contienen células cartilaginosas que forman capa sobre capa de tejido óseo nuevo. Una vez que las células cartilaginosas cesan de dividirse, los centros de crecimiento se endurecen a hueso marcando el fin del crecimiento en esa región. La mayoría de los centros de crecimiento, tales como los del fémur y la tibia, se han osificado alrededor de los 17 o 20 años. El esternón es uno de los últimos en dejar de crecer, alrededor de los 25 años.

Para el momento en que usted crece desde la niñez a la adultez, tendrá alrededor de 144 huesos menos: **la inteligencia innata del cuerpo se asegura de que los cerca de 350 huesos del recién nacido gradualmente se vayan fusionando en aproximadamente 206 huesos en el esqueleto de un adulto.** El número de huesos varía ya que algunas personas tienen un par de costillas extra o menos vértebras en la columna, etc.

¿Cuál es la causa de que dejemos de crecer cuando hemos alcanzado menos de la tercera parte de nuestra esperanza de vida? Especies acuáticas tales como moluscos, crustáceos y algunos peces crecen indefinidamente. Una almeja gigante pesa unos 270 kilogramos y puede llegar a tener 100 años; un calamar gigante puede crecer hasta 15 metros; se ha informado acerca de una tortuga gigante de 1270 kilogramos. La razón más importante de este crecimiento es que el agua ayuda a soportar el peso. Pero las criaturas terrestres deben soportar el peso de sus huesos por sí mismas, por lo cual su inteligencia innata ha desarrollado maneras de limitar su tamaño.

¿NO ES ASOMBROSO?

¿CONOCE USTED SU SISTEMA HORMONAL?
¿ES UN EFECTO DOMINÓ?

La inteligencia innata del cuerpo coordina las funciones endocrinas y permite la secreción de hormonas para controlar la velocidad de nuestro crecimiento. Diseminadas a lo largo del cuerpo como islas diminutas, las glándulas endocrinas afectan todos los aspectos de nuestro crecimiento, de nuestro desarrollo físico y mental, reproducción y reparación celular. Las glándulas endocrinas actúan sobre órganos o en cierto tipo de tejidos localizados en otras partes del cuerpo mediante la liberación de hormonas, o reguladores químicos, dentro de la corriente sanguínea. Estas hormonas entran en contacto con todas las células, pero solamente cierto tipo de éstas, llamadas células objetivo, responderán a cualquier hormona dada. **Una vez que las moléculas hormonales se unen a las proteínas-receptoras en las células objetivo las hormonas desencadenan una serie de reacciones, causando reacciones químicas específicas a fin de acelerarlas o retrasarlas.**

Dos mecanismos diferentes retransmiten **la información** traída por las hormonas a las células-objetivo. Algunas hormonas penetran en la célula y se unen a la proteína-receptora en el citoplasma, una sustancia gelatinosa que recubre al núcleo. Juntos, la hormona y el receptor se mueven hacia el núcleo, se unen al cromosoma, y provocan que la célula sintetice ciertas proteínas. Otras hormonas no penetran en la célula de ningún modo. Se unen a las proteínas-receptoras en la superficie celular y disparan la liberación un segundo mensajero en el citoplasma. Es este compuesto el que luego inicia la respuesta celular a las hormonas.

¿NO ES ASOMBROSO?

¿LAS HORMONAS TIENEN UNA HABITACIÓN INTERIOR?

Antes del comienzo de la pubertad, las hormonas juegan un papel importante en la regulación del crecimiento. La hormona del crecimiento, la somatotropina, es usada por la inteligencia innata como la sustancia principal para controlar la altura. Es una de las varias hormonas secretadas por la glándula pituitaria que está suspendida en la base del cerebro, justo por encima del paladar. La somatotropina estimula el crecimiento de huesos y músculos, mantiene el ritmo normal de la síntesis proteínica en todas las células del cuerpo y acelera la liberación de las grasas como una fuente de energía para el crecimiento. La pituitaria también libera la hormona que estimula la tiroides cada vez que **la inteligencia innata se lo ordena.** Este químico hace que la glándula tiroides, ubicada como una corbata de moño rosada sobre la tráquea, secrete hormonas que influencian en el metabolismo general, especialmente el crecimiento del cerebro, huesos y dientes.

Es tentador referirnos a la pituitaria como la glándula dominante porque se utiliza para regular la liberación de hormonas desde otras glándulas. Pero la pituitaria en realidad está controlada por una región situada en la parte media-inferior del cerebro conocida como hipotálamo (del griego, "bajo la habitación interior"). Un grupo especial de vasos sanguíneos conecta a estas dos glándulas y lleva mensajes de una a otra. La inteligencia innata del cuerpo usa al hipotálamo para liberar químicos que descienden poco menos de un centímetro hacia la pituitaria y le indican que secrete sus hormonas. Cuando las hormonas de otras glándulas llegan a un nivel alto en la corriente sanguínea, envía un mensaje al hipotálamo para que cese de liberar químicos. Esto a su vez lentifica la liberación de hormonas de la pituitaria.

¿NO ES ASOMBROSO?

SISTEMA NERVIOSO CENTRAL ¿QUÉ CLASE DE TRANSMISIÓN?

Transmisión (trans misión) 1. Enviar hacia, pasar, pasar por, pasar a través de. 2. Algo transmitido. 3a. Parte de un automóvil que transmite energía desde el motor hacia el eje trasero o a veces hacia el delantero. 3b. Conjunto de marchas que determinan la relativa velocidad. 4. Pasaje a través de un espacio de ondas electromagnéticas de una estación transmisora a una o unas receptora/s. (Diccionario Mundial Enciclopédico, volumen 2, 1964, pp. 2072)

El cerebro envía impulsos, transmite mensajes, pasa una fuerza creada a todos los órganos, células y tejidos del cuerpo. En esencia, el cerebro es el centro de la inteligencia innata que gobierna el estado y las acciones de cada célula individual del cuerpo. Suena grandioso, ¿no es así? Sin embargo, puede haber un problema; podría haber interferencia en la transmisión de los impulsos a través del sistema de transporte del cuerpo (los pasajes nerviosos, por supuesto). Esta interferencia en la transmisión da como resultado una disfunción o mal-estar (carencia de bienestar).

Póngase usted mismo en primera marcha; comprenda que su cerebro es el centro de las operaciones corporales, de ahí el nombre de "Sistema Nervioso Central", tal como lo conocemos. Su cerebro es el jefe. Fue el primer órgano en aparecer después de la concepción. Controló cada aspecto del desarrollo de su cuerpo, y al día de hoy ordena toda función, ¡aun aquellas que usted no conoce! El cuerpo tiene (gracias al cerebro) la capacidad de enfrentar infecciones y de tratar y curar enfermedades. ¡Qué invento maravilloso! ¿Quién puede superarlo? ¿Quiere intentarlo?

¿NO ES ASOMBROSO?

¿QUÉ SON LAS TRANSMISIONES EFERENTES?

Eferente significa "desde la célula cerebral hacia la célula tisular", **por lo tanto suponemos que la transmsión eferente es el pasaje de impulsos químico-eléctricos desde las células cerebrales a las células de los tejidos corporales.**

Como centro de la inteligencia innata, el cerebro crea una imagen mental, la transforma en energía y la distribuye por medio del sistema nervioso a las células de tejidos específicos. El cerebro, con su habilidad para crear energía, les permite a las células tisulares que reciben el impulso ser inteligentes. De esta manera, tenemos expresión, función o movimiento coordinado como resultado de la transmisión eferente.

Así, esta es la unión entre la inteligencia y la materia, materia con el significado de cualquier célula o grupo de células tisulares. Sin inteligencia, la materia no puede ser funcional. En otras palabras, **sin transmsión eferente, la vida dejaría de existir.** La habilidad creativa de la inteligencia innata no tiene límites; sin embargo, nuestra limitada percepción ciertamente pone límites a nuestra capacidad para pensar.

¿NO ES ASOMBROSO?

¿QUÉ SON LAS TRANSMISIONES AFERENTES?

Aferente significa "desde la célula tisular a la célula cerebral" y por lo tanto la transmisión aferente es el envío de impulsos desde las células tisulares de la periferia (o región exterior) del cuerpo hacia las células cerebrales en el centro.

De esta manera, cada célula tisular mantiene una comunicación con el cerebro mediante el proceso de la transmisión aferente. Esta recepción y reunión de información por parte del cerebro permite a las células cerebrales llevar a cabo funciones tales como sensación, interpretación e impresión. La transmisión aferente es el medio por el cual el cerebro interpreta visión, olfato, tacto, dolor, etc.

En el encuentro de la energía transmitida con las células cerebrales, **la inteligencia innata** cambia la energía a energía mental. **Sin la transmisión aferente, el cerebro no sabe lo que ocurre en las células tisulares. Por lo tanto, sin transmisión aferente, no hay sensación. No hay vista. No hay sensación.** No hay medio por el cual el cerebro pueda monitorear la respuesta de los órganos y tejidos del cuerpo.

¿NO ES ASOMBROSO?

TRANSMISIONES AFERENTES Y EFERENTES ¿POR QUÉ TAN IMPORTANTES?

Imagine que recién ha terminado de dejar correr el agua caliente para un baño de inmersión relajante. Ahora está listo para saltar dentro de la bañera. Usted sabe que desea levantar una de sus piernas para dejarla caer dentro de la bañera, y por lo tanto su cerebro crea una imagen mental y la transforma en energía, enviando un mensaje a sus células tisulares para que su pierna se eleve, dándole vida y movimiento de manera que usted pueda levantar su pierna y luego bajarla. El resultado es un movimiento coordinado.

Volvamos a su baño. Usted ha puesto su pie dentro de la bañera, pero… ¡caramba! ¡El agua está que quema! Los nervios aferentes están enviando impulsos al cerebro indicándole que el agua está demasiado caliente. Aún antes de que usted tenga la oportunidad de decir ¡AY!, su cerebro ha creado otra imagen mental, la transformó en energía, y envió un mensaje por medio de los nervios eferentes, una vez más permitiendo que su pie sea levantado para retirarlo del agua caliente con rapidez.

Sin transmisión eferente, usted no habría sido capaz de levantar su pierna en primer lugar. Y sin transmisión aferente, su cerebro no habría recibido mensajes acerca de que la temperatura del agua estaba demasiado caliente, y por lo tanto no habría enviado mensajes para que usted saque el pie del agua. El resultado hubiera sido una quemadura en la piel.

¿NO ES ASOMBROSO?

¿LAS TRANSMISIONES SON OBSTACULIZADAS EN EL CAMINO?

Recientemente hemos hablado acerca de transmisiones, qué significan, qué hacen, y cómo afectan a nuestros cuerpos. El cerebro es la herramienta que usa **la inteligencia innata** dentro de nuestros cuerpos. Por medio de los nervios eferentes, el cerebro le da vida al cuerpo. Y por medio de los aferentes, el cerebro mantiene comunicación con aquellas células a las que le ha dado vida, monitoreándolas, por así decirlo.

Por lo tanto todo está bien, ¿correcto? ¡INCORRECTO! La columna vertebral es la estructura ósea que protege a la médula espinal. Entre cada segmento, los nervios se ramifican desde la médula espinal para enviar impulsos eléctricos a todos los tejidos y órganos del cuerpo. Sin embargo, si uno o más de estos segmentos está desplazado, hay presión en un nervio y por lo tanto hay una interferencia en la transmisión de los impulsos eléctricos dentro del cuerpo. **Esto significa que la inteligencia innata se ha encontrado con un obstáculo en el camino y no puede enviar vida a todos los órganos y tejidos del cuerpo.**
Esta condición se llama subluxación. Desafortunadamente, nuestros cuerpos son muy susceptibles a las subluxaciones. Son causadas por cualquier forma de estrés: físico, químico, emocional y pueden llevar a cualquier tipo de dolencia o desorden. Por ejemplo: una caída o un latigazo sufrido en un accidente automovilístico, ingesta de químicos sin prescripción médica o recetados, alcohol, presión alta, pequeños golpes sufridos cuando niño, o aún en el mismo parto pueden causar subluxaciones que pueden llevar a serias enfermedades más tarde en la vida.

Por lo tanto, ¿Qué hace usted para eliminar o disminuir la posibilidad de una enfermedad debida a una interferencia en los nervios espinales? Es fácil… ¡haga revisar su columna periódicamente por un Quiropractor Tradicional!

¿NO ES ASOMBROSO?

¿PUEDE MOSTRARME UNA SUBLUXACIÓN?

Como se afirmó previamente, los ciclos son la base de nuestra existencia. La interferencia a los ciclos puede causar desorden, disfunción, enfermedad y muerte. El único factor de interferencia dentro de nuestros cuerpos que puede llevar a serias consecuencias todo el tiempo es una subluxación.

Por definición una subluxación es el movimiento de un hueso de la columna (llamado vértebra) fuera de su posición adecuada, de manera que hace presión en un nervio, y por lo tanto interfiere con el flujo normal de los impulsos que van por la médula hacia y desde todos los órganos y tejidos del cuerpo.

Desde el momento en que ocurre **una subluxación** disminuye la capacidad de un órgano de funcionar a su pleno potencial. Qué órgano que es el afectado depende de cuál nervio es el "pellizcado". Por ejemplo, **si se pinza un nervio que va hacia el estómago, éste, al no recibir las señales apropiadas desde el cerebro, puede producir ácidos digestivos en mayor cantidad de lo normal. Lo cual puede ser insignificante al principio, pero después de un número de años esta sobreproducción probablemente causará el desarrollo de una úlcera.** Pueden hacerse comparaciones similares con todos los otros órganos y nervios del cuerpo.

Muchas personas que tienen subluxaciones no lo saben. Esto se debe a que las subluxaciones no son dolorosas, y usted puede no notarlo a menos que haga examinar su columna. De ahí la importancia de un control regular de su columna.

Sabiendo que los huesos de su columna están alineados adecuadamente sin interferencia nerviosa su mente estará en calma y usted recibirá los beneficios de un suministro nervioso máximo a todos los órganos de su cuerpo.

¿NO ES ASOMBROSO?

¿CONOCE SU ESTÓMAGO?

Uno de los grandes misterios de su cuerpo es cómo es que su **inteligencia innata** es capaz de producir ácido clorhídrico desde el estómago… un ácido mineral que es tan fuerte que una gota sobre su mano hará aparecer una ampolla dolorosa… ¡sin dañar su estómago!

La respuesta, naturalmente, es que ese es el modo en que fue creada la humanidad. Las células de su revestimiento estomacal producen millones de escamas resistentes y delgadas de mucosidad que cubren sus paredes interiores tal como las tejas cubren el techo de una casa. Este recubrimiento se reemplaza cada cinco días debido al poderoso ácido y de otros dos químicos, pepsina y renina, que son necesarios para ayudar a procesar el alimento ingerido de modo que adquiera una consistencia digerible para su intestino.

El estómago puede almacenar hasta un poco más de setenta y cinco centímetros cúbicos de alimentos, aunque esta capacidad varía según las diferentes personas. La gente primitiva era capaz de ingerir enormes cantidades de comida porque ellos nunca estaban seguros de cuando comerían nuevamente. Pero no lo intente… podría sentirse muy incómodo.

Cada día su estómago produce tanto como seis litros de jugos gástricos para facilitar la digestión. Usted digiere una comida en un tiempo aproximado de una a siete horas, dependiendo de qué y cuánto coma. Cuando su estómago está vacío, sus músculos se contraen rítmicamente. Estos son los "retortijones de hambre" que usted siente. Cuando está colmado, se contrae fuertemente tres veces por minuto. Esto ayuda a romper la comida e impulsarla hacia una válvula en la parte baja de su estómago llamada píloro.

Las preocupaciones, o el ejercicio pesado inmediatamente después de las comidas demoran su digestión. Si se vuelve demasiado lenta, las bacterias y la flora intestinal causarán la fermentación de la comida. Esto lo hará sentir incómodo. El enojo hace que su estómago se vuelva rojo y ardiente y que se agite vigorosamente… un susto lo inmovilizará, dándole a usted la sensación de "mariposas en su estómago".

En 70 años, su estómago producirá alrededor de 200.000 litros de jugo digestivo… ¡Habrá digerido unas 40 toneladas de comida! Usted puede ayudar a su estómago a hacer su trabajo eficientemente comiendo apropiadamente y asegurándose de que el suministro nervioso de su estómago esté libre de subluxaciones vertebrales.

¿Sabía usted que todas estas asombrosas funciones de su estómago se están produciendo en este momento sin que usted se dé cuenta? No tiene que saber exactamente cuánto jugo gástrico o ácido clorhídrico debe producir para digerir el desayuno de esta mañana…

Está controlado directamente por la inteligencia innata de su cuerpo a través del uso de su cerebro y su sistema nervioso. Por supuesto, si usted tiene una subluxación vertebral bloqueando los impulsos mentales que viajan a través de su sistema nervioso, puede desarrollar una dis-función en su estómago. Esto puede conducir a una sobre-producción de ácido clorhídrico y al tiempo, irritar las paredes de su estómago y producir una úlcera o aún cáncer.

El Quiropractor Tradicional, al corregir las subluxaciones vertebrales, asegura un abastecimiento nervioso apropiado a su estómago y a todas las partes de su cuerpo. El resultado es una mejor expresión de su potencial innato.

¿NO ES ASOMBROSO?

EL SISTEMA RESPIRATORIO ¿CONOCE SUS PULMONES?

Cada día su cuerpo usa alrededor de 340 litros de oxígeno puro. A fin de separar este gas del aire, la inteligencia innata de su cuerpo utiliza los pulmones.

¡Los pulmones contienen medio billón de delgados sacos de aire con un área de 80 a 90 kilómetros cuadrados de superficie! Las paredes de los sacos y de los vasos sanguíneos que serpentean una y otra vez alrededor de cada uno configuran una célula densa. Las moléculas de oxígeno dejan el aire en los sacos y pasan directamente a través de estas dos paredes de una célula a la sangre. Al mismo tiempo, las moléculas de dióxido de carbono (de las cuales su cuerpo debe deshacerse) van desde la sangre hasta los sacos de aire y son exhaladas con la respiración. Este proceso se llama difusión.

Con cada respiración que usted inhala, usted respira desde **10 hasta la potencia de 22 átomos físicos que se volverán parte de su cerebro, riñones, bazo, vesícula biliar, etc... Este es un número astronómico de átomos. Cada vez que usted exhala, espira de 10 hasta la potencia de 22 átomos físicos también, con lo cual se deshace también de partes de su cerebro, bazo, corazón, hígado, etc... de modo que, literalmente, respiramos cada una de las otras partes del cuerpo.** Estamos interconectados más íntimamente de lo que pensamos, tanto física como fisiológicamente.

Si el aire que respira llegara a sus pulmones sin ser filtrado, usted no viviría mucho. Sus pulmones pronto se bloquearían con el polvo porque con cada respiración que toma, inhala polvo. Y ese polvo se encuentra cargado con materiales tóxicos. Pero para prevenir esto, usted también posee un magnífico sistema de filtración en el cual las lágrimas, la mucosidad y el fino vello juegan su papel.

Este sistema también previene que sus pulmones se quemen con el aire caliente, o se congelen con el aire frío. Cuando el clima está frío la inteligencia innata del cuerpo calienta el aire. Cuando el clima está cálido enfría el aire a medida que pasa hacia los pulmones.

Las lágrimas brotan a través de conductos especiales desde sus ojos a su nariz. Son muy importantes porque ayudan a humedecer y purificar el aire que usted respira. Además, contienen una sustancia que mata a los gérmenes, llamada "lisosima".

Nuevamente, vemos la importancia de mantener un buen suministro nervioso a los pulmones, puesto que **la inteligencia innata del cuerpo utiliza el cerebro y el sistema nervioso para controlar y coordinar el sistema respiratorio.** Si los pulmones no reciben la cantidad adecuada de energía desde el cerebro, no funcionarán bien y eventualmente podrían desarrollar síntomas (tales como respiración rápida o lenta o dolorosa) y enfermedades (tales como asma, tuberculosis, infección respiratoria de las vías superiores, bronquitis, cáncer)

El Quiropractor Tradicional corrige las subluxaciones vertebrales del sistema nervioso para asegurar una mejor expresión de su potencial innato, lo cual permite que la cantidad adecuada de energía fluya desde su cerebro a su sistema respiratorio y demás partes de su cuerpo.

¿NO ES ASOMBROSO?

¿CONOCE USTED SUS MÚSCULOS?

Los músculos son como fuertes cables de acero. Cada músculo está compuesto de células largas y delgadas envueltas en pequeños haces. Los haces pequeños forman otros mayores, y los haces mayores a su vez conforman un músculo.

Usted tiene tres tipos de músculos:

1. Voluntarios (o estriados), Se mueven cuando usted quiere que lo hagan.

2. Lisos. Ellos hace su trabajo sin que usted los dirija (por ejemplo, los de su estómago).

3. Músculo del corazón. Tiene más energía de reserva que otros músculos y está compuesto por células con forma de delgados listones.

¡Hay más de 800 músculos en su cuerpo! Muchos músculos trabajan juntos en equipo… Más de 200 funcionan juntos para que un hombre pueda levantar pesas… ¡31 se usan en su rostro cuando tensa y aprieta sus mandíbulas!

Algunos músculos tienen fibras rojas y blancas. Las fibras rojas trabajan más lentamente que las blancas, pero pueden hacerlo por más tiempo. Las fibras blancas proveen ráfagas de velocidad. ¡Los músculos de las alas de un colibrí se mueven a una velocidad de más de 100 veces por segundo! Aún cuando usted no se esté moviendo docenas de sus músculos están trabajando. Por ejemplo, los de su cuello sostienen su cabeza erguida. Cuando usted se queda dormido, los músculos de su cuello se relajan.

Los músculos usan oxígeno, azúcar y ácidos grasos como combustible. Liberan calor para mantenerlo templado. Cuando usted corre rápidamente liberan tanto calor que usted transpira para refrescarse. En un clima frío sus músculos "tiritan" para generar más calor. A medida que los músculos trabajan utilizan gran cantidad de combustible de la sangre. Si usted respira más rápido su corazón bombea a mayor velocidad para aportar más oxígeno y eliminar desechos pero, después de un tiempo, la sangre no puede mantener ese ritmo. Usted se siente cansado y debe descansar hasta que el combustible sea reemplazado en sus músculos y todos los desechos hayan sido eliminados. A menos que usted use sus músculos regularmente y tenga un buen suministro nervioso para ellos, se vuelven débiles. Haga algún trabajo físico, ejercítese cada día y mantenga su sistema nervioso libre de subluxaciones vertebrales para mantenerse en forma.

No podemos dejar de enfatizar suficientemente la importancia de un buen suministro nervioso, especialmente en lo que se refiere a sus músculos. Si los músculos no reciben la cantidad y calidad apropiadas de impulsos mentales eventualmente se atrofiarán, se volverán espásticos, temblarán y hasta se paralizarán.

El Quiropractor Tradicional corrige las subluxaciones vertebrales que interfieren con el fluido apropiado de la energía nerviosa. Esto permite una mejor expresión del potencial innato del cuerpo, y de esa manera asegura a los músculos y a las demás partes una función correcta.

¿NO ES ASOMBROSO?

¿CONOCE USTED SUS CÉLULAS?

Como cualquier otro ser viviente, usted comenzó su vida como una célula. Esta única célula se formó de un óvulo de su madre y un espermatozoide de su padre y creció, se dividió y se multiplicó en los cuatrillones de células que forman su cuerpo.

Sus células tienen mucha formas y tamaños. ¡4.000 células del mismo tamaño puestas lado a lado formarían una línea de solamente 2,5 centímetros de largo! Cuando usted era un bebé creció con mucha rapidez porque sus células se multiplicaban velozmente. Gradualmente su ritmo de crecimiento comenzó a descender. Entre los 9 y 11 años de edad comenzó a acelerar nuevamente su crecimiento durante tres o cuatro años. Después de los 20 se volvió más pesado pero no más alto.

Las niñas generalmente crecen con mayor rapidez que los niños hasta que tienen alrededor de 15 años. Luego disminuyen el ritmo mientras los niños siguen creciendo. Niños y niñas por muchas generaciones han estado aumentando su tamaño. Muchos de ustedes son hoy más altos que los caballeros de antaño.

Sus células toman alimento y oxígeno y expelen desechos. Tienen la habilidad de excretar, ser productivas y reproducirse a si mismas. Las células que han completado su ciclo vital son reemplazadas por células nuevas… este proceso se llama regeneración. Básicamente cada año su cuerpo se renueva a sí mismo. Por ejemplo, **las células del corazón viven alrededor de 90 días. Los glóbulos rojos, 120 días. Las células hepáticas, 300 días. Las células de las paredes del estómago, 5 días. Incluso el ADN que contiene millones de años de información genética es diferente cada seis semanas. La inteligencia innata del cuerpo renueva nuestras células a un ritmo de 500.000.000 por día. En realidad cambiamos nuestros cuerpos más rápidamente de lo que nos cambiamos de ropa.**

Pero células nuevas no significa células saludables. Para que la inteligencia innata del cuerpo pueda regenerar células nuevas, saludables, el cuerpo debe estar libre de subluxaciones vertebrales, puesto que el cerebro y el sistema nervioso coordinan a todas las células del cuerpo. Por lo tanto, es vitalmente importante que usted controle si su cuerpo tiene alguna subluxación vertebral que interfiera con el flujo normal de los impulsos mentales. Si no lo hace, hay posibilidades de que su cuerpo regenere células anormales y cuando tenga muchas células anormales en un órgano o glándula puede, con el tiempo, funcionar mal y deteriorarse.

Cuando se corrigen las subluxaciones vertebrales el proceso natural de reemplazo celular permite a su cuerpo expresar más de su potencial innato.

¿NO ES ASOMBROSO?

¿ES DIVISIÓN O MULTIPLICACIÓN?

Sin división celular, el crecimiento adicional de tejidos estaría impedido por la limitación del tamaño de cada célula. En el proceso de división celular llamado mitosis, cada nueva célula hija crece hasta el tamaño de su madre. Estas nuevas células, más de 200.000.000 son creadas en su cuerpo a cada minuto, reemplazando a las dañadas o desgastadas. Las células viejas, dañadas, se autodestruyen mediante la liberación de una poderosa enzima que digiere la célula desde su interior. **La inteligencia innata del cuerpo controla todas estas funciones mediante el uso del sistema nervioso central como herramienta para enviar mensajes e instrucciones.**

El tiempo que le toma a una célula completar su ciclo, desde su crecimiento hasta su división, varía enormemente. Puede tomarle tan poco tiempo como unas pocas horas o puede durar tanto como la vida del cuerpo. Algunas células de la piel viven alrededor de 8 horas; las que recubren las paredes del intestino, un día y medio; las del corazón, alrededor de 90 días; los glóbulos rojos unos 120 días, mientras que las células sanas de músculos y nervios duran toda la vida.

¿NO ES ASOMBROSO?

¿CUÁLES SON LOS SECRETOS DE LA CÉLULA HUMANA?

Cada ser humano comienza su vida como una única célula, un óvulo fertilizado, y para el tiempo en que se alcanza la adultez, su cuerpo está formado por alrededor de 40.000 trillones de células. La célula es el componente fundamental de todos los seres vivientes. Como las células se deterioran, la gente envejece, y puesto que las células fallan, el rendimiento humano decrece. Si la organización celular fuese mejor comprendida, las personas podrían vivir más y alcanzar mejor rendimiento a lo largo de toda su vida.

Los científicos descubrieron hace trescientos años que los seres vivos contienen células, pero solamente en las últimas cinco décadas comenzaron a desentrañar el enigma de cómo funcionan. Ellos saben unas pocas cuestiones fundamentales: cada célula adulta (excepto el óvulo y el espermatozoide) contiene el mismo conjunto de genes que la célula original. Aún así, las células tienen variadas formas, tamaños y funciones: delgadas células nerviosas, de más de 90 centímetros de largo y décimas de milímetro de ancho, transmiten impulsos entre las células del cuerpo y las del cerebro, mientras que los glóbulos rojos, esculpidos como fichas de póquer, y 3/10.000 de pulgada de diámetro, transportan vida llevando oxígeno a todo el cuerpo. Sin embargo, los investigadores permanecen todavía desconcertados por la inteligencia innata del cuerpo que utiliza mecanismos químicos que permiten a ciertos genes en particular de diferentes células "encenderse" o "apagarse" y funcionar de manera distinta según las diferentes circunstancias.

Cada una de estos cuatrillones de células funciona como una ciudad amurallada. Plantas de energía generan la potencia de las células. Fábricas producen proteínas, unidades vitales del intercambio químico. Un complejo sistema de transporte guía a químicos específicos de un punto a otro dentro de las células y más allá. Centinelas en las barricadas controlan el mercado de exportación e importación, y monitorean el mundo exterior en busca de señales de peligro. Ejércitos biológicamente disciplinados permanecen alerta para enfrentar a los invasores. Un gobierno genéticamente centralizado mantiene el orden. **Una inteligencia innata dirige trillones de operaciones a cada momento.**

Sin embargo, tal como las instituciones políticas, las células ocasionalmente se equivocan. Los sistemas de reciclado pueden averiarse, recargando a las células con sus propios desechos tóxicos. Confundidas por la información errónea, las fábricas interiores pueden agregar demasiados químicos a un suministro ya de por sí abundante y eventualmente inundar todo el cuerpo. Una ruptura en la comunicación entre el núcleo de las células y sus partes externas puede producir un crecimiento descontrolado de los tejidos. Una interferencia en el sistema nervioso priva al cuerpo de expresar su propio potencial innato y de ese modo permite que ocurra cualquiera de los inconvenientes señalados más arriba y aún otros. Incluso si operan sin inconvenientes, las células normales eventualmente sucumben al envejecimiento… el proceso de decadencia biológico altera las células y mata los organismos que forman las unidades básicas.

Las células humanas y sus organelos o partes interiores aún guardan muchos secretos. **Los científicos desean saber por sobre todo qué mecanismo causa el proceso conocido como "regulación celular", porqué ciertas células del páncreas producen insulina, otras proveen energía a los músculos y aun otras atienden a las miles de necesidades restantes del cuerpo. ¿Cómo coopera la cubierta exterior de la membrana celular con los genes para repeler invasores mientras atiende al suministro químico y alimenticio necesario para trasladarse? ¿Qué controla el modo en que los genes transmiten sus instrucciones para crear químicos vitales en las "fábricas" de las células** o ribosomas?

Cada respuesta parece representar una pregunta nueva, más compleja acerca de la célula. Parece ser un campo infinito…estamos solo al comienzo, pero entonces, siempre estaremos al comienzo. Si nada es seguro en el diminuto y misterioso mundo celular, significa que la célula humana nunca entregará todos sus secretos a la mente humana. **Solamente la inteligencia innata del cuerpo sabe todo lo que hay que saber acerca de la célula humana, y eso es suficiente para siga el curso de la vida.**

¿NO ES ASOMBROSO?

¿CONOCE USTED LA QUÍMICA DE SU CUERPO?

Normalmente pensamos en el medio **ambiente humano** en términos de clima y estaciones, ciudades y pueblos, familia y amigos. Pero el verdadero medio ambiente no es ninguna de estas cosas. En cambio, **es una solución de agua salada templada dentro del cuerpo que contiene sodio, calcio y potasio, magnesio y fosfato, y un cierto número de otros ingredientes. Esta solución baña y nutre cada una de las células del cuerpo humano, y de este modo forma su más cercano y vital medio ambiente, que está bajo el directo control de la inteligencia innata del cuerpo.**

Cerca del 70% del peso del cuerpo es agua y más de la mitad está contenida en el interior de las células. La mayor parte del remanente es un baño que rodea a las células. Una fracción de ella forma la parte líquida de la sangre. Puesto que la sangre corre a través de pequeños capilares que pasan cerca de cada célula, una parte del líquido se esparce, llevando nutrientes al baño celular para proveer a la célula de los materiales que necesita para vivir. Al mismo tiempo una porción del baño que contiene productos de desecho de las células es volcado a la corriente sanguínea y va a los riñones, donde es purificado.

La composición de este baño celular es tan importante que muchos de los órganos mayores del cuerpo se ocupan principalmente de asegurar la adecuada proporción de sus ingredientes, entre ellos los pulmones que respiran, el corazón que bombea y los riñones que filtran, y grandes áreas del cerebro inferior.

La necesidad de toda esta precisa regulación se explica por los alarmantes desórdenes que pueden resultar (particularmente en el sistema inmunológico) si solamente uno de estos ingredientes no cumple sus funciones. La inteligencia innata del cuerpo usa al tallo cerebral y al sistema nervioso para regular la química corporal. Cuando las subluxaciones vertebrales interfieren con la correcta transmisión de los impulsos mentales en el interior del sistema nervioso del cuerpo, la regulación de la química corporal se desequilibra.

El Quiropractor Tradicional corrige las subluxaciones vertebrales y así le permite al cuerpo expresar mejor su potencial innato. Como resultado el sistema nervioso puede detectar los desequilibrios con tal rapidez que son corregidos en cuanto ocurren. Y esto se logra mediante un ingenioso conjunto de monitores y dispositivos sensores y es la interrelación y la integración de todos estos factores (impulsos nerviosos, monitores sensibles, receptores y órganos reguladores) lo que produce el más preciso y sutil equilibrio en su química corporal tan necesario para que su cuerpo funcione adecuadamente.

¿NO ES ASOMBROSO?

¿PENSANDO EN IR AL SUR?

En una noche iluminada por la luna en la isla Ascensión, una tortuga marina verde desembarca en la orilla luego de ocho semanas de batallar en las corrientes del Atlántico Sur en una odisea de 2.000 kilómetros desde Brasil. La tortuga gigante avanza pesadamente por la extensión de la playa donde nació, deja sus huevos a 90 centímetros de profundidad en la arena y unas pocas horas después comienza a remar de regreso a América del Sur. En dos meses, las crías sentirán la misma urgencia biológica de migrar, y comenzarán su propio viaje a Brasil. Algunas veces, entre 8 y 35 años más tarde, esta nueva generación retornará a Ascensión, continuando con un ciclo que ha existido por siglos.

La migración animal sigue siendo uno de grandes enigmas de la naturaleza, pero los últimos cinco años han traído una búsqueda científica sin precedentes a fin de comprenderla. Los biólogos desean saber cómo las monjitas americanas, pájaros cantores que viven en Alaska y pesan menos de 30 gramos, pueden volar cruzando Canadá hacia las Provincias Marítimas y Nueva Inglaterra cada otoño, y luego volar sin detenerse a América del Sur, a más de 3.800 kilómetros de distancia. **Los científicos abrigan la esperanza de llegar a comprender cómo las mariposas monarcas viajan 3.200 kilómetros cada septiembre, desde Nueva Inglaterra hasta un bosquecillo en particular en una montaña de México.** Y se hallan estudiando cómo los peces encuentran su corriente natal a través de 2.000 kilómetros de un océano sin marcaciones específicas.

Por supuesto averiguar que las palomas mensajeras poseen una brújula magnética dentro de sí, que el salmón "huele su sendero a casa", la entrada de navegación para llegar al hogar y que ciertas mariposas usan el sol y aun podrían escuchar sonidos distintivos según la presión atmosférica para saber adónde ir, parece ser muy estimulante y estéticamente irresistible. Sin embargo, debemos darnos cuenta de que sea lo que sea lo que controla nuestro universo, está altamente organizado y también nos controla a nosotros, puesto que somos parte del universo. ¿No le produce asombro encontrarse en presencia de tal sabiduría y poder?

El mismo mecanismo cuyo funcionamiento asombra en lo visto anteriormente (salmones, pájaros, tortugas, mariposas) actúa dentro de nosotros. Por ejemplo: en los varones de nuestra especie, con cada eyaculación se expelen cientos de miles de espermatozoides compitiendo para encontrarse con un solo diminuto óvulo femenino. Un viaje inexplicable para la ciencia, un secreto que permanece oculto dentro de los procesos vitales de estas criaturas vivientes, los espermatozoides. ¿Cómo sabe el espermatozoide adónde dirigirse en este medio ambiente vaginal y uterino oscuro? ¿Se unen a la izquierda o a la derecha? Con asombrosa precisión y organización infalible viajan hacia el óvulo flotando dentro del fértil útero. Tal como se sabe científicamente, en cada mujer el óvulo receptor permanece un mes en el conducto de la trompa de Falopio izquierda y el mes siguiente en el de la derecha. Comprobamos nuevamente que **la inteligencia innata** del cuerpo no necesita ayuda en el proceso de la procreación, solamente que no exista interferencia.

El Quiropractor Tradicional corrige las interferencias del sistema nervioso llamadas subluxaciones vertebrales. Esto le permite al cuerpo expresar más de su potencial innato con lo cual sabe exactamente qué hacer o no hacer en todo momento.

¿NO ES ASOMBROSO?

¿LA CIENCIA ES BUENA O MALA?

Unos pocos filósofos moralistas que han comenzado a preguntarse si el avance conocimiento objetivo es un bien absoluto, han empezado a cuestionar si aun nuestros más grandes logros realmente constituyen un progreso. Y otras personas que piensan seriamente de algún modo han perdido confianza en el valor del esfuerzo científico, no porque tengan en menos estima a la llamada ciencia pura o a los científicos, sino porque su fe en que la investigación científica inevitablemente deviene en beneficio público ha sido sacudida por las recientes revelaciones acerca de los impredecibles impactos negativos de la tecnología basada en la ciencia.

Aunque los científicos frecuentemente están perturbados por el nivel de la conocimiento científico del público en general y preocupados acerca de las dos culturas entre el pueblo educado, las vidas de cientos de millones de personas en todo el mundo se han visto inconmensurablemente enriquecidas por algún pequeño conocimiento científico.

En el curso de sus vidas hombres y mujeres se las arreglaron con la privación, la enfermedad y la insuficiencia tratando de determinar las causas y curas de aquellas cosas que carecen y aún desean. Lo han hecho reemplazando creencias por conocimientos mediante la búsqueda conocida como ciencia.

Así nació la ciencia cuando, en respuesta a necesidades y deseos, se le dio sustancia a destellos de intuición interior de aquellos que podría decirse han sido los primeros en practicar el arte de la investigación y prueba científica. La ciencia es, en cierto modo, una actividad humana que en primer lugar fue practicada como un arte. Su poder fue pronto reconocido y comenzó a utilizarse no solamente para llevar a la práctica ideas intuitivas **innatas** sino como una manera de hacer preguntas conscientemente.

Con el transcurso del tiempo, la gente ha aprendido a tratar muchas de las dolencias y pestes que prevalecían en el pasado, y han cambiado sus vidas tratando de mantener bajo control aquellos factores surgidos afuera de su propio cuerpo. Pero infortunadamente esto ha fallado, puesto que vemos que nuestro sistema de salud ha ido desmantelándose poco a poco. La razón principal de nuestra falla en mantener y mejorar nuestra salud reside mayormente en que las enfermedades que aún afligen a las personas surgen por causas que están más en nuestro interior que fuera de nosotros.

A medida que la gente vuelve su atención hacia su interior en un esfuerzo por entender la naturaleza y su influencia en su dentro suyo, comienza a enfrentarse cara a cara con un orden de complejidad mucho mayor que cualquiera que se haya intentado abarcar hasta el presente. No serviría de nada enfatizar aquí dicha complejidad, puesto que ya lo hemos hecho muchas veces antes. Sin embargo, preferiríamos tratar de simplificar el problema indicando la naturaleza de las relaciones básicas de la ciencia verdadera que nos permita darnos cuenta de que la compleja maquinaria interna requerida para llevar a cabo la función particular de cada célula especializada del cuerpo humano debe estar bajo el control de una inteligencia precisa.

Nuestro mayor desafío es maximizar el grado de comprensión, para compartir tan ampliamente como sea posible el placer estético de los científicos en los diferentes trabajos llevados a cabo por la naturaleza.

¡De eso se trata este libro!

¿NO ES ASOMBROSO?

¿LOS MICROBIOS Y LOS GÉRMENES SON BUENOS PARA USTED?

En el uso común, el significado de la palabra "naturaleza" es extremadamente limitado. No se refiere a la Tierra como formada por fuerzas cósmicas, sino casi exclusivamente a las formas vivientes de las cuales las personas dependen y a la atmósfera y la superficie terrestre. La interdependencia entre los seres humanos y las demás formas de vida es tan completa que la palabra naturaleza tiene normalmente connotaciones biológicas, aún cuando nos referimos a sustancias inanimadas. En la práctica, no vivimos en el planeta Tierra sino con la vida que alberga y dentro del medio ambiente que la vida crea.

Por ejemplo, el oxígeno que respiramos es un producto de la vida. Fue soltado en la atmósfera en forma libre por organismos primitivos que vivieron hace más de dos billones de años atrás, de acuerdo a los historiadores científicos. Aún está siendo producido por la mayoría de los miembros del reino vegetal, por microscópicas algas del océano de plancton como así también por los árboles más gigantescos. Los microbios y las plantas son por lo tanto absolutamente necesarios para la existencia de los animales y los seres humanos, no solamente porque producen alimentos sino también porque son quienes crean literalmente una atmósfera respirable.

Tal como la atmósfera, la superficie terrestre actual también forma parte de la creación. En todos lados, bajo condiciones naturales, la porción superior de la superficie del planeta está viva con insectos, gusanos, lombrices de tierra, etc. transformándola química y físicamente. Esto es realmente así sea que el suelo sustente selvas, prados, tundra, pastizales, tierra de labranza, jardines o parques. Los jardineros orgánicos poseen legítimas razones científicas para afirmar que las lombrices de tierra contribuyen a fertilizar la tierra tanto como los fertilizantes. De hecho, las formas microbianas de vida que son invisibles al ojo desnudo, son al menos tan importantes como las lombrices de tierra y los insectos. Cada mota de humus contiene billones de gérmenes vivientes, pertenecientes a incontables especies, cada una especializada en la descomposición y transformación de uno u otro tipo de restos orgánicos derivados de animales, plantas u otros tipos de microbios. Los expertos a menudo pueden detectar actividades de gérmenes en el suelo simplemente manoseando y oliendo un poco de tierra cuando el tiempo cálido y húmedo incrementa la intensidad de la vida microbiana. Aunque pueda parecer sorprendente, los gérmenes constituyen en un gran porcentaje la masa total de materia viviente terrestre.

La experiencia muestra que bajo condiciones normales los restos de plantas y animales no se acumulan en la naturaleza. Los gérmenes los consumen rápidamente y de ese modo se forman cadenas de alteraciones químicas que los fragmentan paso a paso hasta convertirlos en compuestos más simples. Los gérmenes mismos eventualmente mueren y sus cuerpos también son transformados por la acción microbiana. De esta manera los constituyentes de todos los seres vivientes vuelven a la naturaleza para ser reciclados después de su muerte. Reducidos a formas más simples están disponibles para la creación de nueva vida microbiana o vegetal, las cuales son eventualmente consumidas por animales y seres humanos. Así, gérmenes y microbios constituyen eslabones indispensables en la cadena que une la materia inanimada con la vida.

La energía que anima al mundo viviente, incluyéndonos a nosotros, no necesita ayuda, solamente que no haya interferencias.

¿NO ES ASOMBROSO?

¿QUE SON ALGUNOS DE LOS MORADORES DEL CUERPO?

Vivimos en un mundo denso con microbios: bacterias, virus y hongos abundan en el aire, el agua, el suelo y en los seres vivientes que nos rodean. La mayoría de estos organismos tienen escaso interés en la especie humana. Pero unos pocos especializados encuentran en el cuerpo humano un hábitat tentador: cálido, protegido y bien aprovisionado de nutrientes. Algunos se establecen en la nariz y los oídos, otros en la piel y en el tracto intestinal.

Generalmente vivimos en armonía con estos microscópicos residentes. La mayoría permanece en la superficie del cuerpo. Pero bajo ciertas condiciones, cuando estamos desnutridos, exhaustos, lastimados o **bajo estrés que causa subluxación,** los organismos residentes y otros microbios pueden invadir y multiplicarse en nuestros tejidos o instalarse en la corriente sanguínea y trasladarse a todas las partes del cuerpo. Si no son combatidos, pueden causar serias y aun fatales afecciones.

Considerando el número de potenciales ocupantes, las enfermedades ocurren muy raramente. Esto no es accidental. Casi todos los humanos poseemos un sofisticado y eficiente sistema que trabaja las 24 horas del día en cada una de las partes del cuerpo a fin de asegurar buena salud. Conocido como sistema inmunológico, el cual **está controlado por la inteligencia innata del cuerpo,** esta red de células y órganos responde casi instantáneamente a la presencia de cualquier intruso que pueda causar enfermedad, alistando sus fuerzas para detener el progreso del virus de la poliomielitis o para frustrar los esfuerzos de la bacteria meningococo.

Dependemos de este poderoso sistema no solo para repeler enfermedades causadas por microbios sino también para mantener el control interior del cuerpo. La buena salud depende del orden y la coherencia entre las células del cuerpo, tejidos y órganos. **La inteligencia innata** por medio del sistema inmunológico preserva este estado de equilibrio desechando las células muertas o dañadas y buscando y eliminando células enfermas o mutantes.

¿NO ES ASOMBROSO?

¿NUESTROS CUERPOS TIENEN UN EQUIPO DE SANIDAD?

Cuando respiramos, a veces pequeñas partículas de bacterias pueden penetrar en el tracto respiratorio profundamente, implantándose en las paredes de la tráquea y de los conductos bronquiales. Células y glándulas especiales en las membranas que revisten estas paredes segregan unas partículas de fluido pegajoso, mucus, que atrapa y sujeta suciedades, desechos y microorganismos. Unas delgadas proyecciones como pelos denominadas cilias, que cubren la membrana, barren luego estos materiales de la superficie. Con rápidos y poderosos empellones, las cilias empujan la mucosidad y los desechos fuera de los conductos a un promedio de 2.5 milímetros por minuto. Esta escalera mecánica de cilias remueve casi todo el material extraño a una parte de la garganta que se encuentra cerca de la boca, llamada orofaringe, desde donde pueden ser arrojadas hacia fuera tosiendo o estornudando, o tragadas y eventualmente eliminadas a través del tracto digestivo junto con otros desechos. Fumar en demasía puede paralizar la acción de las cilias y así disminuir la resistencia del fumador a las infecciones respiratorias.

A veces inhalamos partículas que excitan a los receptores sensitivos de la nariz, provocando un estornudo, o en el pasaje de aire más allá de la nariz, provocando tos. La ráfaga de aire producida por la tos se mueve a una velocidad aproximada de 960 kilómetros por hora, propulsando desechos y mucosidad hacia arriba y afuera del tracto respiratorio.

Los microbios que penetran al cuerpo por vía bucal se enfrentan a olas de saliva cargadas con la enzima lisosima, y otras substancias que eliminan a los microbios. La lisosima, que también se encuentra en las lágrimas y las secreciones nasales, destruye las bacterias digiriendo sus paredes celulares.

Los microbios que evitan los agentes protectores bucales encuentran su camino al estómago. Allí, muchos sucumben ante el gran poder del ácido segregado por las células que recubren sus paredes. Otros quedan atrapados en el pegajoso mucus que cubre el estómago y los intestinos. Los movimientos ondulatorios conocidos como peristaltismo, que desplazan los alimentos a lo largo del tracto digestivo, empujan la mucosidad y los microbios hacia fuera del cuerpo, **bajo la dirección de la inteligencia innata.**

¿NO ES ASOMBROSO?

¿CONOCE SUS SENTIDOS ESPECIALES?

Todos los sentidos: visión, audición, olfato, gusto y tacto se originan en órganos llamados receptores, especializados para instruir continuamente al cerebro acerca de la condición del cuerpo y del medio. **Los receptores sensitivos responden a estímulos en el medio ambiente mediante la puesta en marcha de una cadena de impulsos nerviosos electroquímicos que viajan a través de una senda neuronal particular hacia regiones del cerebro que analizan las señales e induce cualquier parte del cuerpo.**

Generalmente, filtramos el 99% de las visualizaciones, sonidos y otras sensaciones de nuestro entorno porque no parecen significativas o amenazadoras. Si no lo hiciéramos, la sobrecarga sensorial nos volvería locos. Sin embargo, podemos pedir a nuestra conciencia muchos más datos de los que originariamente identificamos. Cualquiera de nosotros puede tabular un catálogo "integral de sensaciones" de nuestros alrededores en un hipotético momento. Haga sintonía fina de todas las sensaciones a su alrededor, el zumbido de un ventilador, el gorjeo del pájaro en la verja más allá de la ventana, el zumbido del motor del auto del vecino bien afinado, el perfume de la madreselva del patio, la aspereza de sus sandalias en sus pies desnudos, los rombos azules, rojos y beiges de la alfombra oriental, el rincón de la página de su libro, su crujido recordado por la punta de sus dedos… la presión de la silla que lo sostiene… suaves voces que llegan desde el otro cuarto.

Helen Keller fue atacada por la ceguera y la sordera siendo bebé, aislándola del mundo y de los demás seres humanos. Pero durante su niñez los receptores sensitivos de las puntas de sus dedos la pusieron en contacto con el mundo. **Tocando, ella estudió los objetos, la naturaleza, a las personas y experimentó los pensamientos y las emociones que hicieron de ella un ser humano.** Cuando era una jovencita de catorce años, se sentó al lado de Samuel Clemens (Mark Twain, escritor) y con sus dedos "leyó de sus labios" las historias que contaba.

¿NO ES ASOMBROSO?

¿DUELE?

El dolor es una sensación a la cual raramente nos acostumbramos. Es una alarma que nos avisa que hay algún tejido dañado. Los varios millones de terminaciones nerviosas libres son **nuestros receptores del dolor,** y cuanto más nos golpeamos, más nos duele. Algunas molestias punzan, otras queman, otras duelen. **Una sensación punzante viaja al cerebro con mayor rapidez: más de 30 metros por segundo,** y localiza su fuente con mayor precisión en la parte exterior de la piel. Una señal de **dolor quemante o simplemente agudo viaja más lentamente, no más de 2 metros por segundo,** y se origina más profundamente en la piel; o parece provenir de un lugar más difuso, generalizado, como el cuello o la espalda. Así, sentimos primero una punzada aguda (la picadura de una avispa, por ejemplo), luego una quemazón lenta. La respuesta más simple al dolor es un vivo reflejo que viaja únicamente a la médula espinal, el modo aún más rápido de protección cuando es necesario sacar la mano de una sartén hirviente.

Nuestro aparato sensorial, conjuntamente con **el sistema nervioso autónomo,** monitorea las funciones internas del cuerpo. La digestión avanza, la sangre circula, los pulmones se expanden y contraen. **Raras veces somos concientes de estos mensajes.**

¿NO ES ASOMBROSO?

¿POR QUÉ EXCLAMAMOS ¡AY!?

De 43 centímetros de largo, más de 2 centímetros de espesor y tan flexible como una manguera de goma, la médula espinal constituye la conexión principal entre el cerebro y el resto del cuerpo. Treinta y un pares de nervios espinales contienen cientos de miles de fibras nerviosas individuales que emergen a través de orificios del cordón óseo protector, la columna vertebral. Miles de fibras más se proyectan desde la parte inferior de la médula espinal en un grupo denominado cauda equina, o cola de caballo, antes de que ellos también emerjan a través de la columna vertebral.

Dentro de la médula espinal, millones de cuerpos de células nerviosas en la materia gris procesan impulsos sensoriales y motores y manejan acciones reflejas automáticas. Toque una estufa caliente y su mano instantáneamente se sacudirá hacía atrás debido a una orden enviada por la médula espinal. Las reacciones conscientes ocurren cuando la médula espinal retransmite mensajes hacia y desde el cerebro mediante las fibras nerviosas de la sustancia blanca. Usted siente dolor y sabe que se ha quemado los dedos porque se envió una información a su cerebro por medio de la médula espinal mientras ésta provocaba una acción refleja en sus músculos.

¿NO ES ASOMBROSO?

¿ES SUYO O MÍO?

¿Puede tocar las puntas de sus dedos unas con otras detrás de su espalda? ¿Puede cerrar sus ojos y tocar sus pies? ¿Puede caminar en línea recta? Probablemente pueda hacer todo esto. La razón es que nuestros cuerpos poseen un sentido llamado a veces kinestesia (del griego "percepción de movimiento"), que es atendido por sus propios receptores, los propioceptores (del latín "propio", de uno mismo). La información que algunos de los propioceptores envían al cerebro crean algunos de los más fundamentales componentes de nuestra sensación de nosotros mismos. Pocos de nosotros pasamos el día prestando atención a lo que cada parte de nuestro cuerpo está haciendo y dónde está. Sin embargo estamos conscientes, subliminalmente, y **continuamente procesando información desde los propioceptores usándolos para dirigir las acciones.** Mire a su alrededor a la gente que conoce. Uno puede ser un pianista, otro un patinador, otro un corredor exitoso. Los propioceptores están funcionando aquí, como lo hacen en las tareas diarias como lavar los platos y manejar el auto.

Los corpúsculos de Pacini y otros receptores en las articulaciones, ligamentos, músculos y tendones responden a la estimulación que sucede cuando movemos una articulación. Algunos monitorean el ritmo del movimiento y la tensión muscular. Otros señalan nuestra posición en el espacio. Otros más miden los cambios de presión… cuando usted gira el volante, entonces relaja el agarre de sus manos o cuando un futbolista alcanza la pelota, la toma… y continuamente le informa a su cerebro qué es lo que está sucediendo. **Estos mensajes viajan muy rápido y producen diferentes grados de coordinación.**

¿NO ES ASOMBROSO?

¿HAY REALMENTE UN CEREBRO ELÉCTRICO?

La infinita sabiduría de su cuerpo llamada Inteligencia Innata concibió, manufacturó, ensambló, coordinó y distribuyó alrededor de 400 trillones de células tisulares, cada una lista para desarrollar una función específica en 280 días. ¡Es asombroso!

El primer grupo de células en diferenciarse en un sistema fueron las células cerebrales. **Su cerebro es el primer órgano en aparecer mientras su cuerpo se desarrolla dentro del vientre de su madre.**

Su cerebro envía y recibe miles de señales de todo su cuerpo mediante sus nervios en cada momento de su vida, noche y día. Su inteligencia innata decodifica e interpreta estos mensajes. Por ejemplo: su cerebro recibe información de 130.000.000 receptores luminosos de sus ojos… 100.000 receptores auditivos en sus oídos… 3.000 papilas gustativas de su boca… 30.000 receptores de calor… 250.000 de frío… 500.000 receptores de tacto en su piel.

Cuando usted nació, su cerebro pesaba unos 400 gramos, o sea un octavo del peso total de su cuerpo. Al llegar a la adultez pesará alrededor de 1.200 gramos según su estatura, peso, sexo y raza. Es el más grande en proporción a la medida del cuerpo que el de las otras criaturas de nuestro planeta.

Su cerebro opera mediante electricidad. Cada célula nerviosa genera en su cuerpo un sorprendente voltaje para su tamaño. Esto puede ser medido por electrocardiogramas, electroencefalogramas y electromiogramas que son instrumentos que usan voltímetros como componente principal. Cada célula nerviosa transfiere impulsos químico-eléctricos a la célula nerviosa siguiente. Sus células cerebrales generan una corriente similar para enviar órdenes de vuelta a sus músculos y otros órganos. Estos impulsos químico-eléctricos viajan velozmente por sus nervios a 120 metros por segundo o alrededor de 435 kilómetros por hora… de modo que sus reacciones son realmente rápidas.

Su inteligencia innata usualmente produce dentro de cada célula nerviosa de 2 a 50 impulsos por segundo. Pero puede producir más de 2000 por segundo. Los impulsos son todos iguales, tanto si provienen de los dedos de sus pies, ojos, lengua o cualquier otra parte de su cuerpo, incluyendo órganos como el estómago, el páncreas, el corazón, el hígado, etc. Sin embargo, puesto que cada impulso contiene dentro de él un código diferente y la inteligencia innata realiza la decodificación e interpretación, todo el proceso es extremadamente inteligente y calculado. Por esta razón estos impulsos se llaman impulsos mentales.

Una parte de su cerebro llamada médula oblonga (tallo cerebral) actúa como un "centro" de transmisión de mensajes. Algunas partes controlan procesos vitales tales como la respiración. Algunas sus pensamientos. Otras conservan sus recuerdos en depósito hasta que usted los necesite, muy parecido a un disco de computadora.

De todos estos sistemas y órganos en el cuerpo, el responsable por la coordinación del resto del cuerpo es el cerebro y el sistema nervioso. Es el primer órgano del cuerpo en desarrollarse y debido a su importancia, está protegido por el cráneo y la columna vertebral. Sin embargo, debido a traumas físicos, emocionales o químicos, las vértebras pueden desplazarse en un grado suficiente como para interferir en el flujo de los impulsos mentales. Cuando esto sucede, se producen desórdenes y caos dentro del cuerpo.

El Quiropractor Tradicional corrige estas interferencias en el sistema nervioso y restaura el flujo normal de los impulsos mentales. Esto le permite al cuerpo funcionar en un estado de orden y armonía una vez más y permite una mayor expresión de su potencial innato. ¡Recuerde que cada órgano de su cuerpo está sujeto al órgano que está debajo de su sombrero!

¿NO ES ASOMBROSO?

¿LO SABÍA?

Todas los expertos están de acuerdo unánimemente en que para tener FUNCIONES CORPORALES NORMALES debemos poseer un adecuado, irrestricto, ininterrumpido flujo de impulsos mentales, desde el cerebro, a través de los nervios, a todas las células de los tejidos del cuerpo. Un suministro nervioso apropiado es esencial para expresar en su totalidad el potencial innato humano a través de la experiencia. **El hecho de que el sistema nervioso es el sistema maestro que comanda la comunicación del cuerpo es una cuestión aceptada por la ciencia.** Ha sido demostrado en la Universidad de Rochester, Nueva York, por el Dr. Finkelstein y su grupo de científicos que el sistema nervioso y el sistema inmunológico son uno y el mismo. Esto le concede al sistema nervioso un enfoque mucho más flexible hacía un completo control y coordinación de todas las células del cuerpo humano.

Cuando los científicos descubrieron esto por primera vez en 1993, estaban totalmente asombrados por lo que habían descubierto. Toda la comunidad científica recibió una estocada hasta el corazón y tuvo que admitir que la Quiropraxia estaba en lo cierto desde hacía 100 años y definitivamente estaba adelantada a su época.

Con este descubrimiento, naturalmente se deduce que en buena y mala salud el sistema nervioso es la fuerza reguladora. En buena salud, el flujo de los impulsos mentales es normal; podemos ver, gustar, oír, oler, sentir y funcionar. Por esto, nos movemos, respiramos, somos, planeamos y comprendemos. Remendamos fracturas, reparamos daños, crecemos, nos adaptamos, excretamos y asimilamos. Por el contrario, cuando la salud es mala, está alterado el flujo de los impulsos mentales y ya no podemos funcionar más adecuadamente. Comprendemos también dramáticamente que la ausencia de flujo de impulsos mentales (también llamados ondas cerebrales) indica muerte. En otras palabras, a través del flujo de impulsos mentales desde el cerebro a las células tisulares y de regreso a él, VIVIMOS.

La salud (siendo el 15% de la experiencia humana) es simplemente la expresión normal, natural y libre de que los impulsos mentales fluyen bajo el perfecto control de la Inteligencia Innata a través del sistema nervioso.

Las subluxaciones vertebrales interfieren en el flujo de estos impulsos mentales causando un daño al sistema nervioso debido a la presión ejercida por la vértebra sobre el tallo nervioso, la médula espinal o los nervios espinales.

El Quiropractor Tradicional localiza, analiza y corrige las subluxaciones vertebrales mediante el ajuste de la columna vertebral.

La Quiropraxia consta de más de 30 principios y enseña que cuando una vértebra está subluxada (fuera de su alineamiento normal produciendo interferencia nerviosa) altera la línea de comunicación entre las células cerebrales y las tisulares y el resultado final es una expresión menor del potencial **innato**, también conocido como un estado de mal-estar (incoordinación o disfunción en el interior del cuerpo).

Solamente la Quiropraxia reconoce y afirma la comprensión de este mal-estar (disfunción corporal), mientras que otras profesiones tratan los efectos del mal-estar (síntomas, dolor, síndromes, dolencias, infecciones). La Quiropraxia es una ciencia que localiza y analiza científicamente las subluxaciones vertebrales y puede duplicar sus resultados. La Quiropraxia es el arte de ajustar específicamente la columna vertebral para la corrección de las subluxaciones vertebrales. La Quiropraxia es la filosofía que es capaz de entender cómo se puede expresar más nuestro potencial **innato** dentro de los confines de la experiencia humana.

Un cuerpo funcionando normalmente por sí mismo tiene la habilidad, la perfección, la sabiduría y la capacidad inherentes para mantenerse sano y restablecerse a sí mismo integralmente. Bajo el cuidado específico del Quiropractor Tradicional, los seres humanos poseen la capacidad suficiente para expresar más su potencial innato.

Continúa en El Folleto #80B

Continuado de El Folleto #80A

La vida de una persona debería ser como una vela, ardiendo con una llama brillante hasta el final del pabilo, luego, un corto y tenue fulgor, un último chisporroteo y por fin la oscuridad. Los seres humanos deberíamos poder disfrutar de nuestra energía y nuestras funciones plenamente hasta el mismo día final, nuestra luz tan brillante como la luminosidad de una vela antes de su chisporroteo final.

La Quiropraxia lo ayudará a lograr nobleza y dignidad en su vida.

¿NO ES ASOMBROSO?

¿PUEDE FUNCIONAR MAL EL MUNDO INTERIOR?

Aprisionados en la estrechez de nuestra escala humana, estamos ciegos ante los vastos alcances de la realidad. Los misterios se encuentran a nuestro alrededor y aún dentro de nosotros, esperando ser revelados por una nueva forma de ver. Tal como una travesía a la luna puede mostrarnos la delicadeza de nuestro planeta, aventurarse en lo minúsculo puede ser un verdadero viaje de descubrimiento.

Una exploración de la especie humana debería comenzar adecuadamente por una exploración del sistema nervioso, porque esa gran masa de células y fibras contienen las estaciones de paso y los senderos que determinan lo que es exclusivamente humano en nuestra naturaleza. El sistema nervioso puede ser considerado como una compleja computadora. Sus componentes esenciales son las células nerviosas o neuronas. Un enorme número de neuronas participa de este proceso que llamamos vida. El sistema nervioso central está compuesto de cuatro elementos mayores interconectados: el cerebro, el cerebelo, el tallo cerebral y el cordón medular.

La inteligencia innata del cuerpo usa al cerebro humano para generar energía que es enviada hacia el cordón medular en impulsos que van a través de y por las fibras nerviosas las cuales consecuentemente nutren los órganos, las glándulas y los sistemas del cuerpo.

El sistema nervioso está protegido por una columna de huesos denominada columna vertebral.
Por supuesto, a veces las cosas pueden andar mal y el cuerpo comienza a funcionar indebidamente. Afortunadamente, el cuerpo posee muchos dispositivos de reserva y tanta capacidad extra que puede soportar mucho uso y abuso y aun así equilibrar su oxígeno y su alimento, agua y sales, calor y frío.

Debido a la gran flexibilidad de la columna vertebral humana algunas de las vértebras pueden desplazarse causando presión en el sistema nervioso. Cuando esto sucede, decimos que el cuerpo tiene una subluxación vertebral y no está expresando su potencial innato en su totalidad. Esto lo coloca en un estado de mal-estar, lo cual significa un estado de mal funcionamiento. Lo que el cuerpo necesita entonces es un ajuste quiropráctico a fin de restaurar la integridad del sistema nervioso lo que le permitirá retornar a un estado de comodidad, es decir, de bien-estar, de funcionamiento adecuado y expresar así más de su potencial innato.

Si el cuerpo no recibe el ajuste requerido, puede terminar teniendo energía poco suficiente o demasiada energía lo cual causará problemas en su intento de equilibrar el oxígeno y el alimento, agua y sales, calor y frío, en otras palabras, en equilibrar su propia química. Con el tiempo, el rendimiento disminuirá, lo cual puede comprobarse en multitud de formas físicas, fisiológicas, psicológicas y aún espirituales.

Los Quiropractores Tradicionales proporcionan un programa de controles sistemáticos de la columna para toda la familia, y si se encuentran subluxaciones vertebrales en algunos de sus miembros, las corrigen por medio de ajustes específicos. El resultado neto es una mejor expresión de la inteligencia innata corporal en todo el que reciba cuidado quiropráctico.

¿NO ES ASOMBROSO?

¿NO ES MARAVILLOSO?

De un óvulo a un individuo único. Hasta que Aristóteles en la antigua Grecia rompió huevos de gallina para estudiar el crecimiento de los embriones, casi nada se sabía acerca de los comienzos de la vida. El cuerpo de una mujer comienza a engrosarse y siente la vida conmoviéndose dentro de sí. ¿Pero de dónde viene el bebé? ¿Cómo era antes del nacimiento? El hecho de que el embrión fuera formado por ambos progenitores, madre y padre, fue reconocido desde los tiempos de Aristóteles pero la exacta contribución de cada uno de ellos sería debatida durante siglos.

En 1653, el cirujano inglés William Harvey, quien también había estudiado embriones de pollitos, escribió: "un huevo (fecundado) no puede formarse sin la asistencia del gallo y la gallina, tal como un fruto no puede hacerse sin la ayuda del árbol". A lo largo de la Edad Media y buena parte del Renacimiento, los científicos consideraban a cada individuo como preformado desde el mismo momento de la concepción. Hace solamente 300 años, con el descubrimiento del microscopio, comenzaron a percibirse los hechos. El esperma masculino fue visto y descrito en detalle. El óvulo fue cuidadosamente examinado y se vio que poseía sus propias estructuras y no las de un adulto. Hoy en día los científicos pueden detectar las más finas estructuras del óvulo y del espermatozoide, analizar su contenido químico y estudiar el crecimiento del embrión desde el primer momento de vida. Todo lo que se ha aprendido, de todos modos, solamente incrementa el sentido de admiración con el cual los seres humanos contemplamos el comienzo de la vida.

¿NO ES ASOMBROSO?

¿QUÉ ES LA CURACIÓN?

El diccionario enciclopédico de medicina de Taeber define la curación como un "proceso de cura: la restauración de partes dañadas". Esta definición de curación se enseña en cada escuela de Medicina del país y deja mucho que desear. Comprender el proceso de curación del cuerpo es además fortalecer nuestra confianza en el cuerpo y su inteligencia innata.

Mucha gente está bajo la impresión equivocada de que su doctor la sana o cura. Sean ellos médicos, osteópatas o quiropractores, las personas están convencidas de que ellos las curan. Los doctores a veces obtienen el crédito por efectuar una curación. Quizás esto se deba al ego de los seres humanos, sin embargo muestra una completa carencia de conocimiento del proceso curativo, porque la idea de que un doctor cura a alguien es absurda.

Muchas personas creerán que una medicación o una cirugía o un ajuste, las curó. La medicación puede hacer solamente una de dos cosas: estimular una parte del cuerpo para que funcione más rápido o deprimirla para que trabaje más lentamente, ¡eso es todo! Son estimulantes y depresores llamados con diferentes nombres. Ninguna droga puede curar a una persona. El cirujano no cura a nadie tampoco. Meramente quita una parte dañada y provoca la carencia de ella en el cuerpo en forma definitiva. Ahora el cuerpo tiene que tratar de funcionar sin esa parte perdida que era necesaria para actuar correctamente. El cuerpo está ahora en un estado de disminución de su rendimiento permanentemente lo cual indica carencia de salud permanente. Un ajuste tampoco cura nada sino que simplemente permite la corrección de una subluxación vertebral que estaba interfiriendo con la normal cantidad y calidad del flujo de los impulsos mentales. Cuando esto se ha logrado el cuerpo está en condiciones de funcionar normalmente y por lo tanto reemplaza sus propias células normalmente, lo cual a su vez causa que la curación tenga lugar. Mi punto es que es la inteligencia innata la que puede curar el cuerpo siempre y cuando no haya interferencias y no esté limitada por la materia corporal que controla.

Déjeme decirlo de este modo: las células son creadas constantemente por la inteligencia innata del cuerpo para tomar el lugar de las que están agonizando. Las células viven solo un tiempo. Por ejemplo, los glóbulos rojos viven alrededor de 120 días; las células cardíacas cerca de 90; las células hepáticas unos 300 días, las que recubren las paredes estomacales 5 días, etc. La expectativa de vida de una célula se cumple sin tener en cuenta si la célula está enferma o no. Entonces ¿por qué molestarse en tratar de sanar una célula dañada? ¡Dejémosla morir! Pero asegurémonos de que las células que reemplazan a las que murieron sean más saludables que las que acaban de morir, de lo contrario su cuerpo no sanará. Este es el modo en que se lleva a cabo el proceso de curación, mediante la creación de tejidos nuevos saludables para que tomen el lugar de aquellos que fueron destruidos.

Cuando usted se corta un dedo destruye billones de células. La inteligencia innata del cuerpo sanará ese corte creando células nuevas que ocuparán el lugar de las células que fueron destruidas. Ninguna droga en el mundo curará ese corte. Lo mismo sucede con una parte enferma. Ninguna droga sanará una célula enferma. Dígame: ¿qué pasaría en un cuerpo sano si usted le introduce drogas todo el tiempo? Se enfermaría. Entonces, explíqueme cómo puede ser que un cuerpo enfermo sane si usted lo bombardea con drogas. Nunca nadie fue capaz de explicármelo. A propósito: el cuerpo ni siquiera debe curar una célula enferma. Todo lo que el cuerpo tiene que hacer es reemplazar la célula enferma por una célula nueva y saludable. Este es el modo en que la curación tiene lugar dentro del cuerpo. Para que alguien o algo sane debe estar en condiciones de crear tejidos vivos.

La gente todavía no ha sido capaz de crear tejido viviente de la nada y es dudoso que alguna vez pueda hacerlo. Solamente la inteligencia innata del cuerpo puede hacer eso. Debemos mencionar aquí que para que un cuerpo sea capaz de formar tejido nuevo y saludable no debe tener ninguna subluxación vertebral que afecte su sistema nervioso, para poder así expresar mejor su potencial innato.

Continúa en El Folleto #83B

Continuado de El Folleto #83A

El Quiropractor Tradicional corrige subluxaciones vertebrales y asegura una mejor expresión del potencial innato propio del cuerpo y en consecuencia permite el normal reemplazo celular. Este es rol del Quiropractor Tradicional en el proceso de la curación, asegurar que el nuevo tejido sea creado con el 100% de su energía vital para que pueda estar saludable y permanecer así.

¿NO ES ASOMBROSO?

¿QUIERE SABER MÁS SOBRE LA CURACIÓN?

El cuerpo siempre se esforzará para curarse a si mismo creando nuevo tejido. Sin embargo, en ciertas situaciones la curación completa no puede tener lugar. Esto ocurre cuando el daño es muy extenso o muy severo. En el primer caso, cuando el daño es muy extenso, puede que el cuerpo no pueda sanarse completamente por sí mismo. Cualquiera puede ver esto en el caso de un corte muy grave. El cuerpo sanará, pero puede que no lo haga completamente. El cuerpo puede sanar usando solamente el material que posee para trabajar. Aun si el cuerpo no tiene suficiente material para producir "cemento corporal" para aislar la herida lo mejor que pueda, la inteligencia innata siempre trabajará para el mejor interés del cuerpo.

Llamamos "cemento corporal" al tejido cicatrizal. El cuerpo no ha curado completamente el corte en el sentido de crear nuevo tejido, puesto que el tejido cicatrizal no está formado por células vivas, pero es lo mejor que puede hacer en una situación así. Si es posible, con el paso del tiempo, la inteligencia innata será capaz de hacer crecer nuevo tejido y eventualmente la cicatriz se volverá más y más tenue. Tal vez, si el daño es muy extenso, no se formará nunca tejido nuevo y la persona tendrá la cicatriz para siempre.

En el segundo caso, si el daño es demasiado severo, el cuerpo producirá rápidamente tejido cicatrizal como una medida de emergencia para mantener a la persona viva. El tejido cicatrizal puede ser producido con mayor rapidez que las células vivas. Esto ocurre a menudo en una persona con un ataque cardíaco agudo. Debido a la gran cantidad de tejido cicatrizal, quizás la persona nunca podrá volver a llevar una vida activa. El tejido cicatrizal no puede realizar el trabajo de las células vivas normales. En muchos casos la inteligencia innata del cuerpo, dándole tiempo y un buen suministro nervioso, será capaz de producir una vez más las células necesarias para que la cura tenga lugar. Es por esta razón que mucha gente que ha sufrido severos ataques cardíacos y que está bajo cuidado quiropráctico retorna a sus actividades normales. La diferencia entre ellos y los que quedaron inválidos por el resto de su vida es la capacidad de sus cuerpos de reemplazar el tejido cicatrizal por células vivas. La diferencia puede haberse debido a un buen suministro nervioso restaurado por los ajustes quiroprácticos puesto que esto le permite al cuerpo expresar mejor su potencial innato.

El cuerpo viviente posee una inteligencia innata que es capaz de sanarlo. ¡No necesita ayuda de nadie! ¡Lo que se necesita es que no haya interferencias! Todos lo que los Quiropractores Tradicionales hacen es eliminar las interferencias nerviosas llamadas subluxaciones vertebrales para permitir **a la inteligencia innata del cuerpo sanarse por sí mismo.**

¿NO ES ASOMBROSO?

¿QUÉ ES LA SALUD?

Salud ¿Qué es? Parece ser algo que la gente desea. Muchas personas gastan mucho tiempo y dinero en su búsqueda y todos nosotros la extrañamos si no la tenemos. ¿Qué es la salud?

Pregúntele a la mayoría de las personas y le dirán que salud es cuando uno no se siente enfermo. Si usted no está enfermo, si no está sintiendo síntomas, entonces está saludable. ¿Pero esto es verdad? ¿La salud es la ausencia de síntomas?

¿Qué es un síntoma? ¿Qué es lo que nos hace sentir que no estamos bien? Un síntoma es un cierto tipo de signo que interpretamos como malo para nosotros y esta interpretación nos causa dolor. Es el dolor lo que interpretamos como signo de estar enfermo. ¿Qué sucedió en nuestro cuerpo para que nos cause dolor?

¿Es algo así… algo que comienza a andar mal en el interior de nuestro cuerpo, e instantáneamente sentimos dolor, y nos damos cuenta de que estamos enfermos? ¿O es de esta manera… algo comienza a funcionar un poquito mal, y al no corregirse, aumenta hasta alcanzar el nivel en el cual finalmente causa dolor?

La mayoría de la gente piensa que los síntomas suceden al principio de una enfermedad. Esto es completa y totalmente falso. **Los síntomas no son un signo del comienzo de una enfermedad, por el contrario, le dicen que algo no ha estado bien desde hace bastante tiempo, lo suficiente para llegar al punto de causar dolor. Los síntomas no indican que justo en ese momento acaba de enfermarse… los síntomas le dicen que usted no ha estado saludable por largo tiempo.**

Por lo tanto, no podemos definir a la salud como la ausencia de síntomas. Necesitamos otra definición, y en Quiropraxia, tenemos una.

La palabra salud (inglés: health) proviene del griego y significa entero, completo (inglés: whole). En Quiropraxia, sabemos que salud significa plenitud. Plenitud que posee aquí dos significados. Primero, plenitud en la estructura, puesto que todas las diferentes partes están presentes. Segundo, y más importante, plenitud en la función, ya que cada parte está coordinada con todas las demás. La salud es esta armoniosa plenitud. **La salud, definitivamente, no es "ausencia de síntomas". Salud es la presencia del funcionamiento coordinado y adecuado de todas las partes del cuerpo.**

Para que su cuerpo funcione adecuadamente, la inteligencia innata utiliza un sistema de comunicación: el cerebro y los nervios. Por la vía nerviosa, los mensajes llegan al cerebro, reacciona según las condiciones del cuerpo, y las instrucciones emergen de él a fin de que todo funcione sin incidentes. Así es como la inteligencia innata del cuerpo controla y coordina sus funciones y lo mantiene saludable.

El Quiropractor Tradicional se asegura de que usted esté libre de cualquier interferencia en su sistema de comunicación (cerebro y nervios) de modo tal que la inteligencia innata pueda mantener su cuerpo en salud permitiéndole expresar mejor su propio potencial.

¿NO ES ASOMBROSO?

¿ SUBLUX… VERTEBRAL…QUÉ?

Una subluxación vertebral es la condición en la cual el control nervioso se ha perdido entre los sistemas de control del cerebro y los órganos debido a un pequeño desplazamiento de los huesos de la columna, lo cual siempre disminuye el potencial innato del cuerpo.

Una subluxación vertebral es una interferencia a las funciones de su cuerpo forzándolo a un rendimiento menor del normal, forzándolo a tener un bienestar físico, mental y social menos que óptimo. Es la más seria interferencia a las funciones de su cuerpo de la que tenemos conocimiento.

Una subluxación vertebral causa mal funcionamiento de los sistemas que mantienen la vida de nuestro cuerpo, carcome silenciosamente nuestra capacidad para ser todo lo que podríamos llegar a ser. Es lo que la investigación de la Universidad de Colorado describe como: "la más pequeña cantidad de presión en la raíz de un nervio espinal que emerge de la columna o en el tallo cerebral que destruye el 60% de la función en cuestión de minutos."

En la actualidad ha sido probado que mucha presión durante una a tres horas causa muchas rupturas en las raíces de las fibras nerviosas o en el tallo cerebral, produciendo toxinas o venenos que se extienden a los tejidos circundantes. Este es el mismo grado de presión que un Quiropractor Tradicional encuentra en la columna vertebral de una persona promedio. Los venenos a su vez son absorbidos por los nervios, huesos, ligamentos, discos vertebrales, músculos y otros tejidos de sostén de la columna, progresiva y lentamente destruyéndolos a lo largo de la vida. Aunque una subluxación vertebral pueda que no sea sentida inmediatamente, sus efectos son implacables y progresivos.

¿Qué significa esto para un Quiropractor Tradicional? Significa que no busca, ni está interesado, en síntomas ni signos para determinar qué debe hacer… Significa que la subluxación vertebral debe ser corregida tan pronto como sea posible una vez que ocurra.

Mediante el intento de que el mundo entero tenga a su disposición la corrección de subluxaciones vertebrales, el Quiropractor Tradicional espera no solamente fomentar nuestra mejoría individual sino también facilitar el uso inteligente de nuestro medio ambiente.

¿NO ES ASOMBROSO?

¿CUÁNDO ES UNA PERSONA DEMASIADO VIEJA PARA ESTAR BAJO CUIDADO QUIROPRÁCTICO REGULAR?

Nunca nadie es demasiado viejo para comenzar con un cuidado quiropráctico regular. Puesto que expresar mejor su potencial innato es su derecho de nacimiento, así como también el solo efecto del cuidado quiropráctico, éste debería ser prioritario en su vida. De manera que nadie es demasiado mayor (ni demasiado joven) para cuidarse para estar lo mejor que se pueda estar.

De hecho, hemos conocido personas de 95 a 102 años de edad que están bajo cuidado quiropráctico regular.

El proceso de envejecimiento es un hecho de la vida que no puede dudarse de que se realizará; es inevitable. Sin embargo, ¿no es sorprendente que algunas personas entradas en años no demuestran su edad y ciertamente, parecen tener más energía que sus homólogos más jóvenes?

No es una peculiaridad ni una rareza, ni tampoco debería resultar sorprendente. Obviamente, si su cuerpo está funcionando bien, tendrá un mejor suministro de energía que si no estuviera funcionando correctamente.

Uno de los buenos resultados de expresar más de su potencial innato es la adaptación. Solamente si su cuerpo es capaz de adaptarse a su medio ambiente (calor, frío, polen, virus, bacterias, etc.…), arreglárselas con su entorno o hacer frente a microbios y gérmenes invasores, usted tendrá la oportunidad de estar lo mejor posible tanto física como emocional o psicológicamente, etc.… Por otra parte, si su cuerpo no se adapta fácilmente, usted se encontrará a sí mismo en un estado de mal-estar (mal funcionamiento) y un cuerpo en estado de mal-estar ciertamente no está funcionando bien.

A fin de ilustrar esto, suponga que hay 32 grados de temperatura y usted está disfrutando de la mañana soleada en su patio. Su temperatura corporal se mantiene mediante el proceso de adaptación a 36,5 grados. La adaptación está controlada por la inteligencia innata de su cuerpo a través de su sistema nervioso. Repentinamente un viento rápido sopla algunas nubes sobre el área y la temperatura cae a 24 grados en pocos minutos. Con la baja exterior de 14 grados… ¿Cuál será la temperatura de su cuerpo? ¡Por supuesto, de 36,5 grados! ¿Por qué? Porque su cuerpo tiene la habilidad de adaptarse de acuerdo con sus propias necesidades.

Su cuerpo también se adapta a virus, gérmenes y bacterias. Un ejemplo común es la gripe. Hay muchas personas que sufren gripe a menudo y parece que nunca pueden deshacerse de ella, mientras otras tienen gripe solamente unas pocas horas. El virus está en el aire y todos estamos respirando el mismo, ¿no es así? Entonces, ¿por qué hay algunas personas que "parecen no poder librarse de ella?" Ciertamente, aquellas que se deshacen rápidamente de la gripe muestran una mejor adaptación.

Los anticuerpos siempre están presentes dentro de su cuerpo. Cualquiera con una subluxación vertebral no se adaptará adecuadamente y así incrementará su probabilidad de funcionar mal (mal-estar) y no fabricará la cantidad correcta o el tipo apropiado de anticuerpos. Pero si su cuerpo está funcionando sin interferencias en su sistema nervioso, usted se adaptará normal y consistentemente y verdaderamente estará lo mejor que puede estar.

Sea consciente de que usted no puede sentir una subluxación vertebral y la única manera de que su cuerpo tenga un cuidado apropiado a fin de adaptarse correctamente es consultar a un Quiropractor Tradicional en forma regular.

Como puede verse, a cualquier edad, un cuidado quiropráctico regular agrega años a la vida y vida a los años.

¿NO ES ASOMBROSO?

¿QUÉ ES EL SISTEMA COOPERATIVO DE HONORARIOS?

El enfoque quiropráctico para el rendimiento humano es NUEVO y por lo tanto es adecuado emplear para el un NUEVO punto de vista para prestar este servicio al público. El consultorio de quiropraxia cooperativa adapta la factura. Su propósito simplemente es suprimir las múltiples barreras que prohíben tanto brindar un servicio superior como la disponibilidad de ese servicio para quienquiera que esté interesado en expresar más de su potencial innato.

El trabajo del Quiropractor Tradicional es localizar apropiadamente, analizar y corregir subluxaciones vertebrales, la más aterradora interferencia para el normal funcionamiento del cuerpo. Para calificar como paciente, es necesario: 1: estar vivo, 2: tener un sistema nervioso, 3: tener una columna vertebral. En esencia, todos necesitamos cuidado quiropráctico regular, ya que el ajuste específico de la columna vertebral libera la energía de la fuerza vital para que sea transmitida a todas las partes del cuerpo a través del sistema nervioso. Porque cuando los huesos de la columna (vértebras) están ligeramente desplazados de su posición normal, interfieren e inhiben al sistema nervioso causando que el cuerpo exprese menos de su potencial innato. Esto a su vez crea una insuficiencia dentro del cuerpo y las células pierden su capacidad para excretar apropiadamente, ser productivas y reproducirse normalmente. Con el tiempo esta situación hace que el rendimiento corporal decaiga. Eventualmente esto lleva a problemas de todo tipo; físicos, emocionales, psicológicos y espirituales. Todo el rendimiento humano es afectado negativamente. Los ajustes quiroprácticos específicos restauran la integridad del sistema nervioso y permiten al cuerpo recuperar y mantener su funcionamiento adecuadamente, lo cual a su vez proporciona una mejor expresión del propio potencial innato. Así el cuerpo puede rehacerse a sí mismo normalmente una vez más incrementando el rendimiento y sanando completamente.

Algunas barreras que necesitan ser quitadas para que este NUEVO enfoque sea efectivamente viable son: 1: nociones erróneas previas acerca del rendimiento humano, 2: el costo del cuidado continuado. Lo que el sistema cooperativo proyecta hacer es transformar la relación doctor/paciente/cliente/miembro de una forma misteriosa y costosa a otra de mutua comprensión y cooperación. Esto nos ofrece una oportunidad única para aprender más acerca de los principios vitales del rendimiento humano, tener acceso al mejor cuidado profesional posible y ser financieramente responsables con dignidad y honestidad para aquello que es nuestro derecho de nacimiento: la expresión máxima de nuestro potencial innato. Hay ciertas responsabilidades que están sujetas a este accesible sistema de honorarios y es por eso que se lo denomina sistema cooperativo. Cuando uno comprende la subluxación vertebral y sus trágicos efectos en la vida de las personas, tiene la responsabilidad moral de informar a otros acerca de ella y consultar a un Quiropractor Tradicional para escuchar lo que la Quiropraxia tiene para decir. Una oficina cooperativa depende de un gran volumen de pacientes, clientes y miembros para prosperar y prestar sus servicios a su comunidad. Abstenerse de esta responsabilidad es dejar que otra gente esté condenada a una vida menos plena a todo nivel de la experiencia humana.

Resumiendo, para calificar como miembro de una oficina cooperativa, usted debe: 1: venir usted y su familia a controles quiroprácticos semanales, 2: asistir a las orientaciones, clases, conferencias, talleres y seminarios ofrecidos, 3: compartir la quiropraxia con otros. Entonces usted formará parte de la "minoría informada" comprometida a difundir el mensaje quiropráctico a la mayoría desinformada. Dígales a todos que la quiropraxia fomenta una mejor expresión del potencial innato propio de cada uno, que aumenta el rendimiento en todos los niveles de la experiencia humana corrigiendo las subluxaciones mediante ajustes específicos de la columna vertebral. Cuéntele a todos que la oficina quiropráctica acepta a todas las personas más allá de sus condiciones físicas o mentales o de su capacidad financiera para abonar, y que el sistema cooperativo libre está basado en la determinación del paciente/cliente/miembro a pagar lo que está dentro de sus posibilidades por recibir el cuidado quiropráctico que merecen.

¿NO ES ASOMBROSO?

¿QUÉ ES LA DIFERENCIACIÓN CELULAR?

La división celular por sí sola crearía una masa de células que lucirían todas iguales dentro del cuerpo humano. Pero algunas células necesitan transformarse en piel, otras en hígado, algunas en cerebro y aun otras en una miríada de otros tejidos que forman el cuerpo humano completo. **Para diferenciarlas, la inteligencia innata del cuerpo cambia la estructura celular y su apariencia para que asuman sus funciones especializadas.** Este proceso comienza con el embrión y, en algunos casos, continúa a lo largo de toda la vida. Las células nerviosas, por ejemplo, desarrollan delgadas hebras de hasta 90 centímetros de largo que transmiten estímulos desde y hacía el cerebro. Sus responsabilidades son de extrema importancia para el funcionamiento apropiado del cuerpo y por esta razón, la columna vertebral está compuesta de 24 huesos que protegen a estas células nerviosas.

Muchas veces a causa del estrés, la columna vertebral puede desalinearse y causar presión en las células nerviosas. Una interferencia en el sistema nervioso impide que el cuerpo funcione como debería y es la causa de que disminuya su resistencia. Esto se llama subluxación.

Como Quiropractor Tradicional objetivo, corrijo subluxaciones por medio de ajustes para permitir al cuerpo funcionar sin interferencias.

Volviendo a la diferenciación, ella ocurre cuando ciertos genes dentro de la célula son activados mientras que otros son reprimidos para prevenir la formación de proteínas indeseables. Las células diferenciadas ya no podrán desarrollar muchas de las funciones de las demás, aunque sus núcleos retienen todos los genes necesarios para hacerlo.

¿NO ES ASOMBROSO?

¿TÓQUEME, NO ME TOQUE?

Nuestros cuerpos poseen un encadenamiento de receptores táctiles que responden a una gama de estímulos y sensaciones, donde puede haber una delgada línea de diferenciación entre una cosquilla y una picadura; entre placer y dolor.

Cuando algunos estímulos se presentan durante un cierto tiempo, nos adaptamos a ellos. Nos vestimos todas las mañanas y, al principio, varios receptores envían mensajes al cerebro que nos concientizan acerca del peso, textura y presión de la ropa. Pero luego de un tiempo los mensajes disminuyen y desaparecen, desconectados porque los estímulos continuos y de intensidad constante frenarían la activación de los receptores. Usted puede aceptar y encariñarse con un gato pesado que se enrosque en su falda no porque el gato se vuelva más liviano sino porque después de un tiempo usted no tendrá conciencia de su peso. Debe suceder un cambio para que se reactiven los receptores. Estamos tan acostumbrados al reloj pulsera que olvidamos que lo llevamos puesto hasta que de repente atraiga nuestra atención si el cierre se rompe y el reloj corre peligro de caerse. Al final del día, los receptores sentirán el placer de quitarse la corbata, la chaqueta y los zapatos ajustados.

Esta es la razón por la que las subluxaciones vertebrales (interferencia o presión en los nervios) pueden suceder sin que usted lo note por un largo tiempo. Esta es la razón de la necesidad de un control quiropráctico regular.

¿NO ES ASOMBROSO?

¿EJES O AXONES?

Cada pocos segundos en todos los días de la vida, decenas de billones de mensajes sensoriales viajan como impulsos electroquímicos a lo largo de esbeltas ramificaciones del sistema nervioso humano. Ellos se desplazan hacia los cuarteles centrales de comunicación en el sistema nervioso central: el cerebro y la médula espinal. De cincuenta a cien billones de células nerviosas, las neuronas, actúan como especialistas en información. Cada una de ellas recibe mensajes en sus ramificaciones, llamadas dendritas, y envían señales a través de una fibra nerviosa única, o axón. Los axones fuera del cerebro y de la médula espinal a menudo forman cables que traen información al cerebro desde los receptores sensoriales o llevan órdenes a los músculos, glándulas y órganos.

La mayoría de las fibras nerviosas están envueltas en mielina, la cual forma una gruesa capa exterior. La mielina actúa como un aislante y les permite a los impulsos nerviosos moverse con mayor rapidez. A lo largo de las grandes fibras nerviosas, tales como las largas ramificaciones de los nervios ciáticos de las piernas de unos 90 centímetros, los impulsos viajan por encima de los 460 kilómetros por hora.

Un ajuste regular permite a los impulsos mentales viajar sin interferencias. De este modo el cuerpo funciona mejor, se cura mejor y demuestra una mayor resistencia.

¿NO ES ASOMBROSO?

¿TENEMOS DERECHO A QUEJARNOS?

Hay momentos en la vida de todos en los que es necesario detenerse y buscar profundamente dentro de uno mismo… para descubrir qué es lo más importante en la propia vida. Sea que consideremos que es más importante ser un cónyuge, tener niños, amigos, posición o dinero hay algo que sobresale primero y por encima de cualquier otra prioridad: a saber, el rendimiento humano. El rendimiento humano es el principio imprescindible para el cumplimiento de cualquier aspiración en cualquier dominio de nuestras vidas.

Sin un rendimiento humano efectivo estamos limitados en todos los aspectos de nuestras vidas. Sin rendimiento humano adecuado somos menos de lo que podríamos ser para nosotros mismos, nuestros seres queridos y la sociedad en su conjunto. Sin rendimiento humano máximo no podemos disfrutar de ninguna relación marital o amorosa, ni de nuestros niños, de nuestros amigos, nuestro dinero o cualquier posesión material.

¿Se acuerda de aquella vez en la que usted se estaba sintiendo triste e intentaba disfrutar un momento romántico, o llevar los chicos al zoológico o dirigir una reunión de negocios? Sin ninguna duda, lo que usted recuerda es que no era capaz de funcionar de la mejor manera… su desempeño estaba malogrado por incomodidad, síntomas o dolencias.

Como vemos, el rendimiento humano es el factor más necesario en la vida de todos para lograr un estado de bien-estar físico, mental y social. Lo que es más, el grado de que somos capaces de disfrutar de la vida depende directamente del estado de nuestro rendimiento.

Es desafortunado que muchos de nosotros hayamos sido engañados para creer que podemos dar por sentado el rendimiento humano… de que podemos abusar de nuestros cuerpos y "cuidarlos" solamente cuando estamos exhaustos por el mal funcionamiento que siempre está causando síntomas y dolor como un aviso de que algo esta necesitando de que le prestemos atención. Es irónico pero es verdad que el americano promedio gasta más energía, tiempo y dinero cuidando su casa o su auto que en su propio cuerpo.

Es nuestro derecho como seres humanos libre-pensantes decirnos a nosotros mismos: "no me importa mi cuerpo ni mi rendimiento humano". Pero debe recordarse que es el derecho del cuerpo quejarse y desgastarse, dándonos un goce de la vida menos que óptimo, resultando en una vida de dolencias. Si elegimos ignorar nuestros cuerpos y descuidar nuestro rendimiento humano, entonces no tendremos derecho a quejarnos a nadie más que a nosotros mismos cuando el libre flujo de nuestro estilo de vida se interrumpa con molestias y enfermedades.

El rendimiento humano es nuestra responsabilidad individual y debemos trabajar en esto para mantener su máximo potencial. El Quiropractor Tradicional corrige subluxaciones vertebrales que interfieren con el flujo adecuado de los impulsos mentales del sistema nervioso del cuerpo y le permite por lo tanto expresar mejor su propio potencial innato, el cual a su vez mejora el rendimiento humano en todos los niveles de la experiencia humana.

¿NO ES ASOMBROSO?

¿PODEMOS OBSERVAR?

¿Podemos observar que:

- La vida y la salud provienen del interior de nuestro cuerpo, no de un frasco, una píldora, una aguja o un bisturí?

- El fenómeno de la creación no finalizó con el nacimiento sino que continua y permanentemente sigue desde la concepción hasta el momento de la muerte?

- Nuevas células son creadas a cada segundo de nuestras vidas dentro de nuestro cuerpo?

- **El poder innato que creó nuestros cuerpos sabe más acerca de él para hacerlo funcionar que el finito, limitado conocimiento y educación de todos los graduados universitarios puestos juntos?**

- El sistema nervioso es el sistema que usa el poder innato para hacer funcionar, controlar y coordinar al cuerpo humano?

- El flujo normal de la energía vital desde el cerebro a lo largo de la médula espinal y los nervios hacia el resto del cuerpo significa la expresión plena del potencial innato del cuerpo?

- La muerte por ahorcamiento es causada por la compresión que ejercen los huesos del cuello (las vértebras) sobre el sistema nervioso a tal punto que originan un flujo energético nervioso anormal desde el cerebro hacia el resto del cuerpo tan grave que da como resultado la muerte?

- Cualquier cantidad de compresión al sistema nervioso causado por un pequeño desplazamiento de una vértebra (hueso de la columna) producirá un flujo de energía nerviosa anormal desde el cerebro hacia el resto del cuerpo que siempre dará como resultado una disminución en el funcionamiento humano y eventualmente conducirá a la muerte?

- Un estilo de vida antinatural, la polución del aire, del agua y de los alimentos, juntamente con traumas físicos tales como lesiones deportivas, latigazos, caídas, riñas, ejercicios extenuantes, posturas inadecuadas, sacudidas, tirones, resbalones, esfuerzos y fatiga causan pequeños desplazamientos vertebrales (huesos de la columna), haciendo presión sobre los nervios sensitivos, interfiriendo con el flujo natural de impulsos mentales desde las células cerebrales a las células tisulares, interrumpiendo el flujo de energía desde el cerebro al resto del cuerpo, siempre dará como resultado una disminución en el funcionamiento humano y eventualmente conducirá a la muerte?

- Un NUEVO enfoque sobre el realce del rendimiento humano, la Quiropraxia, fue fundado y desarrollado en 1895?

- La Quiropraxia no es una forma de medicina convencional u holística?

- La Quiropraxia está estricta y únicamente interesada por la corrección de las subluxaciones vertebrales que interfieren a la transmisión de los impulsos mentales entre el cerebro y las partes del cuerpo, por lo tanto realza el rendimiento humano permitiendo que el cuerpo exprese mejor su propio potencial?

- La expresión de vida y el potencial innato del cuerpo son vitales para el rendimiento humano lo cual a su vez realza todos los niveles de la experiencia humana?

- Este NUEVO sistema tiene tres aspectos principales, que son: filosofía, arte y ciencia… cada uno relacionado con los otros y a su vez dependiendo de la filosofía?

- Este NUEVO sistema de Quiropraxia está basado en un principio natural concerniente a los seres humanos y ofrece un sistema económico cooperativo al alcance de todos?

Continúa en El Folleto #93B

Continuado de El Folleto #93B

- Estos NUEVOS conceptos y principios han sacudido a la humanidad tanto en términos de revolución como de evolución?

- Apertura mental significa investigar NUEVOS principios e ideas?

- Ya que la Quiropraxia es NUEVA, por qué no investigarla en su totalidad?

- Investigar la Quiropraxia podría literalmente cambiar su vida para mejor?

¿NO ES ASOMBROSO?

¿PODEMOS PERCIBIR PLENAMENTE CUANDO DEJAMOS LAS COSAS COMO ESTÁN?

Es un triste comentario en nuestra civilización que cuando hablamos de medio ambiente, usualmente nos referimos a sus efectos indeseables. La palabra "medio ambiente" evoca en la actualidad las pesadillas de la vida industrial y urbana; agotamiento de los recursos humanos, acumulación de residuos, polución en todas sus formas: ruido, hacinamiento, reglamentación, los miles de desgracias de la crisis ecológica. Así como los antiguos peregrinos veían a la naturaleza en los alrededores de Provincetown Harbor como espantosa y repleta de demonios, así nosotros tememos el mundo que hemos creado. Como resultado, estamos fuertemente comprometidos con evitar los peligros y con el mantenimiento de un estado tolerable, más que con la creación de **NUEVOS y positivos valores** a través del desarrollo de las potencialidades del medio ambiente humanas.

Pensar acerca del medio ambiente solamente en términos tan negativos no es bueno para mejorar las condiciones de vida actuales. Si limitamos nuestros esfuerzos a la corrección de los defectos del medio ambiente, nos comportaremos cada vez más como bestias que están siendo cazadas buscando refugio detrás de una interminable sucesión de aparatos de protección, cada uno más complejo y más costoso, menos fiable y menos confortable que sus predecesores. Es verdad que la solución a cualquier problema de esta magnitud puede ser encontrada solamente en un nivel diferente de aquel en el cual fue creado. En la actualidad desarrollamos dispositivos en los automóviles para protegernos de la contaminación y complicados tratamientos de filtrado para purificar el agua tremendamente contaminada… el día de mañana tendremos que utilizar máscaras de gas y filtros para el agua (que ya existen). Aunque las soluciones tecnológicas tienen alguna utilidad, complican la vida y eventualmente disminuyen su calidad. La crisis ecológica continuará incrementándose severamente si no desarrollamos valores positivos que integren el medio ambiente interno (desarrollo humano, ecología corporal, salud, potencial humano) y el medio ambiente externo (el mundo en que vivimos, aire, agua, alimentos, etc.…).

Los valores positivos a veces pueden ser introducidos desde afuera. Sin embargo, generalmente, se encuentran en las íntimas relaciones entre los seres humanos y el mundo en el que viven.

Se necesita una NUEVA clase de conocimiento, además, para predecir las probables consecuencias de las intervenciones tecnológicas y desarrollar guías racionales como sustitutos para los ajustes que el tiempo hizo posibles.

Nuestros valores recuperados deben estar en primer lugar y deben presidir por sobre la tecnología porque ellos proveen los principios básicos que le dan una calidad estética y una coherencia científica a la estructura física que personifica nuestro propósito social.

Dejemos de quejarnos y ser negativos hacía nuestra sociedad… tomemos acciones positivas, primero en relación a nuestra actitud personal y segundo, en relación a tomar las responsabilidades necesarias para un cambio gradual dentro de nosotros mismos. Porque solamente así seremos capaces de percibir completamente… y no dejar las cosas como están.

¿NO ES ASOMBROSO?

¿EL CAMBIO LLEVA TIEMPO?

La enfermedad es, en realidad, la vida en una forma alterada. La enfermedad y el malestar no ocurren de la noche a la mañana. Lleva años de falta de funcionamiento correcto del cuerpo y de falta de energía vital para que los síntomas por fin aparezcan.

En otras palabras hay básicamente tres estados de mala salud. El primero es un deterioro de la función corporal: un órgano deja de funcionar adecuadamente. A menudo es imposible detectarlo y puede suceder que ni el paciente ni el médico lo noten. Es una fase asintomática; no se siente nada.

El segundo estado produce síntomas definidos de enfermedad. Es el resultado de un mal funcionamiento actuando en el cuerpo durante un período de tiempo. Se perciben los síntomas, el paciente se siente enfermo.

El tercer estado trae consigo cambios estructurales. El tejido o la estructura del órgano cambian realmente.

En resumen:

1. Mal funcionamiento (no hay síntomas)

2. Síntomas definidos

3. Cambios estructurales.

En el presente la gente no se preocupa acerca de sí misma antes de que la segunda fase llegue. Más a menudo la tercera empieza antes de que las personas comiencen a preocuparse por su salud.

Siendo el sistema nervioso el que controla como funciona el cuerpo en su totalidad, el Quiropractor Tradicional focaliza toda su energía en mantener tal sistema libre de bloqueos. Mediante la remoción de interferencias, se le permite al cuerpo funcionar normalmente. Esto previene que se desarrollen la primera, segunda y tercera fases.

Los Quiropractores Tradicionales comprenden que tiene más sentido mantener las funciones adecuadamente que luchar contra la enfermedad. Los Quiropractores Tradicionales además comprenden que la salud depende del funcionamiento adecuado más que del uso de drogas, agujas y cirugía.

¿NO ES ASOMBROSO?

¿EL MITO O LA VERDAD?

Usted puede elegir creer lo que desee. Este es el mito:

Los Quiropractores Tradicionales son doctores para la espalda.

Esta es la verdad:

Los Quiropractores Tradicionales no son "doctores para la espalda". Sin embargo si trabajan directamente con la columna vertebral, la cual está ubicada en la región de la espalda.

Quiropraxia es la ciencia, el arte y la filosofía que utiliza la energía recuperadora propia del cuerpo y se ocupa de la relación entre la columna vertebral y el sistema nervioso, así como del rol que dicha relación tiene en el mantenimiento y/o recuperación del rendimiento adecuado del ser humano.

Los Quiropractores Tradicionales corrigen subluxaciones vertebrales que ocurren durante la mayoría de los traumas estresantes de la vida, tales como: nacimiento, resbalones y caídas tanto en la niñez como de adultos, accidentes automovilísticos, lesiones deportivas, accidentes de trabajo y hábitos que no conducen a una vida saludable.

La Quiropraxia es una ciencia, arte y filosofía inimitable, en el sentido de que el Quiropractor Tradicional ofrece a la mejoría de cada uno es único y no está disponible en ningún otro lugar. La Quiropraxia le permite al cuerpo hacer uso de su energía libre y abundante para una expresión más completa de su potencial innato y de ese modo mejorar el rendimiento personal en todos los niveles de la experiencia humana, incluyendo la salud (que es el 15% de la experiencia humana).

¿NO ES ASOMBROSO?

¿HAY INVESTIGACIÓN QUIROPRÁCTICA?

Los avances de la ciencia médica y las maravillas de la tecnología moderna han eliminado una gran cantidad de los misterios y riesgos antiguamente asociados con el parto. Pocas personas se dan cuenta, sin embargo, de que el proceso del nacimiento está en estos momentos reconocido como una de las principales causas de las subluxaciones vertebrales. Aun durante los partos normales sin complicaciones, la columna vertebral está sujeta a una presión extrema por las contracciones y los pujos así como por la severa tracción en el cuello al tironearlo. Nuevos estudios revelan que las degeneraciones y distorsiones de la columna vertebral en los jóvenes y las personas mayores probablemente estuvieron presentes desde la misma infancia y a menudo se deben al proceso mismo del parto. Estas primeras subluxaciones, si no son corregidas, pueden dar como resultado un daño neurológico irreversible. La interferencia nerviosa y la irritación de la columna cervical (o cuello) por trauma en el nacimiento son reconocidas como causantes de una función anormal, comportamiento inusual y a veces, en casos extremos, de muerte.

Abraham Towbin, Doctor en Medicina, es un neuropatólogo de la Escuela Médica de Harvard. Es una de las muchas autoridades mundiales que están investigando la relación entre el proceso del nacimiento y el daño vertebral. Encontró que uno de cada tres infantes "nacido muerto" examinados parecen haber fallecido en realidad por daños cervicales durante el parto. En uno de sus tantos artículos publicados el doctor Towbin afirma: "durante la ultima parte del parto, durante la extracción final del feto, el estrés mecánico impuesto por la manipulación obstétrica, aún mediante la aplicación de procedimientos ortodoxos comunes, puede ser intolerable para el feto". Los Quiropractores han abogado durante mucho tiempo por que las columnas de los niños sean examinadas tan pronto como sea posible después del nacimiento. "Si la ramita está torcida, así crece el árbol" es un viejo refrán muy apropiado cuando se trata del desarrollo de la columna vertebral humana.

Al contrario de las crías de la mayoría de los otros mamíferos, lleva varios meses de desarrollo antes de que los músculos de un bebé humano sean lo suficientemente fuertes para mantener su cabeza erguida. Las varias etapas del desarrollo muestran la progresión usual desde que el bebé yergue la cabeza y la rota hasta que gatea, camina y corre. Si bien generalmente pasamos por alto incidentes como la caída de un niño, torceduras o golpes durante su período formativo, la evidencia nos muestra que los primeros meses son críticos para la formación de una columna vertebral y un sistema nervioso saludables. Es durante estas etapas vulnerables que deberíamos comenzar a preocuparnos por la salud de la columna infantil. Los Quiropractores están transformándose rápidamente en los proveedores primarios del cuidado de la salud para muchas familias porque ellas comprenden que la columna vertebral está sujeta a daños precoces que de otra forma se consideran incidentes normales en los primeros años de vida.

No debe sorprender que el cuidado quiropráctico para niños de todas las edades se esté volviendo popular con rapidez. Estamos siendo testigos de una revolución en la actitud de las personas hacia su salud y la de sus jóvenes. **Debido a que la Quiropraxia se especializa en la detección de posibles daños nerviosos que resultan de subluxaciones vertebrales, es común hoy en día observar que familias completas acuden al Quiropractor para un examen de columna.**

La columna vertebral es la "línea de vida del cuerpo" y debe ser protegida todo el tiempo para asegurar la mejor salud futura.

¿NO ES ASOMBROSO?

¿PRO-QUIROPRAXIA O ANTI-QUIROPRAXIA?

Navegue en Internet y lea las páginas que a través del tiempo revisan algunas grandes ideas históricas y encontrará un patrón recurrente. Una y otra vez, los mayores avances en el desarrollo de la sociedad se han encontrado con una oposición tremenda. Repetidamente, la insistencia de la gente en ser "criaturas de hábito" ha servido solamente para prolongar una actitud de terquedad y ha evitado los beneficios de encontrarse con una idea **NUEVA** y comprenderla. Enfrentémoslo, odiamos lo **NUEVO** porque nos hace sentir incómodos porque nos lleva a arriesgarnos a hacer algo que no nos resulta familiar y que requerirá un cambio en nuestro centro de gravedad interior. En otras palabras: cambiar nuestras creencias.

La clave está en tener la mente abierta, una cualidad que el explorador Cristóbal Colon encontró difícil de encontrar cuando sugirió que la tierra era redonda. Galileo fue excomulgado por haber descubierto que la Tierra giraba alrededor del sol y llevó muchos cientos de años de hechos comprobados para que el Papa confesara que la Iglesia había estado equivocada y pedir perdón a Dios y al mundo por su espantosa trasgresión. Franklin, Edison, Marconi, los hermanos Wrigth, Einstein y hoy en día Steven Hawkins anhelaron que el público tuviese una mente abierta pero la gente se burló de la noción de electricidad, despreció el concepto de sonido inalámbrico, descartó por absurda la posibilidad de que hombres y mujeres fuesen capaces de volar, nunca creyó en la energía atómica hasta la tragedia de la bomba H y en la actualidad se rehúsa a pensar en el hecho de que el tiempo y el espacio no existen como tales y que son un producto de la ilusión creada por el hombre. Más aún, a pesar de la poca predisposición a permitir conceptos innovadores, estos pioneros de la investigación y la tecnología y muchos otros como ellos persistieron y continúan persistiendo en defender el valor de sus ideas.

En nuestros días, los Quiropractores Tradicionales presentan también otro **"NUEVO"** descubrimiento relacionado con el rendimiento humano. Ha tenido oposición desde 1895 y continúa teniendo prensa adversa de aquellos que no tienen ni quieren tomarse el tiempo para investigar los méritos de la Filosofía Quiropráctica. **Ésta está basada en un principio tan hermoso en su simplicidad que aparece como un cambio radical para cada uno de nuestros pensamientos y conceptos ya establecidos. En palabras simples, los Quiropractores Tradicionales reconocen que hay una inteligencia innata que lo ha creado y organizado a usted desde dos diminutas células, la cuál le dio vida y la mantiene.** Los Quiropractores Tradicionales se dan cuenta de que la salud no tiene nada que ver con síntomas o enfermedades y representa solamente el 15 % de la experiencia humana. La falta de la salud está causada por un cuerpo que no está funcionando apropiadamente. ¡Es simplemente de sentido común que si su cuerpo está funcionando correctamente, usted está saludable; si no está funcionando correctamente, a usted le está faltando salud! Corrija la causa de la disfunción y devolverá al cuerpo su natural y armonioso estado de salud.

¡La Quiropraxia prospera no solamente porque tiene sentido común, sino también porque funciona! Esta **NUEVA IDEA** reconoce que el más grande sanador de todos los tiempos no fue Hipócrates, el Padre de la Medicina, ni tampoco David Daniel Palmer, el creador de la Quiropraxia. ¡El más grande sanador de todos los tiempos es la inteligencia innata que está dentro de usted! Esta inteligencia innata es el principio que sostiene la vida en el interior de todos y cada uno de los organismos de nuestro planeta. Es responsable de la creación de **NUEVAS** células en el cuerpo humano durante cada momento de su existencia. La sanación es la acción del normal reemplazo de células quitando las anormales que se han producido como resultado de un mal funcionamiento en el interior del cuerpo interfiriendo con esta inteligencia vital innata.

Veamos este proceso más profundamente. Todas las funciones corporales están dirigidas por la inteligencia innata del cuerpo usando al cerebro como el coordinador maestro a través del sistema nervioso. La inteligencia innata del cuerpo utiliza al sistema nervioso para controlar libremente todos los mecanismos de defensa y los procesos de salud a través de la reproducción celular. La tarea del Quiropractor Tradicional es vital y directa al ocuparse de la columna vertebral que aloja y protege al sistema nervioso central. Manteniendo los 24 segmentos móviles de la columna en posición adecuada, asegura un abastecimiento

Continúa en El Folleto #98B

nervioso apropiado para cada célula, por lo tanto asegura un reemplazo celular normal que a su vez produce una función corporal adecuada. El resultado es una mejor expresión de la inteligencia innata corporal que a su vez aumenta el rendimiento humano y brinda más salud.

Este **NUEVO MÉTODO** es tan simple que ha sido combatido y resistido por el orden médico establecido por más de 100 años del mismo modo en que Franklin, Edison, Einstein, Hawkins y Palmer lo fueron al haber descubierto algo **NUEVO.** Y, créase o no, así es como los seres humanos reaccionan a lo **NUEVO.**

¿NO ES ASOMBROSO?

¿ESTÁ BUSCANDO A LA SALUD A TRAVÉS DEL AGUJERO DE LA CERRADURA?

Durante siglos, el hombre ha estado buscando a la salud a través del agujero de la cerradura de la terapia (tratando los efectos): "¿No tengo síntomas? Estoy bien." ¿Entonces, por qué el "súbito" ataque al corazón, el "súbito" ataque de la vesícula biliar, las "súbitas" piedras en los riñones, el "súbito" cáncer? ¡Sin aviso! No hay dolor, no hay síntomas, nada fuera de lo común y "¡bam!". ¿Todo "repentinamente"? ¡Debe estar bromeando! Como muchos de ustedes saben, no hay nada "repentino" cuando esto sucede en el cuerpo humano. Toma tiempo llegar a ese punto (9 meses para crear un bebé, 90 días para reemplazar células cardíacas, 120 para los glóbulos rojos, 12 años para llegar a la pubertad, 4 meses para el primer diente, 5 días para las células que tapizan el estómago, etc.). Los cardiólogos dicen que lleva de 8 a 10 años de disfunción del corazón para que los problemas cardíacos se muestren como síntomas. Los nefrólogos afirman que toma de 6 a 7 años de mal funcionamiento de los riñones para que aparezcan como síntoma los problemas renales. Los oncólogos dicen que a veces lleva alrededor de 20 a 30 años de malfuncionamiento de ciertas partes del cuerpo con cáncer para que aparezcan síntomas. Ciertamente, no hay ningún proceso que no requiera tiempo.

Así que comenzamos a darnos cuenta de que los síntomas no "cuentan la historia". La Quiropraxia, que no es un tratamiento de síntomas ni enfermedades, es el único arte, ciencia y filosofía que reconoce un elemento común en todas las disfunciones corporales.

Cuando el cuerpo no funciona adecuadamente, no se sana adecuadamente, no tiene resistencia adecuada para defenderse contra los virus, gérmenes y bacterias; y lo más importante de todo, no vive adecuadamente. Los Quiropractores Tradicionales reconocen que el mal funcionamiento del cuerpo sucede cuando hay una interferencia en el flujo de energía nerviosa desde las neuronas del cerebro hacia las células tisulares o desde las células tisulares a las células del cerebro causada por subluxaciones vertebrales.

Dicho de otro modo, una subluxación vertebral en una agresión al sistema nervioso causada por una ligera presión de una vértebra sobre la médula espinal y los nervios. El resultado final de una subluxación vertebral es una carencia de una adecuada transmisión de los impulsos mentales (que es energía nerviosa) desde el cerebro hacia las partes del cuerpo que hace que funcionen mal. Por supuesto, los libros de texto de ciencia básica reconocen que el sistema nervioso central (cerebro y médula espinal) es el órgano más importante de la comunicación dentro del cuerpo humano. Pero de algún modo este hecho no parece importar demasiado más allá de todo lo dicho en estas páginas.

En tiempos de Colón se creía que la tierra era plana y que si alguien se aventuraba hasta cerca del borde… bueno… ¡Adiós amigo! Pero el viejo Cristóbal Colón tuvo el coraje de navegar cruzando el Atlántico y encontrar un NUEVO mundo en el proceso. Seguramente había muchos en la corte de la reina Isabel que lo llamaron "radical" o "fanático". Ellos eran los que basan su opinión en la "autoridad" cuando, de hecho, estaba basada en el temor a lo desconocido, de básicamente perder lo conocido y lo que los hacía sentir seguros y por lo tanto ignoraban la verdad de la cuestión. Encarcelaron a Galileo por atreverse a sugerir que la Tierra giraba alrededor del sol y no viceversa. Las "autoridades" pusieron a D. D. Palmer, el descubridor de la Quiropraxia, también en prisión, porque él tuvo el coraje de hablar acerca de un enfoque completamente NUEVO para la comprensión del funcionamiento del cuerpo humano. Ahora, los Quiropractores Tradicionales saben, más allá de toda duda, qué sucede: el cuerpo gira alrededor del sistema nervioso tal como la Tierra lo hace alrededor del sol. Es una ley inmutable. Finalmente, la ciencia está comprendiendo a los Quiropractores Tradicionales y reconoce esta verdad suprema. No se deje atrapar en el sistema de pensamiento del "mundo plano".

La salud no es la presencia o ausencia de síntomas. La salud está si la energía vital llega desde el cerebro a los 70 trillones de células de su cuerpo en calidad y cantidad normales. Una vértebra puede ejercer presión sobre el sistema nervioso e interferir a esa energía vital. Si queremos alcanzar nuestros derechos de

Continúa en El Folleto #99B

nacimiento, dados por Dios, de una vida saludable sin temores, entonces asegurémonos de controlar nuestra columna semanalmente para la detección y corrección de subluxaciones vertebrales.

La próxima vez que usted escuche "fanático" o "radical" en relación a los Quiropractores Tradicionales, recuerde que la gente pensaba que la Tierra era plana y que el sistema solar giraba alrededor del sol. Los Quiropractores Tradicionales están adelantados a su tiempo, igual que Colón y Galileo.

¿NO ES ASOMBROSO?

NOTA A LOS DOCTORES:

Considere preguntar a su miembro de práctica: "¿Por qué dices eso?"

Haz esto a menudo. La respuesta que te brinden te dará una idea

al proceso de pensamiento; si entienden qué

usted está diciendo en lugar de simplemente recitar una respuesta de stock..

¿QUÉ ES UN QUIROPRACTOR TRADICIONAL?

Un Quiropractor Tradicional es un Doctor en Quiropraxia que comprende los principios de la Quiropraxia y los usa para ayudar a la gente a expresar mejor su potencial innato. El Quiropractor Tradicional es conciente de que todas las funciones corporales están bajo el perfecto control de la inteligencia innata, la cual usa el sistema nervioso como medio de comunicación.

El Quiropractor Tradicional conoce la causa de la interferencia en el sistema de comunicación dentro del cuerpo humano: se la llama subluxación vertebral. Cuando hay una interrupción en la comunicación, se altera el rendimiento del cuerpo disminuyendo su capacidad para llegar a su completo potencial innato. Por lo tanto, el Quiropractor Tradicional localiza, analiza y corrige subluxaciones vertebrales exclusivamente, las cuales siempre causan una gran interferencia en el sistema nervioso alterando las comunicaciones dando como resultado un funcionamiento incorrecto del cuerpo. Una vez corregidas las subluxaciones vertebrales, la fuerza vital es restaurada permitiendo al individuo expresar mejor su potencial innato.

Cualquier practicante de la Quiropraxia haciendo algo menos o algo más que esto, algo diferente o algo con diferente propósito a lo antedicho, no es un Quiropractor Tradicional.

¿NO ES ASOMBROSO?

Paso 1: Pregúntele al miembro de la práctica: En sus propias palabras, ¿qué es un Quiropráctico tradicional?

Paso 2: Acepte o corrija su respuesta.

Paso 3: Luego dígale al miembro de la práctica:

> *Elijo ser un Quiropráctico tradicional porque hay terapeutas profesionales que están calificados para brindar su servicio especializado, si ese servicio es necesario.*

Principios: 20, 28, 29, 30, 32

¿PODRÍA EXPLICAR QUÉ ES LA INTELIGENCIA INNATA?

Una simple comprensión de nuestra llegada a este mundo nos ayudará a responder esta gran pregunta.

Usted fue concebido dentro del vientre de su madre a partir de dos diminutas células: un espermatozoide y un óvulo. Ellas se unieron y multiplicaron durante nueve meses hasta alcanzar un total de 400 trillones de células. Un bebé humano al nacer tiene un cerebro, un sistema nervioso, un sistema respiratorio, un sistema circulatorio y muchos sistemas más, algunos de los cuales la ciencia aún no conoce.

Como puede ver, su cuerpo está muy bien organizado. La pregunta a plantearnos es la siguiente: ¿Qué causa organización? Y la respuesta es: ¡Una acción inteligente causa organización!

¿Puede usted concebir un chip de la más complicada computadora sucediendo simplemente por pura buena suerte? ¿O una sinfonía musical compuesta sólo por casualidad? ¡Claro que no! Evidentemente, sus fantásticas organizaciones prueban que se necesitan individuos inteligentes para crear estos sistemas complejos.

Ahora bien, ¿piensa usted que es posible que la creación de un bebé, con todos sus intrincados sistemas internos sucede debido a la suerte? Seriamente, los seis mil millones de personas que habitan nuestro planeta con cuerpos que poseen una organización similar no son meros resultados del azar. Puesto que el cuerpo está bien organizado, debe ser, lógicamente hablando, en primer lugar el resultado de una inteligencia lo suficientemente aguda para ensamblarlo y organizarlo.

La organización de su cuerpo está bajo el perfecto control de una gran sabiduría que llamamos Inteligencia Innata. Innata significa "nacida con usted, dentro de usted.".

Todo el mundo tiene una inteligencia innata y nadie puede controlarla voluntariamente. Suponga que tiene un bocadillo para merendar. ¿Cuánta agua necesita beber exactamente para neutralizar la sal? ¿Cuánto más rápido tiene que palpitar su corazón si necesita correr para alcanzar un ómnibus, cortar leña o hacer cualquier clase de ejercicios? ¿Cuánto azúcar debe quemarse dentro de su cuerpo para mantenerlo a una temperatura normal?

Bueno, estas cuestiones no tienen que preocuparle en lo más mínimo. No hay en el mundo ningún químico o un científico que pueda decírselo. Pero su hígado puede hacerse cargo del problema del azúcar aunque usted nunca haya siquiera visto un texto de química. Su corazón, el número de latidos y su estómago pueden pedirle la ingestión de agua y decirle cuándo es suficiente. Su inteligencia innata utiliza el sistema nervioso para comunicarse y controlar cada función de todos y cada uno de sus sistemas, órganos, glándulas y células conocidas y desconocidas dentro de su cuerpo.

¿NO ES ASOMBROSO?

Paso 1: Pregúntele al miembro de la práctica: ¿Qué es exactamente la inteligencia innata?

Paso 2: Acepte o corrija su respuesta.

Paso 3: Luego dígale al miembro de la práctica:

Es la Ley Biológica de Adaptación dentro de los seres vivos. Adapta fuerzas universales como la gravedad, la termodinámica, la conservación de la energía, etc. para su uso en el cuerpo.

¿CÓMO PUEDE EL CUERPO NO FUNCIONAR BIEN?

Puesto que su inteligencia innata coordina TODAS las funciones de su cuerpo a través del sistema nervioso, es importante que sus nervios se encuentren libres de cualquier obstrucción o interferencia causada por una subluxación vertebral. Porque, igual que los cables de fibras ópticas, si los nervios se incomunican, o están obstruidos, o molestados de cualquier otro modo, el órgano en particular o zona a quienes estos nervios sirven, alterarán sus funciones. Es como una videocámara, trabajando en perfecto orden pero sin batería; sin nada que la haga funcionar. Para que su cuerpo funcione bien, debe estar trabajando en forma correcta. Su fuerza vital debe fluir a través de sus nervios sin interrupción a todo sistema, órgano, glándula y célula de su cuerpo.

Recordemos que cada vez que uno de sus nervios esté interferido, alguna parte de su cuerpo no puede recibir la fuerza vital enviada por su INTELIGENCIA INNATA y éste no funcionará bien, dependiendo de la magnitud de la interferencia. **Si ésta interferencia es causada por una subluxación vertebral y se corrige, el funcionamiento normal se restablece,** dándole nuevamente el perfecto control a la inteligencia innata permitiéndole a su cuerpo recibir toda la fuerza vital y funcionar exactamente como se intentaba.

¿NO ES ASOMBROSO?

Paso 1: Pregúntele al miembro de la práctica: ¿Cuál es la interferencia principal a la inteligencia innata que yo chequeo en cada visita?

Paso 2: Acepte o corrija su respuesta.

Paso 3: Luego dígale al miembro de la práctica:

Las subluxaciones son como el spam, yo borro los e-mails no deseados.

Principios: 20, 23, 28, 29, 30

¿QUÉ ES EXACTAMENTE UNA SUBLUXACIÓN VERTEBRAL?

El cuerpo humano funciona tanto como una fábrica química como también como una central eléctrica. Está bajo el perfecto control de la inteligencia innata del cuerpo la cual usa el sistema nervioso para enviar impulsos químico-eléctricos para comunicarse con todas las células del cuerpo. Estos impulsos tienen un solo propósito: permitirle al cuerpo funcionar adecuadamente. Si la energía vital que fluye codificada dentro de estos impulsos que salen del cerebro y viajan a través del sistema nervioso es recibida con precisión tal como fue concebido por la inteligencia innata, los sistemas, órganos, glándulas y todas las células del cuerpo estarán funcionando eficientemente. El resultado de todo esto será que el cuerpo podrá expresar su máximo potencial innato.

El potencial innato se relaciona con toda experiencia humana. Puesto que el sistema nervioso conduce la energía vital a través del todo cuerpo, está muy bien protegido. Una estructura ósea llamada columna vertebral circunda al sistema nervioso.

La columna vertebral está sostenida en su lugar por los músculos y ligamentos de la espalda. Esta columna de huesos es lo bastante flexible como para permitir multitud de movimientos. Sin embargo, debido a su flexibilidad, algunos de los segmentos de la columna llamados vértebras pueden desalinearse y al hacerlo, presionar la delicada salida de los nervios entre esas vértebras. A esto se lo denomina: subluxación vertebral.

Una subluxación vertebral siempre da como resultado una alteración del flujo de energía vital codificado dentro de los impulsos nerviosos electro-químicos que cursan a través del sistema nervioso y por lo tanto causa que el cuerpo funcione mal.

Si el cuerpo no está trabajando apropiadamente, su rendimiento disminuirá afectando a todos los sistemas corporales. El sistema inmunológico funcionará incorrectamente, la resistencia del cuerpo disminuirá, otros sistemas se dañarán, los mecanismos de reparación y curación serán ineficientes lo cual dará como resultado que las células perderán su capacidad excretoria, su productividad y no se reproducirán normalmente. En síntesis, todo el cuerpo, con el correr del tiempo, se mantendrá a sí mismo de manera anormal.

La persona puede no sentirse mal, tener síntomas o dolor inmediatamente, pero si el cuerpo no funciona bien durante semanas, meses o años, la expresión de su potencial innato disminuirá y toda la experiencia humana de la persona se verá afectada.

La mayoría de las veces las subluxaciones vertebrales no duelen y por lo tanto todos necesitamos revisar nuestra columna a fin de detectarlas. Los Quiropractores Tradicionales están entrenados para localizar, analizar y corregir subluxaciones vertebrales. Si se detectan una o más subluxaciones vertebrales, realizarán un ajuste específico. Si no encuentran ninguna subluxación, verán a la persona en una próxima cita para efectuar otro chequeo.

¿NO ES ASOMBROSO?

Paso 1: Pregúntele al miembro de la práctica: ¿Qué es una subluxación?

Paso 2: Acepte o corrija su respuesta.

Paso 3: Luego dígale al miembro de la práctica:

> *La mayoría de las subluxaciones no duelen. ¿Cómo se cuándo tengo una subluxación? Visitando a mi quiropráctico semanalmente.*

Principios: 20, 23, 28, 30, 32

¿LUJO O NECESIDAD?

"He estado bajo cuidado quiropráctico y mis amigos han notado una mejoría en mi salud… y sin embargo, cuando les sugerí que la Quiropraxia sería buena para ellos también, me contestaron que no había nada malo en su columna. ¿Qué debería decirles?"

Esta pregunta es muy pertinente, ya que esta actitud es extremadamente común en nuestra sociedad. Creo que lo primero que las personas tienen que darse cuenta es del hecho de que **la subluxación vertebral (pequeño desplazamiento de un hueso de la columna) casi siempre sucede sin que nos demos cuenta. En general no se producen cambios evidentes, incomodidad, dolor o falta de movilidad en la columna.** Sin embargo la dis-función, la incoordinación, la carencia de control adecuado entre el cerebro (el control maestro de las funciones humanas) y el resto del cuerpo existen para muchos de nosotros desde el momento del nacimiento. Esto un hecho desde que casi todo el que nace en un hospital a través de un "proceso normal" lo hace con una subluxación vertebral localizada en el cuello o en la parte baja de la columna. ¡La mayoría de las personas no se dan cuenta porque no tienen un parámetro con el que comparar!

Según el Dr. Chiang Suh, jefe del departamento de biomecánica vertebral de la Universidad de Colorado, el 95 % de los niños menores de cinco años, tienen una o más subluxaciones vertebrales y el 100 % de los de más de cinco años de edad tienen una o más subluxaciones vertebrales. En otras palabras, esta situación es propia de nuestra sociedad moderna.

Sus amigos deben tomar conciencia de que tan pronto como el bebé asomó la cabeza desde el vientre de su madre, alguien vino "para ayudar a la Naturaleza" y la tomó, la dio vuelta y la giró para inducir una torsión de la columna cervical (cuello) para forzar a los hombros a girar y pasar longitudinalmente a través del canal del parto. Este procedimiento rutinario causa subluxación vertebral casi el 100 % de las veces.

Ahora, una subluxación vertebral no produce inmediatamente síntomas, dolor o muerte, tan solo una lenta y progresiva disminución del flujo de la energía vital entre el cerebro y el resto del cuerpo. Con el paso del tiempo esto siempre reducirá el potencial innato de ese cuerpo, producirá mal funcionamiento, síntomas, enfermedad y muerte.

Los Quiropractores Tradicionales se sienten vitalmente preocupados e interesados en corregir subluxaciones vertebrales y así eliminar interferencia en el sistema nervioso. Esto a su vez permite el funcionamiento óptimo de su potencial innato de manera que pueda lograr un estado de bienestar físico, mental y social. No se puede afectar a uno sin afectar a los otros.

¡La Naturaleza no necesita ayuda, simplemente que no la interfieran! La Vida, la Salud y su derecho a una existencia feliz, intensa y emocionante le fueron quitados desde su mismo nacimiento. ¡Ahora es tiempo de recuperarlos porque, después de todo, es el derecho que le concedió Dios al nacer!

¿NO ES ASOMBROSO?

Paso 1: Pregúntele al miembro de la práctica: ¿Es el cuidado quiropráctico un lujo o una necesidad?

Paso 2: Acepte o corrija su respuesta.

Paso 3: Luego dígale al miembro de la práctica:

    El cuidado quiropráctico es una necesidad para que su cuerpo pueda funcionar correctamente. ¿Lo sabía?

Principios: 30, 32

¿ENFERMO Y CANSADO DE ESTAR ENFERMO Y CANSADO?

La filosofía quiropráctica afirma: Una subluxación vertebral, que es una interferencia en el flujo de los impulsos mentales desde el cerebro a las células del cuerpo, siempre causa una disminución en la expresión del potencial innato y por lo tanto produce un mal funcionamiento interior.

La filosofía de la quiropraxia también afirma: Corrija la subluxación vertebral y se restaurará el flujo de impulsos mentales desde el cerebro hacia las células del cuerpo y siempre causará un incremento de la expresión del potencial innato, y por lo tanto un mejoramiento de las funciones corporales.

¿NO ES ASOMBROSO?

Paso 1: Pregúntele al miembro de la práctica: Cuando corrijo las subluxaciones de la columna vertebral ¿Qué le estoy haciendo a su cuerpo?

Paso 2: Acepte o corrija su respuesta.

Paso 3: Luego dígale al miembro de la práctica:

Estoy sacando el spam de sus órganos y les envío la información correcta para que puedan funcionar adecuadamente.

Principios: 23, 30, 32

¿EN DÓNDE ESTÁ USTED? ¿EN ALGÚN LUGAR INTERMEDIO?

1. Cuando los nervios se desconectan, la VIDA se desconecta.

2. Cuando la VIDA se desconecta, el resultado es la muerte.

La Quiropraxia no es un tratamiento o una terapia para ninguna condición de enfermedad. El propósito de la Quiropraxia es facilitar una mejor expresión de la vida interior del cuerpo.

    1. Plenitud o salud = vida Total

    2. Muerte = Total ausencia de vida

    3. En algún lugar intermedio = vida Parcial

Cuando la Vida se ahoga de alguna manera, tenemos una situación que llamamos parcial (vida parcial, salud parcial, <mal-estar>, función parcial, control parcial, coordinación parcial, etc.). Aun si la gente se siente bien, cuando una parte de su vida se ahoga, no está en un estado de plenitud, de total salud, y consecuentemente está en un estado de MAL-ESTAR (todo parcial).

En el estado de mal-estar el cuerpo progresa en tal medida que muchas células de sus tejidos funcionan mal y colapsan. Signos, síntomas y cualquier tipo de dolor aparecerán eventualmente. La persona tiene una enfermedad cuando estos síntomas se manifiestan dentro del cuerpo.

Esto puede tomarle a una persona tanto como cuatro a seis años antes de que los síntomas aparezcan (como cáncer, piedras en los riñones y artritis por ejemplo). Como usted sabe, estas enfermedades no se desarrollan en una noche. ¿Por qué sentarse a esperar que aparezcan los síntomas? Los hospitales están llenos de gente que la semana pasada no tenía signos ni síntomas y ahora se están muriendo.

El famoso filosofo Aldous Huxley dijo una vez: "Los hechos no dejan de existir porque los ignoremos."

¿NO ES ASOMBROSO?

Paso 1: Pregúntele al miembro de la práctica: Dado que el 100% de la energía vital es la salud, ¿cómo se llama el 0% de la energía vital?

Paso 2: Acepte o corrija su respuesta.

Paso 3: Pregúntele al miembro de la práctica: Entre 1% y 99%, ¿cómo se llama eso?

Paso 4: Acepte o corrija su respuesta.

Paso 5: Luego dígale al miembro de la práctica:
    Queremos estar lo más cerca posible del 100%

Principios: 6, 14, 15, 20, 31

¿ES ASÍ DE SIMPLE?

El cuerpo humano es una planta motriz de VIDA y ENERGÍA. **La Inteligencia Innata del cuerpo es el control maestro de todo lo conocido y desconocido sobre usted.** La Inteligencia Innata usa su cerebro como el generador de energía vital; la médula espinal es el cable principal de alta tensión entre el cerebro y el cuerpo, y los nervios son los cables secundarios que corren desde la médula espinal a los órganos, glándulas y cualquier otra parte del cuerpo.

La médula espinal está enfundada en un tubo protector llamado columna vertebral. Para permitir libertad de movimientos, ésta es flexible en todas direcciones. Está compuesta por 24 segmentos móviles llamados vértebras. La estructura de las vértebras es una de las estructuras óseas más complejas de todo el cuerpo. Las articulaciones entre las vértebras también son las articulaciones más complejas de todo el cuerpo.

Cuando la médula espinal o los nervios espinales sufren una presión ejercida por el desplazamiento de una o más vértebras (subluxación vertebral), la comunicación normal entre el cerebro y el resto del cuerpo se altera. La expresión innata de ese cuerpo disminuye y empieza el problema, desapercibido al principio…Después de un tiempo, el tejido celular afectado en su comunicación comienza a perder su capacidad productiva, a perder su capacidad para excretar apropiadamente y a perder su capacidad para reproducirse normalmente. Eventualmente aparecerán signos y síntomas, al principio suavemente y tarde o temprano los órganos, glándulas o sistemas involucrados se averían. Es en éste momento que la mayoría de la gente presta mayor atención y la lleva a pedir ayuda.

Por otro lado, cuando la médula espinal o los nervios espinales están libres de interferencias causadas por subluxaciones vertebrales, la inteligencia del cuerpo usa el cerebro para comunicarse normalmente y con precisión con las células. Esto permite a las células ser productivas, excretar apropiadamente y reproducirse normalmente. El resultado es un cuerpo que funciona correctamente en todo momento, rindiendo de la mejor manera y expresando más de su potencial innato. La experiencia humana total se realza y la salud (que constituye el 15% de la experiencia humana) mejora. El resto de la experiencia propia del ser humano, la vida espiritual, la vida familiar, la vida laboral, la vida social, la vida financiera, etc….funciona con eficiencia.

La Quiropraxia tiene una sola meta: localizar, analizar y corregir subluxaciones vertebrales en concordancia con su filosofía. Esto le permite a cada hombre, mujer y niño expresar más de su potencial innato.

El resultado final es un verdadero estado de expresión vital, coordinación y rendimiento humano mejorando las capacidades mentales e intelectuales y mayor creatividad.

El Quiropractor Tradicional se preocupa por mantener su sistema nervioso libre de interferencias, buscando la presencia de subluxaciones vertebrales y corrigiéndolas. Esta es la CLAVE para una expresión vital verdadera y gozosa. ¡Es así de simple!

¿NO ES ASOMBROSO?

Paso 1: Pregúntele al miembro de la práctica: ¿Cuál es el objetivo de la quiropráctica?
Paso 2: Acepte o corrija su respuesta.
Paso 3: Luego dígale al miembro de la práctica:
   El objetivo de la quiropráctica es que estés lo mejor posible.

Principios: 20, 23, 25, 27, 28, 29, 30, 32, 33

¿NATURAL O ARTIFICIAL?

¿No sería maravilloso vivir en un mundo de libertad donde pudiéramos respirar aire puro sin necesidad de un aerosol nasal? ¿No sería maravilloso caminar descalzos sobre la hierba sin callos? ¿No sería maravilloso sentirse bien todo el día sin el uso de prozac?

¿No sería maravilloso caminar con la cabeza erguida sin tener que utilizar un cuello ortopédico? ¿No seria maravilloso sentirse contento y afortunado sin valium? ¿No sería maravilloso estar fuerte y movedizo a los 70 sin Metamucil Nº1 Nº 2 Nº 3 Nº 4? ¿No sería maravilloso estar listo para una noche de buen sueño sin la ayuda del Sominex?

¿No sería maravilloso vivir con todos sus órganos y glándulas sin temor a perderlos en una operación? ¿No sería maravilloso enfrentar la vida y cada nuevo día con una sonrisa y mucho entusiasmo?

Hemos vivido demasiado tiempo a la sombra de nuestra propia ignorancia y temores. Deberíamos vivir en la tierra del sol brillante como una calandria. Debemos limpiar nuestro organismo de interferencia nerviosa y permitirnos a nosotros mismos lograr más de nuestro potencial humano. Bajo el cuidado de un Quiropractor Tradicional, esto se puede y debe conseguir. Entonces y solo entonces podremos mejorar las funciones de nuestros cuerpos y lograr que el flujo del impulso mental a través de nuestro sistema nervioso viaje sin interrupciones de arriba-abajo-adentro-afuera. Tal vez la vida en un mundo de coordinación y paz comience primero por nosotros mismos.

La Quiropraxia en un método que le permite al cuerpo asegurar normalmente sus propias funciones naturales inherentes. ¿Está usted familiarizado con el término "funciones Naturales"?. Como usted sabe, la reparación, curación y restauración de la salud y la vuelta a la normalidad son funciones naturales. Algunas otras funciones naturales de un cuerpo funcionando normalmente son: la completa reparación de heridas… sanación y reparación exitosa de fracturas…eficiente rechazo de los gérmenes del medio ambiente… normalización del agobio emocional…resistencia a la invasión de organismos extraños.

Si sus funciones naturales no son correctas, si alguno de los variados mecanismos internos sufre impedimentos o interferencia, entonces usted debe reconocer que no está expresando su potencial innato y que se encuentra en un estado de mal-estar (mal funcionamiento e incoordinación) y puede eventualmente, con el tiempo, desarrollar signos, síntomas, dolor y hasta una muerte prematura.

El Quiropractor Tradicional comprende los principios de las funciones naturales del cuerpo y se preocupa por localizar, analizar y corregir interferencias a éstas funciones naturales. Dichas interferencias se llaman: subluxaciones vertebrales.

La Quiropraxia ha desarrollado una filosofía, ciencia y arte en torno a la corrección de las subluxaciones vertebrales basados en un conjunto de principios definidos (más de 30) a seguir a fin de lograr la comprensión de la esencial importancia y prioridad de la corrección de estas subluxaciones vertebrales. Los Quiropractores Tradicionales se remiten a la aplicación profunda y exclusivamente de estos principios.

Mediante el consistente y persistente examen de la columna buscando la presencia de subluxaciones

Continúa en Manual Del Medico #9B

Continuado de Manual Del Medico #88A

vertebrales y corrigiéndolas, el Quiropractor Tradicional ayuda a las personas a expresar mejor su potencial innato y permite que se normalicen sus funciones naturales al máximo nivel de eficiencia posible hoy en día.

¿No sería maravilloso aprender a vivir en libertad y conocimiento antes que en la ignorancia de lo que es verdaderamente bueno para nosotros?

¿NO ES ASOMBROSO?

Paso 1: Pregúntele al miembro de la práctica: ¿Cuántos principios hay en la Ciencia Básica de la Quiropráctica?

Paso 2: Acepte o corrija su respuesta.

Paso 3: Luego dígale al miembro de la práctica: Hay 33 Principios. 14 principios universales, 16 principios biológicos, 3 principios quiroprácticos. (Deles un ejemplo N°6 el tiempo; N° 20 la inteligencia innata, N° 31 las subluxaciones

Principios: 6, 20, 31

17 PRINCIPIOS UNIVERSALES (PRINCIPIOS 1 A 17)

1. **La Premisa Mayor** - La inteligencia universal está en toda la materia y continuamente le da todas sus propiedades y acciones, manteniéndola así en existencia.

2. **El Significado Quiropráctico De La Vida** - La expresión de esta inteligencia a través de la materia es el significado quiropráctico de la vida (existencia).

3. **La Unión De Inteligencia Y Materia** - La vida es necesariamente la unión de la inteligencia y la materia.

4. **La Tríada De La Vida** - Vida es una triada que tiene tres factores unidos necesarios, a saber: Inteligencia, Fuerza y Materia.

5. **La Perfección De La Tríada** - Para tener 100% de Vida, debe haber 100% Inteligencia, 100% Fuerza, y 100% Materia.

6. **El Principio Del Tiempo** - No hay ningún proceso que no requiera tiempo.

7. **La Cantidad De Fuerza Creada Por La Inteligencia** - La cantidad de fuerza creada por la inteligencia es siempre 100%.

8. **La Función De La Inteligencia** - La función de la inteligencia es crear fuerza.

9. **La Cantidad De Fuerza Creada Por La Inteligencia** - La cantidad de fuerza es para unir inteligencia y materia.

10. **La Función De La Fuerza** - La función de la fuerza es unir inteligencia y materia.

11. **El Carácter De Las Fuerzas Universales** - Las fuerzas de la inteligencia universal se manifiestan por las leyes físicas; son inquebrantables y no están adaptadas, y no se preocupan por las estructuras en las que trabajan.

12. **Interferencia Con La Transmisión De Fuerzas Universales** - Puede haber interferencia con la transmisión de fuerzas universales.

13. **La Función De La Materia** - La función de la materia es expresar la fuerza.

14. **La Vida Universal** - La fuerza se manifiesta por el movimiento en la materia; toda materia tiene movimiento, por lo tanto, hay vida universal en toda materia.

15. **Ninguna Moción Sin El Esfuerzo De La Fuerza** - La materia no puede tener movimiento sin la aplicación de la fuerza por parte de la inteligencia.

16. **Inteligencia En La Materia Orgánica E Inorgánica** - La inteligencia universal da fuerza a la materia orgánica e inorgánica.

17. **Causa Y Efecto** - Cada efecto tiene una causa y cada causa tiene efectos.

13 PRINCIPIOS BIOLÓGICOS (PRINCIPIOS 18 A 30)

18. <u>Evidencia De La Vida</u> - Los signos de la vida son evidencia de la inteligencia de la vida.

19. <u>Materia Orgánica</u> - El material del cuerpo de un "ser vivo" es materia organizada.

20. <u>Inteligencia Innata</u> - Un "ser vivo" tiene una inteligencia innata dentro de su cuerpo, llamada inteligencia innata.

21. <u>La Misión De La Inteligencia Innata</u> - La misión de la Inteligencia Innata es mantener el material del cuerpo de un "ser vivo" en la organización activa.

22. <u>La Cantidad De Inteligencia Innata</u> - Hay 100% de Inteligencia innata en cada "ser vivo", la cantidad necesaria, proporcional a su organización.

23. <u>La Función De La Inteligencia Innata</u> - La función de Inteligencia innata es adaptar las fuerzas universales y la materia para su uso en el cuerpo, de modo que todas las partes del cuerpo tengan acciones coordinadas en beneficio mutuo.

24. <u>Los Límites De La Adaptación</u> - La inteligencia innata adapta las fuerzas y la materia para el cuerpo, siempre y cuando pueda hacerlo sin infringir una ley universal, o la Inteligencia Innata está limitada por las limitaciones de la materia.

25. <u>El Carácter De Las Fuerzas Innatas</u> - Las fuerzas de Inteligencia innata nunca lastiman o destruyen las estructuras en las que trabajan.

26. <u>Comparación De Las Fuerzas Universales E Innatas</u> - Para llevar a cabo el ciclo universal de la vida, las fuerzas universales son destructivas y las fuerzas innatas constructivas, en lo que respecta a la materia estructural.

27. <u>La Normalidad De La Inteligencia Innata</u> - La inteligencia innata es siempre normal y su función también es siempre normal.

28. <u>Los Conductores De Las Fuerzas Innatas</u> - En los cuerpos de los animales, las fuerzas de la inteligencia innata operan sobre el sistema nervioso o a través de este.

29. <u>Interferencia Con La Transmisión De Fuerzas Innatas</u> - Puede haber interferencia con la transmisión de las fuerzas innatas.

30. <u>La Causa De La Desarmonía</u> - La interferencia con la transmisión de las fuerzas innatas causa falta de coordinación o de armonía.

3 PRINCIPIOS QUIROPRÁCTICOS (PRINCIPIOS 31 A 33)

31. **<u>Subluxaciones</u>** - La interferencia en la transmisión dentro del cuerpo siempre se debe, directa o indirectamente a subluxaciones en la columna vertebral.

32. **<u>El Principio De Coordinación</u>** - La coordinación es el principio de acción armónica de todas las partes de un organismo, para el cumplimiento de sus funciones o propósitos.

33. **<u>La Ley De Demanda Y Oferta</u>** - La ley de la demanda y la oferta existe en el cuerpo en su estado ideal; donde el sistema nervioso transmite al cerebro los mensajes del cuerpo, conforme a sus necesidades, y el cerebro actúa como la unidad central de procesamiento de la inteligencia innata que circula del cuerpo al cerebro y viceversa, para satisfacer sus necesidades.

¿ES ÉSTE EL PUNTO CRUCIAL?

La salud aproximadamente supone el 15 % de la experiencia humana y es nuestra responsabilidad individual. Si deseamos alcanzar nuestro potencial a pleno, entonces debemos hacer lo que sea necesario y estar dispuestos a pagar el precio. En primer lugar, debemos saber qué es realmente la verdadera salud. Se la define como una condición de plenitud en la cual todos los órganos y glándulas del cuerpo están funcionando al 100 % todo el tiempo.

Esto significa que para estar saludables, debemos tener todos nuestros órganos y glándulas, y deben funcionar adecuadamente todo el tiempo. Ahora vemos que salud y función están interrelacionadas y dependen una de la otra. Lo siguiente que necesitamos saber es qué controla las funciones del cuerpo y de dónde proviene.

La Anatomía de Gray, un libro de texto reconocido en todo el mundo por la comunidad científica, afirma que el propósito del cerebro y del sistema nervioso es controlar y coordinar las funciones de los demás tejidos, órganos y glándulas del cuerpo y relacionar el cuerpo con el medio ambiente, tanto interno como externo.

Los Quiropractores Tradicionales comprenden que la Inteligencia Innata del cuerpo es lo que controla y coordina las funciones del cuerpo utilizando al cerebro y al sistema nervioso como medios de comunicación. Vemos, quizás por primera vez, que la responsabilidad por el funcionamiento adecuado de nuestro cuerpo no yace en drogas, agujas, cirugías y radiaciones, sino en la Inteligencia Innata del cuerpo controlando perfectamente sus funciones. Dicho simplemente, esto significa que si su cerebro y sistema nervioso trabajan apropiadamente, permitiendo a todas las partes del cuerpo funcionar al 100 % todo el tiempo, usted estará verdaderamente saludable.

Las subluxaciones vertebrales son interferencias al flujo natural de impulsos mentales desde el cerebro a través del sistema nervioso hacia todas las partes del cuerpo, lo que causa que funcione a menos del 100 % y logre menos que su potencial normal, y por lo tanto se disfrute de menos salud.

Los Quiropractores Tradicionales buscan la presencia de subluxaciones vertebrales en la columna vertebral de las personas. Cuando las localizan, analizan y corrigen, permiten al cuerpo funcionar otra vez al 100 % y por lo tanto incrementan su capacidad de expresar más de su potencial innato y volverse más saludables.

¿NO ES ASOMBROSO?

Paso 1: Pregúntele al miembro de la práctica: Según el libro de texto de anatomía de Gray, ¿cuál es el órgano que controla cualquier otro órgano?

Paso 2: Acepte o corrija su respuesta.

Paso 3: Luego dígale al miembro de la práctica: ¿Y quién controla al cerebro?

Principios: 20, 28, 30, 31

¿PUEDE ALGUIEN CREAR UNA CÉLULA HUMANA SIN UTILIZAR ELEMENTOS DE LA NATURALEZA?

La humanidad ha estado estudiando al cuerpo humano vivo y muerto, enfermo y sano, de un modo organizado por alrededor de 5.000 años. Hemos sistematizado, computado y almacenado toda esta masa de información muerta y viva en incontables procesamientos de datos en disquetes divididos en múltiples temas. Hemos esparcido toda esta educación a través de colegios, universidades, bibliotecas e Internet a millones de cerebros a través de miles de años. Hemos deducidos teorías, las hemos explorado, las hemos probado, descartado y probado nuevamente. Hemos experimentado y practicado nuestra "educación" en las personas por toda clase de razones en todas partes y en toda clase de casos.

Si fuera posible condensar toda esta información, desechar todas estas premisas, condensarlas a todas en una sola esencia e inyectarlas en el cerebro de una persona, en un laboratorio, no habría ni un solo graduado universitario que pudiera manufacturar, realizar o sintetizar UNA célula tisular, organizar sus elementos, componer sus ingredientes y hacerla vivir, adaptar y reproducirse a si misma.

Sin embargo, dentro de cada mujer, sea de raza blanca, negra, amarilla o roja; sin educación o graduada universitaria, salvaje o civilizada, asiática, africana, aborigen o americana, judía, musulmana, cristiana, budista o atea, **hay una Inteligencia Innata que puede y logra construir cuatrocientos trillones de células tisulares en doscientos ochenta días.**

La Inteligencia Innata no solamente construye estas células, las organiza en clases diferentes para realizar ciertos tipos de trabajo, las distribuye adecuadamente cada una en su respectiva ubicación y las construye en diferentes órganos para realizar distintas funciones. La Inteligencia Innata organiza cada célula individual con cada otra célula en un cuerpo armonioso, hace que coordine cada tejido con los demás y cada órgano con otro en sistemas, químicamente, mecánicamente, eléctricamente, magnéticamente y funcionalmente. Luego, en el momento y lugar adecuados, hace que comiencen a trabajar cada una con las demás.

En su debido momento, la Inteligencia Innata construye la estructura de manera que se reproduce en otro igual de su propia clase.

Ahora bien, si pudiéramos, ¿cómo construiríamos nosotros un bebé?

¿NO ES ASOMBROSO?

Paso 1: Pregúntele al miembro de la práctica: Después de 5.000 años de investigaciones científicas, en (año actual), ¿pueden construir una célula viva a partir de carbono, oxígeno, hidrógeno y nitrógeno?

Paso 2: Acepte o corrija su respuesta.

Paso 3: Luego dígale al miembro de la práctica:

No, ¡no se puede! Sin embargo, su madre, en 280 días, pudo construir 400 trillones de células ... ¡usted!

Principios: 18, 20, 23, 32

"¿DOCTOR, PUEDE CURARME POR FAVOR?"

A lo largo del día, podemos escuchar partes de conversaciones que emanan de nuestras salas de espera. Muchas veces hemos escuchado a personas diciendo: "La Quiropraxia me curó las migrañas, la presión arterial alta, la parálisis, las molestias menstruales y porque no, desde hiper a hipofunción." Bueno, enfoquemos las cosas.

Los Quiropractores Tradicionales no curan nada. ¿Por qué? ¡Simplemente porque no pueden! Cualquier curación del cuerpo humano esta hecha por la Inteligencia Innata del cuerpo desde adentro.

Es la electricidad la que produce luz, no el electricista que conecta el interruptor… es el vapor el que da calor, no el plomero que opera la válvula…es el software el que computariza la información, no el operador de la computadora…es el agua la que alimenta las frutas, no el jardinero que abre la canilla…es la energía que está dentro de usted la que le da vida, que lo hace crecer de bebé a niño y de niño a adulto. Es su energía interior la que le permite vivir…por lo cuál si ésta es interferida, decrece la expresión de su potencial innato y causa que su cuerpo funcione mal…la que, cuando es restaurada, incrementa la expresión de su potencial innato y hace que su cuerpo funcione normalmente.

¿NO ES ASOMBROSO?

Paso 1: Pregúntele al miembro de la práctica: ¿Cuál es el nombre de la compañía de energía eléctrica que suministra electricidad a su hogar?

Paso 2: Pregúntele al miembro de la práctica: ¿Cuál es el nombre de la compañía de energía en su cuerpo que le brinda energía?

Paso 3: Acepte o corrija su respuesta.

Paso 4: Luego dígale al miembro de la práctica:

> *No es el electricista quien suministra la electricidad, sino la compañía de energía eléctrica, ¿correcto? Bueno, no es el quiropráctico "tradicional" el que proporciona energía a su cuerpo, sino la ¡INTELIGENCIA INNATA!*

¿NORMAL VS. ANORMAL?

Recuerde que la diferencia entre un cadáver y un cuerpo viviente es la ausencia o presencia de la energía vital dentro de esos cuerpos.

La diferencia entre la expresión normal de su potencial innato y una expresión anormal es el grado de integridad de su sistema nervioso. Uno de los factores que influencian la integridad del sistema nervioso es la normal o anormal cantidad y calidad del flujo de la intangible energía vital interior.

Las Subluxaciones Vertebrales son interferencias al sistema nervioso que dan como resultado una cantidad o calidad anormal del flujo de esta energía vital interior.

El Quiropractor Tradicional, mediante la localización, análisis y corrección de subluxaciones vertebrales, permite al cuerpo recobrar una vez más la integridad de su sistema nervioso regulando la cantidad y calidad de la energía vital intangible. Por lo tanto, el cuerpo tiene una mayor oportunidad de sanarse debido a una mejor expresión de su potencial innato.

¿NO ES ASOMBROSO?

Paso 1: Pregúntele al miembro de la práctica: ¿Cuál es la diferencia entre usted y un cadáver?

Paso 2: Acepte o corrija su respuesta.

Paso 3: Luego dígale al miembro de la práctica:

Es su inteligencia innata la que lo mantiene vivo. Cuando el cuerpo ya no expresa su información se convierte en un cadáver, a pesar tener la misma cantidad de materia.

Principios: 20, 21, 23, 24, 28, 29, 30, 31, 32

¿CÓMO PODEMOS AUTOPROTEGERNOS CONTRA LA ENFERMEDAD? ¿POR QUÉ TENER TEMOR POR TODO?

Mirando televisión, usted puede pensar que vivimos acorralados, en total peligro, rodeados por todos lados de enemigos, acechados por gérmenes caza-humanos, protegiéndonos contra las infecciones y la muerte solo mediante tecnología química que nos permite matarlos para mantenerlos a raya. Se nos instruye a rociar con desinfectantes en todos lados, en el aire de nuestros dormitorios y cocinas, y con especial energía en nuestros baños, puesto que nuestros propios gérmenes parecen ser los de la peor clase.

Esparcimos nubes de aerosol en nuestras narices, bocas, axilas, cuellos…aún en las partes internas de nuestros teléfonos.

Utilizamos potentes antibióticos, creando así bacterias resistentes a ellos, cuando apenas nos hacemos un rasguño y lo envolvemos en plástico. El plástico es el nuevo protector: todo lo envolvemos en él, aún los vasos plásticos de los hoteles los envolvemos en más plástico, envolvemos también en plástico los asientos de los inodoros de los baños como si fueran secretos de estado luego de haberlos irradiado con rayos ultravioleta. Vivimos en un mundo en el cual los microbios siempre están tratando de atraparnos, desgarrarnos célula por célula, y solamente permanecemos vivos y enteros por nuestra diligencia y temor.

¿Tiene realmente sentido todo esto? Pensamos en las enfermedades humanas como el resultado de un trabajo organizado y modernizado hecho clandestinamente por los "tipos malos", de los cuales las bacterias son los más visibles y mejor ubicados de nuestros adversarios. Suponemos que, de algún modo, ellas gozan con lo que hacen. ¿Nos persiguen para beneficiarse? ¿Hay tantas que las enfermedades son inevitables? ¿Son parte natural de la condición humana? ¡Vamos! ¡Esta es una visión paranoica! ¡Es pura creencia supersticiosa! Por favor, tómese solo un momento para pensarlo.

Sin embargo en la vida real, aún en nuestras peores circunstancias siempre hemos sido de un valor relativamente menor para el vasto mundo de los gérmenes, bacterias, virus y microbios. Las enfermedades no son la regla. Efectivamente, ocurren con tan poca frecuencia e involucran un número tan relativamente pequeño de especies (considerando la enorme cantidad de bacterias que existen en el mundo) que es un fenómeno anormal. Las enfermedades son el resultado de interrelaciones inconclusas dentro del cuerpo teniendo una causa.

La misma Inteligencia Innata que se halla dentro de usted está también dentro de cada uno de los organismos vivientes del planeta. Por lo tanto, puesto que el cerebro y el sistema nervioso coordinan las interrelaciones del cuerpo, es ciertamente de sentido común hacerlo funcionar normalmente sin interferencias. El Quiropractor Tradicional está dedicado a mantener la integridad del sistema nervioso humano localizando, analizando y corrigiendo subluxaciones vertebrales que son una importante causa de interferencia en el sistema nervioso, y por lo tanto afectan las negociaciones del cuerpo humano con su medio ambiente.

Cuando el cuerpo está funcionando normalmente, expresa más de su potencial innato y se interrelaciona como corresponde.

¿NO ES ASOMBROSO?

Paso 1: Pregúntele al miembro de la práctica: ¿Están vivos los virus?

Paso 2: Acepte o corrija su respuesta.

Paso 3: Luego dígale al miembro de la práctica:

> *Tienen una inteligencia innata, la misma inteligencia innata que hay en ti. No les tengas miedo. La inteligencia innata sabe cómo conducirnos y cómo manejar todo lo que está vivo.*

Principios: 20, 28, 29, 31, 32, 33

¿HAY UN BICHO DANDO VUELTAS?

En el siglo XXI, aún existe la arraigada creencia de que debido a oscuros eventos, o mala suerte, "nos pescamos un resfrío" o "hay un bicho dando vueltas."

Los virus del resfrío son tan omnipresentes como el aire que respiramos. Viven en una boca saludable, en los senos nasales y en los tejidos de la garganta, los cuales normalmente protegen al cuerpo de los ataques virales. Los tejidos están cubiertos con microscópicos vellos llamados cilias y una delgada capa de mucus. Esta mucosidad húmeda atrapa las partículas virales como un papel cazamoscas y su composición química medianamente ácida bloquea su reproducción durante suficiente tiempo como para que las cilias los barran hacia el estómago donde los poderosos ácidos digestivos los destruyen. La micro-ecología de una garganta saludable incluye una sutil interacción entre la temperatura corporal y el flujo sanguíneo que refuerza la misión antiviral de la zona.

La fatiga, el cansancio, el trabajo excesivo, la falta de sueño, ansiedad y una dieta pobre son todos factores vitales que contribuyen a **la subluxación vertebral** que a su vez provoca un cambio en el abastecimiento nervioso normal al cuerpo. Esta condición afecta la delicada ecología de la garganta, la reseca, disminuye el ácido y la enfría un poco. Estos cambios les permiten a las partículas virales penetrar en la capa de mucus, invadir las células de la garganta y reproducirse.

Por lo tanto, curar un resfrío no involucra "erradicar los gérmenes del resfrío," sino más bien restaurar el equilibrio saludable de los tejidos que inhiben la reproducción viral. Aunque pueda parecer extraño, esto es precisamente lo que hacen los síntomas del resfrío.

El dolor de garganta, la nariz que moquea, la cabeza pesada y la fiebre son manifestaciones del esfuerzo del cuerpo para re-establecer un equilibrio saludable en la garganta. La aparición de los síntomas del resfrío significa que el organismo ha desplegado sus fuerzas de curación.

Cuando los virus del resfrío penetran la capa de mucus, su reproducción mata células cancerosas. A medida que éstas mueren, liberan gran cantidad de sustancias, una de las cuales es la histamina. La histamina causa que los diminutos vasos sanguíneos, o capilares, se expandan en la zona infectada. La expansión capilar estimula que aumente el flujo sanguíneo en la zona. Este aumento del volumen sanguíneo trae consigo glóbulos blancos y anticuerpos que atacan al virus.

Desde nariz tapada, dolor de garganta, hasta fiebre... **Todos estos increíbles sucesos** están bajo el directo control de la **inteligencia innata** del cuerpo que usa al sistema nervioso llevar a cabo sus intenciones.

¿NO ES ASOMBROSO?

Step 1: Pregúntele al miembro de la práctica: ¿La inteligencia innata que se ocupa de usted cuando está sano, es la misma que lo cuida cuando está enfermo? ¿Sí o no?

Paso 2: Acepte o corrija su respuesta: SI

Paso 3: Pregúntele al miembro de la práctica: ¿Por qué?

Paso 4: Luego dígale al miembro de la práctica:

Sí, está trabajando para usted las 24 horas del día, los 7 días de la semana, independientemente de cómo se sienta porque lo mantiene vivo.

Principios: 20, 28, 31

¿ESTAMOS TRABAJANDO DEMASIADAS HORAS EXTRA?

Todos los que padecen "resfríos" de vez en cuando, presten atención a todo lo que estoy escribiendo en el siguiente segmento.

Los síntomas de un resfrío no resultan directamente de la destrucción de las células provocada por los virus, sino de la respuesta corporal a esta destrucción – específicamente, la inflamación que acompaña el ataque del sistema inmunitario sobre los virus.

Por lo tanto, cualquiera que tome alguna medicación para suprimir o enmascarar los síntomas de un resfrío, en realidad está luchando contra la respuesta necesaria del sistema inmunitario al ataque viral. Esto significa que la inteligencia innata corporal debe trabajar "horas extras" a fin de matar a los virus así como también para eliminar las drogas que se tomaron.

Comprendamos que, durante un ataque viral, las células de la membrana mucosa nasal liberan histamina, los capilares sanguíneos de la zona se dilatan y el suero sanguíneo se filtra hacia los tejidos de la membrana. La membrana se inflama. Algunos de sus tejidos secretan más mucus, no todo el cual puede moverse fácilmente a través de los conductos nasales contraídos. El exceso simplemente se elimina. Una sobrecarga de mucus en la garganta excita las terminales nerviosas que provocan tos, lo cual limpia el pasaje antes de que la carga viral del mucus pueda bajar a los pulmones. La inflamación y el daño celular estimulan a receptores de la nariz provocando el estornudo. Su cabeza se siente pesada y congestionada, su nariz moquea, su garganta está dolorida. Cada estornudo y tos expelen hacia fuera del cuerpo una rociada de gotitas cargadas con partículas virales a fin de sanar el cuerpo del resfrío.

¿NO ES ASOMBROSO?

Step 1: Pregúntele al miembro de la práctica: ¿Será más fácil o difícil para la inteligencia innata adaptar un cuerpo, que está infectado con un virus, mientras usa medicamentos de venta libre?

Paso 2: Acepte o corrija su respuesta.

Paso 3: Luego dígale al miembro de la práctica:

Es más difícil porque debe eliminar todo lo que los medicamentos están haciendo, así como luchar contra con el virus.

Principios: 20, 23

¿QUÉ ES ESTE "ALGO"?

La vida tiene un nuevo significado cuando despertamos a ese "algo" especial que yace en cada uno de nosotros. Ese "algo" es la fe y el coraje para ejercer nuestros talentos y sueños individuales; pero es más aún que eso.

Ese "algo", **nuestro compañero silencioso** a través de la vida, es una inteligencia que regula todas nuestras actividades corporales sin haber recibido educación, sin pensamiento consciente. Este compañero silencioso…inteligencia innata…convierte nuestro alimento de ayer en carne y sangre hoy. Ese "algo" es el misterioso sistema del cuerpo que sana huesos rotos, heridas, raspones y magullones.

En términos de vida, deberíamos hacer todo lo posible para asistir a nuestro compañero silencioso en los procesos corporales. Si esta **inteligencia innata** es capaz de sanar huesos rotos, magullones y raspones, entonces debe ser capaz de restaurar otras funciones del cuerpo. Todo lo que **nuestra inteligencia innata** necesita es tener un acceso apropiado a las partes con problemas del cuerpo para que ocurra la curación.

La Quiropraxia está basada en asistir a este proceso de ese "algo" interior… nuestra inteligencia innata. Cuando nuestra inteligencia innata está obstruida o entorpecida, entonces el intercambio por parte del cuerpo con su medio interno y externo está impedido.

El cuidado quiropráctico está diseñado para localizar, analizar y corregir la interferencia llamada subluxación vertebral y permitir que sea liberado el poder de nuestra inteligencia innata dentro del cuerpo para la máxima restauración y recuperación de su equilibrio normal.

El poder disfrutar una función normal… normalmente y simplemente…es conseguida liberando el poder de ese "algo" que comanda toda curación.

¿NO ES ASOMBROSO?

Paso 1: Pregúntele al miembro de la práctica: ¿Qué es lo que dirige su cuerpo las 24 horas del día, 7 días a la semana sin que usted sea consciente de ello?

Paso 2: Acepte o corrija su respuesta.

Paso 3: Luego dígale al miembro de la práctica:

La inteligencia innata es tu compañero a lo largo de toda tu vida.

Principios: 20, 23, 27, 29, 31, 32

¿QUÉ ES LA CRONOLOGÍA DEL CUERPO?

El crecimiento humano se lleva a cabo en cuatro fases. **La primera, antes del nacimiento,** resulta principalmente de la división celular. Todas las células nerviosas, por ejemplo, están presentes alrededor del sexto mes de embarazo; el sistema nervioso continúa creciendo a medida que se amplían estas células. **Durante la segunda fase, desde el nacimiento a la madurez,** la ampliación de las células existentes tiende a dominar. **El corazón de un bebé contiene el mismo número de células que el órgano mayor. Crece solamente por agrandamiento. Durante la tercera fase, la madurez,** el énfasis cambia al mantenimiento de las funciones existentes y en la reparación de daños por heridas o desgaste. **En la tercera edad, entrando en la fase final,** el crecimiento más lento no puede reparar las células perdidas y la eficiencia de nuestros órganos y tejidos declina.

Todas las fases arriba mencionadas están bajo el directo control de la **inteligencia innata** del cuerpo. Es absolutamente fascinante ser testigos de la cronología de estas fases dentro de todos y cada uno de nosotros. Es suficiente para decir que la inteligencia innata del cuerpo produce milagros constantemente. Todo lo que debemos hacer es ser agradecidos cuidando bien nuestros cuerpos.

¿NO ES ASOMBROSO?

Paso1: Pregúntele al miembro de la práctica: ¿Quién controla el proceso de envejecimiento??
Paso 2: Acepte o corrija su respuesta: La inteligencia innata.

Principio: 20

¿TENEMOS CICLOS?

¿Alguna vez se dio cuenta de que todo en la vida parece ir en ciclos? Básicamente, nuestro ciclo vital es: infancia, niñez, adolescencia, adultez y ancianidad. Pues bien, los investigadores han encontrado que la mayoría de los aspectos de nuestra vida suceden por ciclos. Lo mismo sucede en cuanto al funcionamiento de nuestros cuerpos. Hay numerosos ciclos que se repiten una y otra vez por un infinito número de veces, y hay uno en particular con el cual el quiropractor trabaja. Se llama "**EL CICLO SIMPLE**". El ciclo simple es un ciclo continuo que en realidad comienza y termina en el mismo punto; y luego empieza otra vez, en realidad no termina, ¿no es así? El cerebro es el creador de una imagen mental que luego se transforma en energía y, por medio de nervios eferentes, el impulso sale del centro y es transmitido a la periferia, o tejidos celulares. Una vez más, la transmisión ocurrirá en dirección opuesta desde el tejido celular a las células del cerebro y, como usted sabe, esto sucede a través de los nervios aferentes.

Esto es tan importante porque constituye la razón por la cual nuestros cuerpos están vivos. Es la razón por la cual nuestros cuerpos tienen la capacidad de crecer y curarse a sí mismos. La quiropraxia trata específicamente con esta filosofía. No cometa la tontería de pensar que es el quiropractor quien lo cura. Solamente el cuerpo tiene la capacidad de curarse a sí mismo. Cuando se da un ajuste, el cuerpo recobra su máxima capacidad de enviar impulsos químico-eléctricos a todos los órganos, y de allí de vuelta al cerebro. **El ciclo está hecho para ser continuo. Cualquier interferencia en ese ciclo afectará la capacidad del cuerpo para funcionar apropiadamente.**

¿NO ES ASOMBROSO?

Paso 1: Pregúntele al miembro de la práctica: Nombre un ciclo en el cuerpo humano.

Paso 2: Muéstreles un alfiler de gancho para ilustrar el ciclo simple. El ciclo cerrado es normal, el ciclo abierto tiene interferencia (subluxaciones).

Paso 3: Pregunte al miembro de la práctica:
¿Quieres que tus ciclos se abran o cierren?

Principios: 20, 23, 29, 30, 32, 33

¿USTED CUÁNTO VALE?

Tiempo atrás, se publicó un artículo que calculaba el valor de todos los químicos presentes en el interior del cuerpo humano. En términos monetarios, el número resultante fue algo así como ¡¡U$S 0,98!! Lo que querían decir es que el cuerpo humano es en realidad una combinación de agua (hidrógeno y oxígeno), carbono y algunos minerales tales como hierro, potasio, sodio y otros numerosos elementos. Si se descompusiera el cuerpo en sus componentes básicos, el valor de mercado sería menor que un dólar. En un sentido esto tiende a ser bastante humillante. Sin embargo, si se piensa más acerca de esta cuestión, se pueden sacar algunas deducciones bastante fantásticas. No hace falta decir que la vida humana vale más que un dólar. Dígales a los padres que están mirando el rostro de un recién nacido que su bebé no vale más que U$S 0,98. La existencia de un ser humano tiene un valor tan alto que no puede ser medido en dólares y centavos.

Pero el valor químico de U$S 0,98 de un humano también es un número engañoso. Es verdad, puede ser el valor de un cuerpo en su estado más simple, pero un cuerpo no existe de ese modo. La sangre está compuesta de potasio, sodio, hidrógeno, etc. Sin embargo, los 4 litros o algo así que hay en su cuerpo tienen un valor mucho mayor. El interferón es una sustancia que su cuerpo produce a partir de aquellos elementos. Los científicos están comenzando a producirlo comercialmente para el tratamiento de enfermedades a un costo de millones de dólares por cada treinta gramos. Cualquier diabético le dirá a usted el gasto diario de la provisión de insulina que ni siquiera es insulina humana. ¿Puede usted imaginar el valor de una insulina producida de calidad humana exacta, correcta para su cuerpo en particular, y en la cantidad correcta? La adrenalina, la cortisona y todas las otras hormonas no son más que carbono, hidrogeno y oxígeno y todos los otros elementos **valuados en U$S 0,98. ¿Qué es entonces lo que incrementa tanto su valor? Es la sabiduría innata de su cuerpo** que es capaz de transformar sustancias de valor de 98 centavos de dólar en compuestos químicos y fluidos que valen millones de dólares. Es la misma sabiduría que cada día organiza cada célula del cuerpo y lo mantiene funcionando correctamente tal como fue diseñado.

¿NO ES ASOMBROSO?

Paso 1: Pregúntele al miembro de la práctica: ¿Cuánto vale su cuerpo según la ciencia?

Paso 2: Acepte o corrija su respuesta: $0.98USD

Paso 3: Entonces pregúntele: ¿Qué hace posible que su cuerpo de $0,98 USD pueda elaborar $500 USD mensuales de insulina?

Paso 4: Respuesta: La inteligencia innata.

Principios: 20, 21, 23, 32

¿SABE USTED QUE SU SISTEMA CIRCULATORIO ES EL RÍO DE LA VIDA?

Dentro del cuerpo humano fluye un río diferente de cualquier otro río del planeta; una corriente carmesí que corre a través de cada órgano, se introduce en cada célula y se extiende en un viaje de noventa y seis mil kilómetros, suficientes para dar dos vueltas y media a la tierra. Los ríos terráqueos refrescan la tierra con agua; la corriente del cuerpo nutre y limpia, llevando alimento y oxígeno a cada célula, remueve desechos, regulando el medio interno humano. Los ríos de la Tierra fluyen a través de rocas inorgánicas y arena; el río del cuerpo viaja a través de tejidos vivos. El poderoso corazón que impulsa esta corriente y los vasos que la guían están todos vivos. El río humano puede regular su propia velocidad, ensanchar o estrechar sus orillas para controlar sus mareas cambiantes. Y puede cambiar su propio curso, desviar instantáneamente sus rápidas corrientes hacia nuevas demandas. Nadando o durmiendo, contemplando, celebrando o corriendo una carrera o meciendo un bebé, cada una altera el flujo de este poderoso río.

El río del cuerpo conserva un lazo ancestral con las aguas de la Tierra. Como su prototipo el océano, la sangre es un mar poblado, integrado por una sociedad diversa de células que cumplen tareas específicas y coexisten en estrictas proporciones. Este equilibrio es tan crítico que cualquier disminución de la población de cualquiera de sus elementos puede poner en peligro la vida.

Los glóbulos rojos constituyen cerca del 45% del volumen de la sangre. **Cada glóbulo rojo contiene alrededor de 270 millones de proteínas complejas para llevar oxígeno a todas las partes del cuerpo.** Tanta cantidad de glóbulos rojos puebla la corriente sanguínea que, si se los apilara, estas células podrían llegar a 50.000 kilómetros hacia el cielo.

¿NO ES ASOMBROSO?

Paso 1: Pregúntele al miembro de la práctica: ¿Cuantas millas de vasos sanguíneos tiene en su cuerpo?

Paso 2: Acepte o corrija su respuesta: 60.000 millas

Paso 3: Pregúntele al miembro de la práctica: ¿Cuántas proteínas complejas por glóbulo rojo?

Paso 4: Acepte o corrija su respuesta: 270 millones

Paso 5: Pregúntele al miembro de la práctica: ¿Quién se ocupa de todo eso?

Paso 6: Acepte o corrija su respuesta: La inteligencia innata.

Principios: 20, 23

¿CONOCE USTED SU CORAZÓN?

Su corazón es el músculo más fuerte y vigoroso de su cuerpo. En 12 horas, la inteligencia innata de su cuerpo puede generar a través de su corazón la energía suficiente como para levantar 3 ómnibus de larga distancia completamente cargados a dos centímetros y medio del suelo.

Su corazón late usualmente a unas 75 veces por minuto…o alrededor de 40.000.000 de veces por año. Estos son solamente los latidos que usted puede sentir (su pulso). En realidad son dos latidos por pulso ya que su corazón es una bomba. Bombea sangre desde su cuerpo hacia los pulmones para renovar oxígeno y luego la bombea de vuelta hacia el cuerpo para proveer alimento nuevo a sus tejidos. Puesto que ambas acciones suceden al mismo tiempo usted puede sentir solamente un latido.

Su corazón bombea alrededor de nueve litros y medio de sangre por minuto. Si usted pudiera donar su corazón para bombear sangre para ponerla en botellas de medio litro, llenaría tantas en un año que llegarían desde Washington D.C. hasta Orlando, Florida.

Su sangre está hecha de billones de células flotando en un líquido llamado plasma. Es como un río que fluye a cada parte de su cuerpo a través de sus arterias, venas y capilares.

Los glóbulos rojos de su corriente sanguínea son como buques cargueros que acarrean oxígeno desde sus pulmones hacia los demás tejidos y toman los desechos gaseosos (dióxido de carbono) desde sus tejidos de regreso a los pulmones. Los glóbulos blancos de su corriente sanguínea son como buques guardacostas que siempre están en estado de alerta listos para rechazar gérmenes, bacterias y virus. Otras células llamadas plaquetas actúan como diques para cortar el flujo sanguíneo toda vez que usted se corta. Ellas forman hilos delgados llamados fibrina que atrapan a los glóbulos rojos y forman un coágulo o dique.

Un corte de sangre de solamente 1 milímetro de tamaño contiene alrededor de 5.000.000 de glóbulos rojos, 7.000 glóbulos blancos y miles de plaquetas. 60.000 de estas células podrían colocarse en la cabeza de un alfiler.

Como usted puede ver, su corazón es un órgano muy activo e importante de su cuerpo. Está bajo el directo control de la inteligencia innata del cuerpo que usa al cerebro y al sistema nervioso para transmitir mensajes desde y hacia su corazón. **Para que su corazón funcione al máximo de eficiencia necesita un buen suministro de energía nerviosa, porque sin la energía de su cerebro, su corazón simplemente dejaría de latir y usted moriría.** De todos modos, a veces sólo una pequeña cantidad de energía es bloqueada en los nervios y esto eventualmente causa un mal funcionamiento del corazón que lleva frecuentemente a un infarto, una falla cardiaca, un ataque, endurecimiento de las arterias y presión alta.

El Quiropractor Tradicional, mediante la corrección de los bloqueos en su sistema nervioso asegura que la cantidad correcta de energía llegue a su corazón y a todas las partes de su cuerpo, resultando así una mejor expresión de su potencial innato. Esto es siempre positivo para todas las funciones de su cuerpo, especialmente para su corazón.

¿NO ES ASOMBROSO?

Paso 1: Pregúntele al miembro de la práctica: ¿Cuál es el músculo más fuerte del cuerpo?

Paso 2: Acepte o corrija: El corazón.

Paso 3: Luego diga:

> *El corazón late 75 veces por minuto y bombea 2,5 galones de sangre por minuto. Lo que significa 150 galones por hora y 2.000 galones en 12 horas. Su corazón produce suficiente energía en 12 horas para levantar 3 buses una pulgada del suelo.*

Principios: 23, 28, 29, 30, 31, 32

¿SABE USTED QUE TENEMOS HORNOS DENTRO DE NUESTRO CUERPO?

Cuando estábamos tendidos en la cama esta mañana, las células de nuestro cuerpo quemaron una mínima cantidad de oxígeno, lo suficiente para mantenernos vivos. Cuando comenzamos a movernos nuestros "hornos" celulares se encendieron para las acciones del día. Cuando nos pusimos de pie para cruzar la habitación, nuestros cuerpos duplicaron la demanda. **Si hicimos ejercicios, nuestras células consumieron de ocho a veinte veces el oxígeno utilizado durante el sueño. Algunas hazañas atléticas extenuantes y emergencias extremas requieren tanta combustión energética que nuestras células queman veinte veces más el oxígeno que el que usan para el descanso.**

El corazón y los vasos sanguíneos hacen más que aumentar o disminuir la velocidad del flujo sanguíneo para cubrir estas necesidades. Llevan esta corriente escarlata a diferentes tejidos a diferentes presiones para dar combustión a diferentes acciones. La sangre se dirige rápidamente al estómago cuando comemos, a los pulmones y músculos cuando nadamos, al cerebro cuando leemos. ¿Cómo sabe el corazón qué hacer según las diferentes circunstancias? ¿Cómo lo registra? ¿Cómo responde a necesidades que ni siquiera nosotros podemos reconocer conscientemente?

Nuestra inteligencia innata es la "Sabiduría del Cuerpo" que controla todas las funciones mencionadas y más, usando al sistema nervioso central como la herramienta de comunicación. De hecho, en guardia permanente están los sensores químicos de nuestro tallo cerebral, llamados cuerpos carotídeos, que continuamente están "probando" el sabor ácido del dióxido de carbono en el flujo sanguíneo desde el corazón hacia los tejidos, y enviando la información a nuestro cerebro para ser interpretada. El nivel elevado de dióxido de carbono señala a nuestro cerebro que debe aumentar la proporción de la cantidad que nuestros pulmones lo expelen. Otros monitores, situados mayormente en la aorta y en la arteria carótida, los vasos más grandes que alcanzan el cerebro, regulan la presión sanguínea. Estos receptores se activan cuando son estirados por un oleaje de sangre, disparando un aumento de la frecuencia de latidos, estrechando las arterias. Los sensores inmediatamente alertan al cerebro, que ordena al corazón disminuir la frecuencia.

¿NO ES ASOMBROSO?

Paso 1: Pregúntele al miembro de la práctica: ¿Cuál es el combustible que su cuerpo quema para funcionar?

Paso 2: Acepte o corrija: Oxígeno.

Paso 3: Pregúntele al miembro de la práctica: ¿Siempre quema la misma cantidad de oxígeno?

Paso 4: Acepte o corrija: No, cuando hacemos ejercicio quemamos 8 veces más que cuando dormimos.

Paso 5: Pregúntele al miembro de la práctica: ¿Quién controla esto?

Paso 6: Acepte o corrija: La inteligencia innata.

Principios: 20, 23, 28

¿SABE USTED QUE SU CUERPO TIENE UN TERMOSTATO?

El ritmo del corazón puede aumentar o disminuir, pero la temperatura de la sangre debe permanecer constante. Una disminución severa en la temperatura corporal puede dañar a las células inhibiendo críticamente las reacciones de sus enzimas. Aun un pequeño aumento de temperatura nos hace sentir febriles, y no podemos sobrevivir por mucho tiempo si nuestra temperatura asciende por encima de los 42° centígrados. **La inteligencia innata del cuerpo monitorea su temperatura a través de un termostato que mide la temperatura sanguínea que fluye a través del cerebro.** Si la temperatura del aire cae aunque no sea más que una fracción de grado y nuestra sangre se enfría, el sistema nervioso autónomo responde instantáneamente: **los nervios parasimpáticos disminuyen el ritmo del corazón, los nervios simpáticos contraen los vasos de la piel.** La sangre fluye por senderos más profundos, lejos del aire frío en la piel. Cuando el tiempo se vuelve caluroso o cuando hacemos ejercicios (quemando más oxígeno y por lo tanto generando calor) la sangre cambia su curso. **Los nervios simpáticos abren las válvulas de las arteriolas,** y los vasos sanguíneos de nuestra piel actúan como radiadores, enfriando el cuerpo y liberando el calor hacía el aire circundante.

Equilibrándose continuamente uno con el otro en un estado conocido como homeostasis, **un equilibrio innato en humanos controlado por una inteligencia innata, los nervios simpáticos y parasimpáticos controlan nuestro suministro de sangre, regulan nuestra presión y mantienen nuestra temperatura.** Juntas, sus acciones coordinadas por la inteligencia innata ajustan el ritmo cardíaco y el flujo de sangre cuando nos incorporamos súbitamente o nos inclinamos, o si hacemos acrobacias. Si escaláramos desde el nivel del mar hacia la fina atmósfera de los Himalayas, la inteligencia innata estimularía a los nervios simpáticos los cuales a su vez acelerarían el ritmo del corazón para enviar el oxígeno que necesitaran nuestras células. Sin respiración y mareados al principio, nos adaptaríamos rápidamente; nuestra médula ósea aceleraría la producción de glóbulos rojos y las células que llevan oxígeno cargarían un 50% más del oxígeno que cargan al nivel del mar.

Por el contrario, si buceamos, la inteligencia innata usa al sistema parasimpático para lentificar el corazón, conservando nuestra cantidad limitada de oxígeno. El sistema simpático contrae los vasos sanguíneos. Esto corta el envío de sangre a casi todos los tejidos y transforma al sistema cardiovascular en un circuito menor que circula principalmente del corazón al cerebro. Los sensores de las arteriolas registran el nivel creciente de desechos de dióxido de carbono en la sangre y envían rápidamente al cerebro una señal para emerger del agua.

¿NO ES ASOMBROSO?

Paso 1: Pregúntele al miembro de la práctica: ¿Cuál es la temperatura corporal promedio?

Paso 2: Acepe o corrija: 98,6° F (37°C) en promedio

Paso 3: Luego diga: Entre 96° y 100°F (35,6 y 37,8° C) es normal. Las enzimas por encima de 100°F (37,8°C) no se producen correctamente, las hormonas por debajo de 96°F (35,6°C) no se sintetizan correctamente.

Paso 4: Pregúntele al miembro de la práctica: ¿Qué lo mantiene entre 96-100°F (35,6 – 37,8°C)?

Paso 5: Acepte o corrija: La inteligencia innata

Principios: 20, 21, 23, 28, 29, 30, 31, 32

¿CONOCE USTED A SU SISTEMA INMUNITARIO?

¿Sabía usted que su cuerpo tiene su propio "ejército" listo para defenderlo contra agentes dañinos tales como un selecto grupo de bacterias, virus y gérmenes? Este "ejército" es su sistema inmunitario, también llamado su resistencia corporal.

Comenzó a trabajar cuando usted aún estaba en el vientre de su madre. **La inteligencia innata de su cuerpo** utilizaba la placenta de su madre para elaborar anticuerpos e interferona que son liberadas dentro de la corriente sanguínea para proveerlo de su primer "batallón" para ayudarlo a luchar contra potenciales invasores. Luego cuando usted ya había nacido y se estaba alimentado de la leche de su madre (eso espero), recibió a través de esta leche humana su segundo "batallón" de anticuerpos. Luego 3 o 4 semanas más tarde, **la inteligencia innata de su cuerpo** comenzó a elaborar sus propias "tropas" de anticuerpos e interferona a través de una pequeña glándula llamada timo. **Su inteligencia innata** también fabrica lo que se conoce como gammaglobulina e inmunoglobulina, (dos agentes defensivos principales). Por supuesto su bazo junto con algunos otros órganos y glándulas también son utilizados por su inteligencia innata para producir una inmunidad natural proveyéndolo de las más sofisticadas armas de guerra contra cualquier invasor perjudicial de su cuerpo.

Naturalmente, para que este ejército trabaje con eficiencia, debe estar bajo el comando de un gran "General": su cerebro. Su General-Cerebro envía importantes órdenes recibidas del Comandante en Jefe: **su Inteligencia Innata,** a través de un sistema telegráfico de comunicaciones llamado sistema nervioso, el cual está protegido por la columna vertebral. A veces, las subluxaciones vertebrales interfieren la transmisión de esas órdenes enviadas por su General-Cerebro y crean así problemas porque su cuerpo expresará menos de su potencial innato. Cuando sucede esto, su "ejército" no recibe las órdenes correctas, no rinde apropiadamente, su resistencia disminuye y usted es presa de los invasores (tales como bacterias, virus y gérmenes). A veces como resultado de esta situación su cuerpo enferma.

¿Qué debe hacer usted para recobrar su salud y mantenerla? El sentido común nos dice que debe repararse la interferencia en la transmisión de las órdenes desde el General-Cerebro.

El Quiropractor Tradicional corrige las subluxaciones vertebrales permitiéndole que usted exprese mejor su potencial innato y proporcione los batallones y las tropas de su "ejército" (sistema inmunitario) para que una vez más reciba las órdenes de su General-Cerebro. Entonces y solo entonces su cuerpo tendrá la posibilidad de funcionar apropiadamente. Y, por supuesto, usted estará también completamente protegido, manteniendo su resistencia alta… Esto se llama: prevención.

¿NO ES ASOMBROSO?

Paso 1: Pregúntele al miembro de la práctica: ¿Cuál es el nombre del ejército dentro de su cuerpo que lucha contra gérmenes y bacterias?

Paso 2: Acepte o corrija: El sistema inmunológico.

Paso 3: Luego diga al miembro de la práctica: El sistema inmunológico   es el ejército que recibe órdenes del general de 5 estrellas de su cuerpo.

Paso 4: Pregúntele al miembro de la práctica: ¿Cuál es el nombre de ese órgano?

Paso 5: Acepte o corrija: El cerebro.

Paso 6: Pregúntele al miembro de la práctica: ¿Qué es el Comandante en Jefe que controla todo en su cuerpo?

Step 7: Acepte o corrija: La inteligencia innata.

Principios: 20, 21, 23, 28, 29, 30, 31

¿CONOCE USTED SU SISTEMA NERVIOSO AUTÓNOMO?
¿ES SIMPÁTICO O INVOLUNTARIO?

La inteligencia innata de su cuerpo utiliza al cerebro humano para presidir cada función corporal incluyendo aquellas del corazón y los vasos sanguíneos dándole autoridad al sistema nervioso autónomo, dos grupos que se oponen y equilibran uno al otro. Los nervios simpáticos envían al corazón un ritmo elevado: peligro, cansancio y esfuerzo señalan a este sistema que debe aumentar la velocidad del flujo sanguíneo. El sistema parasimpático responde bajando el ritmo cardíaco, conservando la energía para cubrir las demandas de la vida diaria.

El sistema nervioso simpático es parte de la respuesta rápida que nos impulsa a la acción. Usted frena bruscamente: de improviso un veloz taxi patina al doblar en la esquina y se dirige directamente hacia usted. La inteligencia innata de su cuerpo responde a tal peligro indicando a los nervios simpáticos que provean adrenalina y noradrenalina (ahora llamadas epinefrina y norepinefrina). Ambos químicos estrechan los vasos sanguíneos, elevan la presión sanguínea y aceleran el corazón. Si el taxi persiste en su maniobra, su corazón latirá más y más rápido, su presión sanguínea se elevará, la respiración se volverá más profunda y los músculos se tensarán. Usted saltará buscando seguridad e irá a parar a la acera, sudando y luchando por respirar. En situaciones de emergencia extrema los nervios simpáticos pueden hacer que el ritmo del corazón se dispare hasta a 200 latidos por minuto, preparándolo para proezas inusuales de fuerza o acción.

¿NO ES ASOMBROSO?

Paso 1: Pregúntele al miembro de la práctica: ¿Cuáles son las dos partes del sistema nervioso central llamadas:

Paso 2: Acepte o corrija: Simpático y parasimpático.

Paso 3: Luego diga al miembro de la práctica: El simpático aumenta las funciones del cuerpo y el parasimpático las disminuye.

Paso 4: Pregúntele al miembro de la práctica: ¿Quién controla a ambos?

Step 5: Acepte o corrija: La inteligencia innata.

Principios: 20, 23, 28

¿ES UN SISTEMA EN SÍ MISMO?

¿Sabía usted que el sistema inmunológico recibe el nombre de sistema conciente de sí mismo porque posee la notable habilidad de distinguir lo que es propio de lo que no lo es, el amigo del enemigo? Reconoce y destruye células cancerosas, células tisulares trasplantadas y un amplio rango de organismos, desde los diminutos picornavirus, que son tan pequeños que un millón de ellos alineados podrían caber en el espacio de dos centímetros y medio, hasta algunos parásitos que son visibles a simple vista. Al mismo tiempo, usualmente respeta los propios tejidos, tan variados como son. La diferencia entre propio y extraño a veces es imperceptible, cuestión de solo una o dos moléculas, tal como en la diferencia entre una célula normal y una cancerosa. ¿Cómo sabe qué respetar y qué rechazar?

Casi toda sustancia conocida por la humanidad porta una tarjeta de identidad química conformada por un patrón característico de moléculas en su superficie. Cada una de las células que forman nuestros propios tejidos y órganos lleva tal tarjeta de identidad. Debido a que la inteligencia innata del cuerpo utiliza genes para determinar la forma y naturaleza de estos humanos autofabricantes, son únicos para cada individuo. Alojados en la superficie exterior de nuestras células, se sitúan como estandartes de nuestra identidad.

La inteligencia innata en todo momento a través del sistema inmunológico evalúa los marcadores químicos de cada molécula y célula del cuerpo. Debido a que estas marcas en nuestros cuerpos celulares difieren de aquellas propias de las sustancias extrañas, el sistema inmunológico puede distinguir a los intrusos y evitar la imprudente ejecución de amigos. Si el sistema reconoce una marca como propia, generalmente respetará la sustancia; si detecta una marca foránea, lanzará un ataque para destruir al invasor.

Cualquier sustancia que dispare tal ataque se llama antígeno. Virus, parásitos, hongos y bacterias pueden actuar como antígenos. Del mismo modo, lo harán con células sanguíneas o tejidos de otro ser humano y componentes propios alterados, incluyendo células cancerosas o células infectadas por un virus. Aún sustancias aparentemente inocuas, tales como polen, moho, pelo de animales o el polvo que se acumula en el hogar, pueden provocar un ataque de estornudos.

¿NO ES ASOMBROSO?

Paso 1: Pregúntele al miembro de la práctica: ¿Cómo reconoce el cuerpo las células buenas que le pertenecen y las células malas que no le pertenecen?

Paso 2: Acepte o corrija su respuesta.

Paso 3: Luego diga al miembro de la práctica: Hay una tarjeta de identificación de ADN en cada célula con un código de ADN escrito en ellos. Si el código dice "propio", la inteligencia innata, utilizando el sistema inmunológico, lo mantiene. Si el código dice "diferente" lo expulsa.

¿POR QUÉ TENEMOS NÓDULOS LINFÁTICOS?

La mayoría de nosotros hemos sentido que las glándulas ubicadas en nuestro cuello se agrandan y están sensibles cuando tenemos gripe, o las que están en las axilas o cerca del codo se inflaman cuando se infecta un dedo. **Estas glándulas son en realidad nódulos linfáticos.**

Generalmente uno o más de estos nódulos se sitúan en el trayecto de los vasos linfáticos y filtran la linfa en su camino hacia la corriente sanguínea. En cada nódulo, un laberinto de canales navega a través de una densa red de tejidos divididos en compartimientos. Cada compartimiento alberga una población distinta de glóbulos blancos de la sangre. A medida que la linfa entrante se escurre a través de los canales del nódulo, algunas partículas quedan atrapadas en la red o caen presas de los glóbulos blancos. **De ésta manera, los nódulos filtran químicos extraños, partículas y microorganismos antes de que éstos entren en la corriente sanguínea.** Esta función fue descubierta durante una autopsia llevada a cabo en el cuerpo de un marinero tatuado muy densamente. Sus nódulos linfáticos mostraban trazas de tinta.

Cuando un organismo no deseado alcanza un nódulo desde un lugar infectado, **la inteligencia innata ordena al cerebro enviar impulsos químico-eléctricos hacia abajo por la médula espinal, por el interior de los nervios para estimular el nódulo, el cual se inflama a medida que los glóbulos blancos dentro de él se dividen y multiplican como respuesta al invasor.**

¿NO ES ASOMBROSO?

Paso 1: Pregúntele al miembro de la práctica: ¿Cuál es la función de los ganglios linfáticos?

Paso 2: Acepte o corrija su respuesta: Eliminar bacterias, gérmenes y virus muertos.

Paso 3: Luego pregunte al miembro de la práctica: ¿Quién controla este "sistema de alcantarillado"?

Paso 4: Acepte o corrija: La inteligencia innata.

ILUMINEMOS AL SISTEMA INMUNOLÓGICO...
¿QUÉ LE PARECE?

A diferencia de los sistemas digestivo y circulatorio, el sistema inmunológico no está contenido dentro de un conjunto de órganos o red de vasos: sus elementos impregnan casi todas las partes del cuerpo.

Imagine los componentes de este sistema inmunológico resplandeciendo desde dentro. Sus operadores clave, una clase de células sanguíneas blancas conocidas como linfocitos, aparecen de los pies a la cabeza. Como luces minúsculas, titilantes, un trillón o más de linfocitos iluminan la sangre, los pulmones, el hígado, el estómago, y casi todos los demás tejidos del cuerpo. Lo mismo hacen las células blancas carroñeras llamados fagocitos (del griego phagein, comer).

Contra la oscura silueta de una forma humana, dos de los sistemas orgánicos brillan resplandecientes: el timo, un pequeño órgano de dos lóbulos situado justo detrás del esternón, y el suave, gelatinoso tejido en la profundidad de la médula de los huesos largos. En estos órganos linfáticos primarios, los linfocitos crecen y se desarrollan.

Brillan también los órganos linfáticos secundarios, los lugares donde los linfocitos están almacenados y en donde algunas respuestas inmunitarias tienen lugar. Esto incluye el bazo, un órgano de la parte superior del abdomen que filtra la sangre, y los nódulos linfáticos, pulposos grupos de tejido, como así también las amígdalas, adenoides, apéndice y las manchas de Peyer, piezas de tejido linfático incrustadas en las paredes del intestino delgado.

Una red de vasos linfáticos conecta estos órganos dispersados ampliamente. Los vasos trasportan linfa, un fluido incoloro que destila desde la corriente sanguínea, se reúne entre nuestras células y luego se filtra hacia los pequeños capilares linfáticos, cuyas paredes permiten entrar al fluido pero evitan que éstos escapen nuevamente. La linfa, como la sangre, transporta las células del sistema inmunológico, como así también las sustancias extrañas que encuentran su camino hacia los tejidos corporales.

La red de vasos comienza en una multitud de delgadas paredes capilares que se ramifican a través de los tejidos. Como pequeños tributarios que alimentan cursos líquidos mayores, estos delgados tubos drenan dentro de vasos cada vez mayores. Desde la punta del cuero cabelludo, corren hacia abajo a través del cuello; desde las manos y pies, fluyen hacia arriba a través de los miembros hacia el torso. En la parte más baja del cuello, los vasos mayores vierten su contenido en dos grandes canales linfáticos. Estos, a su vez, finalmente convergen en venas que alcanzan el corazón.

A diferencia del sistema circulatorio sanguíneo, el sistema linfático no posee una bomba para mantener su fluido vital en continuo movimiento. En lugar de eso, los movimientos corporales y las contracciones musculares exprimen a los vasos, propulsando a la linfa a lo largo de su curso.

¿NO ES ASOMBROSO?

Paso 1: Pregúntele al miembro de la práctica: ¿Quién controla los fluidos del cuerpo?
Paso 2: Acepte o corrija la respuesta: La inteligencia innata.

Principios: 20, 23, 27, 29, 31, 32

¿ES UN GRAN DEVORADOR?

Los macrófagos a veces se originan en la médula ósea. Conocidos como monocitos en su forma inmadura, estas células abandonan la médula, viajan a través de la corriente sanguínea durante unos pocos días, y luego migran a los tejidos.

Allí maduran en macrófagos, o "grandes devoradores", carroñeros profesionales con un apetito casi insaciable de células indeseables. Muchos macrófagos se establecen en un sitio de entrada común de los microorganismos indeseables, incluyendo los tejidos de los pulmones, el sistema digestivo y el sistema circulatorio. Cuando un macrófago recibe una señal de alarma desde células o tejidos infectados, **la inteligencia innata le ordena** a los macrófagos desarrollarse más todavía, adquiriendo una maquinaria celular aún más sofisticada.

A diferencia de los neutrófilos, que viven solo pocos días, los macrófagos maduros viven en los tejidos del cuerpo durante meses, quizás aún años. Algunos actúan como porteros, barriendo la suciedad, los tejidos dañados y las células envejecidas. Cada día, los macrófagos en un cuerpo humano común, consumen más de 300 mil millones de glóbulos rojos muertos o moribundos. En los pulmones, los macrófagos continuamente limpian la superficie de los sacos aéreos, asean las partículas y fragmentos de materias que encuentran su vía de salida a través de los vellos y cilias de las ventanas del tracto respiratorio. Inclusive ellos pueden limpiar los tejidos pulmonares ennegrecidos por el alquitrán del humo del tabaco. Mientras no deban arreglárselas con polución de humo adicional, los macrófagos aun pueden eventualmente restaurar los pulmones a su apariencia normal. Así que nunca es demasiado tarde para dejar de fumar.

¿NO ES ASOMBROSO?

Paso 1: Pregúntele al miembro de la práctica: ¿Quién controla la limpieza del cuerpo?
Paso 2: Acepte o corrija su respuesta: La inteligencia innata.

¿CUÁNTO SABEMOS?

Muchos de ustedes se estarán asombrando en este momento de cuán sorprendente es su cuerpo. Tiene usted mucha razón para asombrarse, porque la información que se le presenta en este libro es solamente una muy pequeña fracción de la totalidad de funciones del cuerpo humano. **Según el Profesor Leandre Poisson, quien fue director de la Academia Francesa de Ciencia, los científicos conocen aproximadamente una milésima del 1 % del cuerpo humano.** Por lo tanto, es mucho lo involucrado y aún así, nosotros como seres humanos, nos la arreglamos bastante bien para vivir. Es gracias a **la inteligencia innata** que hay en cada uno de nosotros que podemos ir por la vida con relativa facilidad.

Cuando usted viene a la consulta para un examen de columna, está ayudándole a su cuerpo a comunicarse consigo mismo de una manera ordenada. Los ajustes corrigen las interferencias a su sistema nervioso que están localizadas dentro de su columna vertebral. Los impulsos químico-eléctricos viajan por su columna y a través de los nervios para activar su cuerpo íntegramente. Cuando estos impulsos están libres de interferencias, la capacidad de su cuerpo para funcionar apropiadamente se incrementa enormemente, lo cual le permite a usted disfrutar de bienestar en todos aspectos.

En las últimas páginas anteriores se ha estado tratando el tema del sistema inmunitario del cuerpo. ¡Qué organización tan admirable es la del sistema inmunitario! Los macrófagos por ejemplo, usan algunas de las enzimas que producen para acortar su camino a través de la espesa maraña de fibras, proteínas y escombros provenientes del lugar de la infección mientras se movilizan hacia los microbios. A diferencia de los neutrófilos, que pueden consumir solo un alimento en gran cantidad, los macrófagos en actividad engullen numerosos intrusos, los digieren y se mueven con implacable energía para perseguir más presas, algunas veces destruyen hasta cien bacterias antes de expirar. En tanto la lucha continúa, los tejidos muertos, los microorganismos digeridos, los fagocitos gastados y los restos pueden rezumar de las heridas en forma de pus.

¿NO ES ASOMBROSO?

Paso 1: Pregúntele al miembro de la práctica: ¿Cuánto dicen los científicos que saben acerca del cuerpo humano (en %)?
Paso 2: Acepte o corrija: Menos del 1%.
Paso 3: Luego pregunte al miembro de la práctica: ¿Puedo arreglar su computadora si conozco SOLO el 1% de ella?
Paso 4: Entonces dígale al miembro de la práctica: Bueno, hay algo dentro suyo que es perfecto y conoce el 100%: la inteligencia innata. Mi trabajo es eliminar la interferencia a ese 100%.

Principios: 28, 29, 30

¿ORGANISMOS QUE COMEN CÉLULAS?

Los fagocitos que patrullan, las "células comedoras" del cuerpo, a menudo interceptan substancias extrañas que encuentran en su camino dentro del cuerpo en la linfa, la sangre o los tejidos. Los dos tipos más comunes de fagocitos, los más pequeños, neutrófilos de corta vida y los grandes y resistentes macrófagos, buscan virus, bacterias, hongos, protozoos y otros invasores. ¿No lo hace sentir bien saber que este tipo de sistema maravilloso está funcionando en su interior ahora mismo?

Cada día, unos 100 mil millones de neutrófilos abandonan la médula ósea y entran en el torrente sanguíneo. Casi la mitad de ellos circulan con la sangre; el resto, conocidos como el resto marginal, se adhieren a las paredes de los vasos sanguíneos. Casi cualquier tipo de stress tisular en el cuerpo dispara un aumento en el número de los neutrófilos resistentes de la sangre. Durante una infección severa, su número puede incrementarse más de cinco veces, algunos originarios de los marginales, otros surgiendo nuevos de la médula ósea. Ante una señal apropiada de **la inteligencia innata,** los neutrófilos dejan la corriente sanguínea y migran a los tejidos a fin de perseguir a los microorganismos invasores.

¿NO ES ASOMBROSO?

Paso 1: Pregúntele al miembro de la práctica: ¿Alguna vez utilizó un producto como Lysol o Mr. Clean?

Paso 2: Espere su respuesta.

Paso 3: Luego dígale al miembro de la práctica: Estos potentes productos limpiadores domésticos tienen la misma composición química que los neutrófilos que están dentro del cuerpo para limpiar su interior. Dentro suyo, usted tiene un servicio de limpieza que trabaja las 24 horas, los 7 días de la semana.

Paso 4: Pregúntele al miembro de la práctica: ¿Quién controla esto?

Paso 5: Acepte o corrija: La inteligencia innata.

Principios: 20, 23

¿HAY GUERRA?

A minutos de iniciada una infección, la inteligencia innata convoca a una ola de neutrófilos que llegan al lugar, la guardia de avanzada de las "células devoradoras" profesionales. Cada **neutrófilo** convulsionado por las señales químicas **enviadas por la inteligencia innata,** empuja a una porción de su cuerpo celular entre las grietas de las paredes de los vasos sanguíneos, se comprimen y deslizan hacia los microbios. Sobreviene una lucha.

Las bacterias, eludiendo a sus atacantes, expelen poderosas toxinas que pueden invalidar o matar a los neutrófilos y a las células circundantes. Un neutrófilo persistente agarra a la bacteria y envuelve una parte de su propia membrana celular alrededor del microbio. Pero absorbiendo la membrana hacia el interior, profundamente dentro de su cuerpo, el neutrófilo crea un diminuto saco para su presa. Una vez prisioneras dentro del glóbulo blanco, la bacteria puede aún retorcerse, encorvarse y liberar sus venenos en un último esfuerzo por escapar de su captor. Pero ahora el neutrófilo dispara sus propias armas, pequeños sacos, cada uno de ellos lleno de una carga de jugos digestivos y agentes mata-microbios, que liberan sus contenidos en la bacteria. **Los poderosos jugos digieren rápidamente a su presa.** Cada neutrófilo puede engullir y destruir hasta 25 bacterias, pero sus esfuerzos tienen un alto precio. Al final del combate, el neutrófilo muere por la acumulación de sus propios jugos digestivos y el veneno liberado por la bacteria.

Los neutrófilos duran solamente un corto tiempo, pero **la inteligencia innata** del cuerpo envía una oleada continua de refuerzos. Más neutrófilos llegan para unirse a la batalla.

¿NO ES ASOMBROSO?

Paso 1: Pregúntele al miembro de la práctica: ¿Quién controla la curación de la infección en el cuerpo?
Paso 2: Acepte o corrija su respuesta: La inteligencia innata.

Principios: 20

¿SON GUARDAESPALDAS?

Dentro del asombroso cuerpo humano, **la inteligencia innata** se asegurará de que su organismo esté muy bien protegido. Todo lo que hallemos lleva una pesada carga de material proveniente del exterior. **El aire que respiramos contiene polvo, gases de combustión y partículas de residuos, incluyendo granos de polen de cientos de plantas diferentes.**

El polvo que yace en los muebles y pisos de nuestros hogares a menudo contiene pequeñas partículas procedentes de humanos o mascotas (pequeñísimas escamas que se desprenden del pelo, de la piel o de plumas) como así también microscópicos primos de las arañas, llamados gorgojos. Hasta la comida que ingerimos alberga bacterias, moho y esporas de hongos. Afortunadamente, el sistema inmunológico no debe confrontar con la mayor parte de estas sustancias. Un grupo de primera línea de defensores mantiene a la mayoría del material extraño fuera de los límites del cuerpo, lejos de los tejidos internos. Estas defensas incluyen la dura cubierta exterior de piel y membranas; sus reflejos protectores, tales como la tos y el estornudo; y una variedad de fluidos que bañan su superficie.

Mientras la piel permanece intacta, sostiene las partes internas del cuerpo y mantiene al resto del mundo afuera sin percances. Este órgano tan notable tiene también la habilidad de regenerarse. A pesar de que diariamente sufrimos raspaduras, nos rascamos, al sol, a las quemaduras, la exponemos a jabones que la irritan y el calor secante, la piel mantiene su integridad. La inteligencia innata, a través de muchos órganos y glándulas, constantemente relubrica y rellena su superficie exterior, la epidermis, y cura rupturas de su capa más profunda, la dermis.

¿NO ES ASOMBROSO?

Paso 1: Pregúntele al miembro de la práctica: ¿Cuál es el primer sistema de defensa que tiene el cuerpo como para evitar que los gérmenes entren en él?

Paso 2: Dar una pista: ¿Qué hace con las sobras de comida que están dentro de la nevera para evitar que se llenen de gérmenes? ¿Las cubre?

Paso 3: Luego pregúntele al miembro de la práctica: ¿Qué lo cubre a usted?

Paso 4: Acepte o corrija: La piel.

¿SON TRAMPEROS? ¿RECOLECTORES DE BASURA?

Aunque raramente pensamos en ellas como tales, las membranas que recubren las superficies internas del cuerpo, incluyendo los tractos respiratorio y digestivo, constituyen una parte de la cubierta protectora del cuerpo tanto como la piel. Estas membranas encuentran microbios y otros materiales extraños en cantidad, y por lo tanto, deben estar armadas con un conjunto de defensas igual que la piel.

En el tracto respiratorio, (los pasajes de aire que conducen a los pulmones, tales como la nariz, la tráquea y los tubos bronquiales), una colección de mecanismos altamente eficientes trabajan a toda hora a fin de asegurar que solamente aire húmedo y templado, casi libre de desechos, llegue a los sacos aéreos pulmonares. **Durante el transcurso de un día en una ciudad, inhalamos más de 9 metros cúbicos de aire. Ese aire contiene unos 200 mil millones de partículas de material extraño, incluyendo suciedad, polvo y químicos, la mayoría de los cuales nunca llegará a los pulmones.**

Las sustancias transportadas por el aire que penetran en la nariz deben pasar a través de una trampa de consistentes pelos en **las ventanas nasales** que atrapan muchas de las partículas más grandes. Si consiguen pasar esta trampa, la dirección de la corriente de aire cambia bruscamente por la curva de los huesos en el pasaje nasal, forzando a las partículas más grandes a colisionar contra las paredes de la faringe. Aquí, **la inteligencia innata utiliza a las amígdalas y a las adenoides, (tejidos estratégicamente ubicados que contienen agentes del sistema inmunológico) para atrapar material extraño y ocuparse de su destrucción.**

¿NO ES ASOMBROSO?

Paso 1: Pregúntele al miembro de la práctica: ¿Cuál es la segunda línea de defensa después de la piel para EVITAR que los gérmenes entren al cuerpo?

Paso 2: Acepte o corrija: Las amígdalas, los, bronquios y los folículos pilosos.

Paso 3: Luego pregúntele al miembro de la práctica: ¿Quién controla eso?

Paso 4: Acepte o corrija: La inteligencia innata.

Principio: 20

¿PODEMOS HABLAR DE UN VIRUS?

Echemos un vistazo a una invasión del cuerpo por el virus del resfrío. Consideremos los esfuerzos cooperativos de las células inmunitarias del cuerpo y de las moléculas que se topan con un rinovirus, el agente que está involucrado en el 30 % de todos los resfríos. Al igual que otros virus, el rinovirus consiste de una hebra de material genético embalada en una cubierta de proteína. Entra en el cuerpo a través de las membranas mucosas de la nariz, garganta y ojos. Sujetándose en la superficie de su célula anfitriona, el agente viral penetra la membrana de su objetivo e inyecta su propio material genético en el cuerpo de la célula.

Una vez dentro de la anfitriona, esta diminuta fracción de información genética rápidamente trata de desviar la maquinaria de la célula para que produzca nuevas partículas virales, o viriones. Sin embargo, mientras la resistencia del cuerpo se mantenga alta, esta desviación no es exitosa y nada le sucede al cuerpo. Pero si el Sistema Nervioso Central está interferido por una subluxación vertebral, tanto como mil nuevos viriones pueden comenzar a estallar desde las ahora muertas y deshechas células del cuerpo, listos para atacar otras células saludables. Pero en la mayoría de los casos el cuerpo responde inmediatamente a la destrucción de la primera célula infectada.

Antes de que las acosadas células corporales sucumban a sus atacantes virales, liberan una sustancia llamada **interferón. La inteligencia innata** utiliza este poderoso químico corporal para alertar a las células cercanas de la presencia del virus. Estas células vecinas producen a su vez una proteína que previene la multiplicación del virus en su interior, y de esa manera limitan la expansión de la infección.

¿NO ES ASOMBROSO?

Paso 1: Pregúntele al miembro de la práctica: A veces los virus entran al cuerpo y producen interferón. ¿Qué órgano o glándula produce interferón?

Paso 2: Acepte su respuesta: Son correctas, porque cada célula del cuerpo puede producir interferón. Increíble, ¿no?

Principios: 20, 24, 28, 31

¿POTENCIAR LA INMUNIDAD A TRAVES DE LA QUIROPRÁCTICA (NO EN ¿NO ES ASOMBROSO?)

En 1975, Ronald Pero, Ph.D., jefe de investigación de prevención del cáncer del Preventive Medical Institute de Nueva York y Profesor de Medicina de Salud Ambiental de la New York University, comenzó a desarrollar formas científicamente válidas para estimar la susceptibilidad a diversas enfermedades crónicas. Pero y sus colegas encontraron pruebas sólidas de que la susceptibilidad al cáncer podría medirse por las actividades de varias enzimas implicadas en cambios metabólicos y genéticos de la exposición a sustancias químicas cancerígenas o "mutagénicas". La capacidad de respuesta del sistema inmunológico de una persona, o "competencia inmune", también estaba directamente relacionada con ciertas enzimas reparadoras del ADN que proporcionaban una manera objetiva de evaluar la susceptibilidad a la enfermedad. La falta de esas enzimas, afirmó Pero, "definitivamente limita no sólo la vida útil, sino también la capacidad de una persona de resistir las consecuencias graves de la enfermedad."

Pero estaba fascinado por la relación sinérgica de varias hormonas con otros agentes inductores del cáncer para promover la enfermedad. Por ejemplo, las hormonas tiroideas afectan las primeras fases de los cánceres inducidos químicamente y por la radiación. Si la tiroides produce demasiada tiroxina o hormona estimulante de la tiroides, el riesgo de cáncer aumenta considerablemente. Y debido a que el sistema nervioso regula los equilibrios hormonales, también puede influir en la susceptibilidad al cáncer. A lo largo de estas líneas, varios tipos de lesiones de la médula espinal se acompañan de un alto riesgo de desarrollar cáncer, particularmente linfoma y leucemia linfática. Esta conexión llevó a Pero a considerar la quiropráctica como una alternativa potencial para reducir el riesgo de descomposición inmunitaria y enfermedad.

En 1986, Pero colaboró con Joseph Flesia, D.C., presidente de la Junta Directiva de la Chiropráctic Basic Science Research Foundation (CBSRF). Con una beca de la CBSRF, comenzaron un proyecto de investigación en la Universidad de Lund en Lund, Suecia. Utilizando las pruebas de Pero para medir la resistencia a sustancias químicas ambientales peligrosas, formularon la hipótesis de que las personas con cáncer tendrían una respuesta inmune suprimida frente a una carga tan tóxica, mientras que las personas sanas y las que reciben atención quiropráctica tendrían una respuesta relativamente mayor.

Midiendo 107 personas que habían recibido atención quiropráctica durante un largo período, el equipo de Pero tuvo hallazgos sorprendentes. Todos los pacientes quiroprácticos eran 'genéticamente normales', es decir, no tenían razones genéticas obvias para una mayor resistencia o susceptibilidad a la enfermedad. Cualquier diferencia, por lo tanto, tenía que ser explicada por factores ambientales o terapéuticos. **Los pacientes quiroprácticos también tenían un 200% más de capacidad inmunológica que aquellos que no habían recibido cuidado quiropráctico** y un 400% más de capacidad inmunológica que aquellos con cáncer u otras enfermedades graves. A pesar de una amplia gama de edades en este estudio, la capacidad inmunológica no mostró ninguna disminución con la edad; fue uniforme para todo el grupo.

Pero concluyó que "la quiropráctica puede optimizar cualquier habilidad genética que tengas" para que puedas resistir completamente las enfermedades graves. "Estoy muy emocionado de ver que sin intervención química ... este grupo particular de pacientes bajo cuidado quiropráctico mostró una respuesta muy buena", dijo a CBSRF. "Estos cambios ocurren a partir del tratamiento quiropráctico."

Fuente: East West Health Magazine, noviembre de 1989.

Paso 1: Dígale al miembro de la práctica: ¡Una investigación científica realizada hace 30 años, muestra que la capacidad inmunológica de las personas que reciben cuidado quiropráctico es 200% mayor que aquellos que no están bajo cuidado! ¡Díselo a todos!

¿QUÉ ES HOMEOSTASIS?

Las superficies externa e interna del cuerpo mantienen comunidades de aliados microscópicos. Poblaciones de flora residente, o bacterias benignas, viven en la piel, la boca, el estómago y los intestinos. También habitan en las orejas y otras partes del cuerpo. **La inteligencia innata del cuerpo controla y coordina cada función de su cuerpo incluyendo la presencia de estos microorganismos** y, al hacerlo, previene la multiplicación de organismos virulentos (peligrosos).

Cualquier microbio peligroso que trate de instalarse en la piel debe enfrentarse con una colonia de bacterias bien entrenada, con cerca de 20 millones de microorganismos por cada 6,5 centímetros cuadrados, algunos de los cuales pueden hacerle la vida muy desagradable a los recién llegados. Ciertas bacterias amigables producen ácidos grasos que entorpecen el crecimiento de otras cepas de bacterias y varias clases de hongos. La bacteria escheriquia coli, que vive en el tracto intestinal y funciona como una parte de nuestro sistema nutricional, simplemente usa los nutrientes que otros tipos menos favorables de bacterias requieren para vivir y producir y por lo tanto hacen morir de inanición a su competencia.

Experiencias con antibióticos han demostrado los peligros de molestar la vida microbiana que normalmente habita el cuerpo. El uso de estas sustancias por largo tiempo puede arrasar a nuestros gérmenes benignos y neutrales tanto como a los hostiles… con resultados desastrosos. Una vez que se deshacen de sus competidores, microbios peligrosos se establecen rápidamente forzando a la inteligencia innata del cuerpo a producir ciertos químicos para poder restablecer un cierto equilibrio llamado homeostasis. Sin embargo, durante este período de sanación, el cuerpo puede experimentar síntomas extraños e inusuales (tales como diarrea, vómitos, etc.), los cuales son benignos pero a menudo causan preocupaciones innecesarias al individuo.

Las barreras físicas del cuerpo y otras defensas de primera línea la mayoría de las veces previenen que microbios y otros materiales extraños entren en los tejidos interiores del cuerpo… pero no siempre. Las bacterias penetran a veces hasta las capas profundas de la piel a través de un corte en un dedo. Los virus se deslizan a través de los revestimientos de los tractos respiratorio y digestivo, penetrando en los pulmones o los intestinos. Tales microorganismos invasores por lo general encuentran la fuerza plena del sistema inmunológico y son destruidos en el lugar.

¿NO ES ASOMBROSO?

Paso 1: Pregúntele al miembro de la práctica: ¿Sabe lo que es la homeostasis?

Paso 2: Acepte o corrija su respuesta: La homeostasis es el equilibrio dentro del cuerpo.

Paso 3: Luego pregúntele al miembro de la práctica: ¿Qué es lo que controla la homeostasis del cuerpo?

Paso 4: Acepte o corrija: La inteligencia innata

Principios: 20, 21, 22, 23, 32

¿CONOCE LA RESPUESTA INFLAMATORIA?

Una astilla rasgando la piel desata una batalla dentro del cuerpo, la respuesta inflamatoria que está bajo el directo control de la inteligencia innata del cuerpo.

La inteligencia innata envía mastocitos al sitio de la herida para liberar químicos que afectan a los capilares cercanos. Luego ordena a los pequeños vasos sanguíneos expandir sus paredes y volverse más porosos. A medida que fluye sangre adicional al área, la piel se enrojece y aumenta su temperatura. El suero sanguíneo que se filtra a través de los orificios de los capilares hace que los tejidos lastimados se hinchen y crezcan sensiblemente.

En el término de una hora, la inteligencia innata envía glóbulos blancos, llamados neutrófilos, a movilizarse y luchar contra los microbios invasores que entraron con la astilla. Estas pequeñas células se desplazan rápidamente hacia el sitio de la batalla, se deslizan a través de las paredes capilares y engullen a las bacterias.

Luego, glóbulos blancos mayores, los macrófagos, comienzan a llegar. Estos carroñeros barren el lugar, envolviendo con sus pseudópodos como dedos alrededor de las bacterias y comiéndoselas. Los macrófagos también devoran neutrófilos muertos y otros residuos.

Durante horas, y muchas veces días, los glóbulos blancos alistan fuerzas para vencer a la horda invasora y preparan el camino para el proceso de reparación y curación.

¿Puede usted sentir el proceso curativo dentro de su cuerpo? Así es como funciona exactamente.

¿NO ES ASOMBROSO?

Paso 1: Pregúntele al miembro de la práctica: Toque cualquier parte de su cuerpo. Si hay una herida, estarás expuesto a microbios y bacterias que podrían matarte. Sin embargo, en el torrente sanguíneo hay neutrófilos que serán dirigidos a la herida para matar a los microbios y salvar tu vida. ¿Quién da la orden a esos neutrófilos?

Step 2: Acepte o corrija: La inteligencia innata

Principio: 21

¿SON ANTI-CUERPOS O PRO-CUERPOS?

La inteligencia innata coordina las funciones del cuerpo humano, incluyendo la fabricación de millones de anticuerpos. Todos los anticuerpos están divididos en clases de acuerdo a su estructura y las tareas defensivas que realizan. Un grupo enfrenta a las bacterias con gran eficiencia. Estos anticuerpos, debido a su gran tamaño, están limitados a trabajar casi enteramente dentro de los vasos sanguíneos. Los miembros de otro grupo, construidos de manera que les permite atravesar la placenta, dan protección al feto y al bebé recién nacido hasta que su propio sistema inmunológico esté completamente desarrollado.

En la mayoría de los casos, las múltiples partes del sistema inmunológico: las células T, las células B y los fagocitos, trabajan juntos bajo el control de la inteligencia innata del cuerpo. Las células B forman una clase de linfocitos. La segunda clase, conocida como células T, maduran en la glándula del timo (de allí la T). Algunas son células "asesinas" y matan a los agentes invasores. Otras células T regulan la fuerza de la respuesta inmunológica. Aquellas conocidas como células "ayudantes" secretan sustancias que se transforman en producción de anticuerpos y estimulan al sistema inmunológico en tiempos de necesidad; aquellas conocidas como células "supresoras" producen químicos que desconectan la producción de anticuerpos y suprimen la acción de otras células T. Estas células reguladoras aseguran una respuesta adecuada para cada invasor en particular.

En las personas con la condición conocida como SIDA (síndrome de inmunodeficiencia adquirida), la proporción normal de los ayudantes y supresores de las células T está trastornada. El virus del SIDA ataca a las células T ayudantes, impidiendo que cumplan con uno de sus deberes regulares de activar el sistema inmunológico cuando surge una amenaza. Esta ruptura de la comunicación normal entre las células del sistema inmune deja al cuerpo virtualmente sin defensas, quienes están infectados de SIDA se vuelven víctimas de un raro cáncer de piel llamado sarcoma de Kaposi, neumonía que amenaza la vida, y otras variadas infecciones graves.

Ni un solo órgano o conjunto de órganos organiza sus operaciones de defensa. Sin embargo, **el sistema nervioso central** (este es el sistema al que los ajustes permiten trabajar sin interferencias) **es utilizado por la inteligencia innata** para proveer los impulsos mentales necesarios para una comunicación apropiada entre las células del sistema inmunológico que "hablan" entre sí en un lenguaje de señales químicas, un lenguaje con un extenso vocabulario y una compleja gramática. Cada célula envía y recibe muchos mensajes diferentes los cuales están bajo la supervisión de la inteligencia innata. Cada mensaje, oportuna y precisamente dirigido, estimula o inhibe otras células o regula sus actividades. Como la inteligencia innata modela sus defensas contra cada invasor en particular, el patrón de señales cambia ligeramente para adecuarse momento a momento, según las necesidades. El resultado es un delicado equilibrio, un sistema de defensa sensible lo suficientemente poderoso como para destruir o neutralizar los efectos de casi cualquier intruso foráneo.

¿NO ES ASOMBROSO?

Paso 1: Pregúntele al miembro de la práctica: ¿Quién controla el sistema inmunológico?
Paso 2: Acepte o corrija su respuesta – La inteligencia innata.

¿LAS CÉLULAS-T Y LAS CÉLULAS-B SON DESTRUCTORAS?

Dentro de su cuerpo, existen células-T con receptores diseñados para reconocer todo tipo de virus y cuando la inteligencia innata del cuerpo ha determinado a qué clase de virus en particular pertenece el que está trabajando, las células-T responden multiplicándose. Las nuevas células-T formadas secretan un químico que atrae más macrófagos al sitio de la infección y los mantiene allí.

Algunas células-T viajan a través de la corriente sanguínea hacia los nódulos linfáticos cercanos para difundir la noticia de la invasión. Ahí se contactan con las células-B y las células-T asesinas genéticamente programadas para reaccionar ante cualquier virus en particular.

Las células-T asesinas dejan el nódulo y migran al lugar de la infección. Utilizando sus receptores especializados, se sujetan a la superficie de las células infectadas y esto sucede bajo el directo control de la inteligencia innata del cuerpo. En menos de un minuto después del contacto, las células-T envían una señal química a la célula objetivo del ataque, lo cual da como resultado su destrucción horas después. Mientras tanto, la célula-T se moviliza para destruir a otras células infectadas.

¿NO ES ASOMBROSO?

Paso 1: Pregúntele al miembro de la práctica: ¿Quién controla las células B y las células T?
Paso 2: Acepte o corrija su respuesta – La inteligencia innata.

Principios: 20

¿TENEMOS GUARDABARRERAS?

Continuando con nuestro estudio de nuestro sistema inmunológico, ahora nos damos cuenta de que a diferencia de los fagocitos, los linfocitos tienen la habilidad de reconocer la identidad precisa de virtualmente cualquier antígeno, o sustancia extraña, millones de moléculas diferentes.

La inteligencia innata puede diferenciar mediante el uso de los linfocitos entre la célula de un hígado infectado y su contraparte saludable o el cuerpo de una célula cancerosa de una normal por el reconocimiento de pequeñas diferencias en los marcadores químicos de sus células. Las diferencias entre el virus de la gripe y el virus de la viruela o una bacteria estafilococo y una escherichia coli pueden ser notadas por el reconocimiento de lugares específicos denominados receptores que cada linfocito lleva en su superficie.

Si bien los términos arriba mencionados son complejos, recordemos que **la inteligencia innata es increíblemente capaz de mantener nuestros cuerpos funcionando apropiadamente siempre que tenga un buen suministro nervioso, una nutrición apropiada, ejercicio regular y una actitud mental positiva.**

¿NO ES ASOMBROSO?

Paso 1: Pregúntele al miembro de la práctica: ¿Cómo reconoce el cuerpo las células buenas para conservaras contra las células malas para deshacerse de ellas?

Paso 2: Acepte o corrija su respuesta: Al igual que en un banco, donde debe haber una contraseña para acceder a su cuenta, cada célula debe tener la contraseña correcta para permanecer en el cuerpo.

Paso 3: Pregúntele al miembro de la práctica: ¿Cuál es el portero?

Paso 4: Acepte o corrija: La inteligencia innata.

¿QUÉ HAY DE LA ASISTENCIA DE LA FIEBRE?

Al enfrentarse con algunos organismos, los macrófagos producen una sustancia llamada interleukina-1, la cual dispara la fiebre. Una vez liberada por el macrófago, la interleukina-1 viaja a través de la corriente sanguínea hacia la pequeña porción del cerebro que controla la temperatura corporal, un pequeño grupo de neuronas situadas profundamente en el hipotálamo.

La inteligencia innata mediante este químico apronta el regulador de temperatura a fin de fijar una nueva temperatura corporal. Los impulsos nerviosos desde el hipotálamo entonces disparan los mecanismos de conservación del calor corporal, los vasos sanguíneos de la piel se contraen, previniendo pérdida de calor; los músculos se contraen, provocando tiritar. Nos cubrimos con suéteres y mantas hasta que la temperatura corporal logra nuevamente su estabilidad. Mientras que la fiebre se mantenga soportable **(no por encima de los 41.5 grados centígrados)** y no persista más que unos pocos días **(no más de 10)**, la temperatura elevada aparece para incrementar la eficiencia de los agentes del cuerpo que luchan contra la infección. La sustancia antiviral **interferón opera más eficientemente.** Los fagocitos atacan a su presa con mayor velocidad y vigor. La fiebre puede también incrementar la producción de células-T las cuales, como usted sabe, son responsables de la respuesta inmunológica del cuerpo.

A medida que los linfocitos, fagocitos y anticuerpos comienzan a vencer al virus, la inteligencia innata utiliza células-T supresoras para señalar a los defensores que cesen en sus esfuerzos. Su cabeza se aclara, la nariz deja de gotear y se mantiene seca, usted puede volver a tragar sin esfuerzo otra vez. Todo esto sin la ayuda de medicación alguna.

¿NO ES ASOMBROSO?

Paso 1: Pregúntele al miembro de la práctica: ¿Cuál es el propósito de la fiebre?
Paso 2: Acepte o corrija su respuesta: matar gérmenes que no pueden vivir por encima de 38°C.

Principio: 20

¿QUÉ SON LOS MARCADORES GENÉTICOS?

Las células y químicos del sistema inmunológico trabajan juntos para proteger al organismo contra amenazas externas. **La inteligencia innata controla todos los sistemas corporales.** ¿Cómo se ocupa el sistema inmunológico de las amenazas que surgen desde adentro?

Cada día un adulto produce unos 300 mil millones de células nuevas. Generalmente éstas se dividen tal como deben hacerlo, pero algunas veces, **las subluxaciones vertebrales pueden sabotear las comunicaciones entre el cerebro y los tejidos** hasta tal punto que llegan a reordenar a los genes que regulan el crecimiento normal de las células y su diferenciación. Cuando esto sucede, esa célula en particular puede comenzar a dividirse incontrolablemente, multiplicándose y reuniéndose para formar una colonia de células mutantes, un tumor maligno.

Cuando una célula corporal se torna cancerosa, su membrana puede cambiar levemente, de manera que soporta marcadores de alguna forma diferentes a los del propio cuerpo. De ordinario, los agentes del sistema inmunológico reconocerán y reaccionarán a los nuevos marcadores, eliminando la célula mutante.

Yo estoy convencido de que la parte celular del sistema inmunológico ha sido desarrollada originariamente como un mecanismo de supervivencia para las células del cáncer. En el curso de nuestra vida, nuestros cuerpos desarrollan un sistema bastante refinado para reconocer sutiles diferencias entre lo que es propio y aquello que no lo es.

Esta es la razón por la cual el rechazo a un transplante es el precio que pagamos por poseer un sistema de supervivencia tan eficiente. Si un cirujano transplanta un parche de piel de una parte del cuerpo de un paciente hacia otra parte, el injerto generalmente es aceptado como propio. Pero si el cirujano intenta transplantar piel de un hermano a su hermana, el tejido prestado crece deformado, inflamado e irritado. Eventualmente, declina. Aunque el donante y el receptor sean consanguíneos, el parche se rechaza como ajeno por el sistema inmunológico de la inteligencia innata del cuerpo.

¿NO ES ASOMBROSO?

Paso 1: Pregúntele al miembro de la práctica: ¿Qué bloquea la comunicación entre el cerebro y las partes del cuerpo??
Paso 2: Acepte o corrija su respuesta: Las subluxaciones.

Principios: 28, 29, 31

¿PODEMOS TENER UNA CONVERSACIÓN ÍNTIMA?

El sistema inmunológico funciona extraordinariamente bien en la mayoría de nosotros la mayor parte del tiempo. Cómo trabaja exactamente difiere de persona a persona. De todas maneras, **sabemos que el sistema inmunológico está controlado por la inteligencia innata del cuerpo** y que refleja la historia de vida y la individualidad de su propietario. Cómo se enfrenta cada persona con un desafío dado depende de muchos factores, especialmente de **la integridad del sistema nervioso y de que esté libre de subluxación.**

En general, el sistema inmunológico está sujeto a los ciclos perpetuos de cambios dentro del cuerpo. Es un sistema de equilibrio, de equilibrio dinámico, íntimamente conectado al sistema nervioso. La evidencia sugiere que las células inmunes por sí mismas envían mensajes al cerebro. Las células nerviosas y las inmunológicas parecen estar dedicadas a una conversación de ida y vuelta. Algunas células inmunológicas poseen receptores en sus membranas para los neuropéptidos, que son químicos producidos por el cerebro. Es por eso que es bueno tener la columna bien ajustada siempre.

Por lo general, estos sistemas funcionan con las demás células y tejidos corporales, manteniendo la estabilidad y el equilibrio interior, preservando nuestro más preciado bien: la salud.

¿NO ES ASOMBROSO?

Paso 1: Pregúntele al miembro de la práctica: ¿Por qué es beneficioso que le revisen la columna vertebral regularmente a lo largo de toda su vida?

Paso 2: Acepte o corrija su respuesta: Para mantener sin interferencias la comunicación adecuada entre el cerebro y el resto del cuerpo.

Principios: 28, 29, 31

¿CONOCE SU PIEL?

La piel es el órgano más extenso y uno de los más complejos del cuerpo. Extendida, cubrirá aproximadamente 6 metros cuadrados, cada 2,54 centímetros cuadrados de ella incluyen alrededor de noventa de vasos sanguíneos, seiscientos de nervios, treinta de glándulas sudoríparas y más de tres millones de células. Sin este traje espacial natural seríamos presa de toda clase de bacterias mortíferas y, de todos modos, pereceríamos rápidamente por la pérdida del calor corporal.

Su piel se compone de dos partes básicas. La superficial llamada epidermis, que es la que se raspa cuando usted se frota los nudillos o las rodillas. La siguiente capa debajo llamada dermis es donde se encuentran la mayoría de los vasos sanguíneos. Para que sangre, un corte debe ser lo suficientemente profundo como para alcanzar la dermis.

Hay también dos clases de glándulas en su piel. Las sudoríparas, (alrededor de 2.000.000) a través de las cuales usted transpira a fin de desechar el material líquido residual y mantenerse fresco a medida que el sudor se evapora en su piel. Las glándulas sebáceas impermeabilizan su piel, impidiendo que se seque demasiado. También mantienen su pelo suave y brillante.

Todas las funciones de la piel están directamente controladas por la inteligencia innata del cuerpo que utiliza al cerebro y al sistema nervioso para coordinarlas. Puesto que la piel desempeña un papel tan importante, es imperativo que el sistema nervioso esté libre de subluxaciones vertebrales todo el tiempo, puesto que interfieren el flujo de los impulsos mentales y así permiten que la piel y otras partes del cuerpo funcionen indebidamente y desarrollen síntomas (como picazón, enrojecimiento, sequedad) y enfermedades tales como eczemas, soriasis, caspa, acné y cáncer de piel.

Mediante la corrección de las subluxaciones vertebrales, el Quiropractor Tradicional permite una mejor expresión del potencial innato del cuerpo, con lo cual asegura un buen suministro nervioso a la piel y a todas las otras partes del cuerpo.

¿NO ES ASOMBROSO?

Paso 1: Pregúntele al miembro de la práctica: ¿Cuál es el órgano más grande del cuerpo?

Paso 2: Acepte o corrija su respuesta: La piel.

Paso 3: Luego diga al miembro de la práctica: La piel suda. ¿Cuántas glándulas sudoríparas hay en la piel?

Paso 4: Acepte o corrija: 2 millones.

Paso 5: ¿Quién maneja todas esas glándulas sudoríparas?

Step 6: Acepte o corrija: La inteligencia innata

Principios: 20, 28, 29, 31

¿SABE MÁS ACERCA DE SU PIEL?

La piel siempre me ha fascinado en muchos sentidos. ¿Sabía usted que debajo de una "selva de vellos" el terreno de la piel palpita de vida? **2,54 centímetros cuadrados pueden sostener 650 glándulas sudoríparas, 20 vasos sanguíneos y más de 1.000 terminaciones nerviosas.**

En su parte más superficial o epidermis, una lámina de células muertas forma un escudo de queratina. Muchos microorganismos perecen en contacto con esta superficie, la cual está bañada en sudor salado y acidificada por una grasa aceitosa. Otros invasores microbianos caen a medida que las células superficiales se secan y se descaman. La piel que se pierde es reemplazada por una capa viviente de células basales que se dividen y mudan hacia la superficie.

La inteligencia innata del cuerpo utilizará las glándulas sebáceas para enviar hacia la superficie el sebo que lubrica la piel y el pelo. Para limitar los efectos dañinos del sol, los melanocitos inyectan células superficiales con el pigmento melanina. Es por esto que debemos ser prudentes con los baños de sol y usar nuestros conocimientos y ser sensibles. Mientras que la luz natural del sol es absolutamente necesaria para la síntesis apropiada de vitamina D a través de los rayos ultravioletas naturales del sol, el uso artificial de estos rayos puede ser muy dañino.

Más profundamente hacia abajo, la gruesa masa de tejido conectivo llamado dermis, y más abajo las capas de células grasas, actúan como absorbentes de choques, rellenando los tejidos internos del cuerpo de los golpes externos.

La inteligencia innata del cuerpo utiliza a los vasos sanguíneos para contribuir a regular la temperatura, ensanchándolos o estrechándolos, para liberar o conservar el calor. En los días fríos el músculo erector de la piel se contrae, causando así que los vellos se eleven. En los animales, su reacción atrapa una capa aislante de aire cálido cerca de la piel. En los humanos, esto solo se traduce en carne de gallina.

Serpenteando a través de este entorno hay un sistema de alarma compuesto de fibras nerviosas que culminan en terminaciones o bien libres o reunidas en corpúsculos. Esta red hormiguea en respuesta a contacto, presión, calor o frío, alertando al cerebro sobre el mundo exterior.

¿NO ES ASOMBROSO?

Paso 1: Pregúntele al miembro de la práctica: La semana pasada. ¿Cuántas glándulas sudoríparas dije que había en la piel?

Paso 2: Acepte o corrija su respuesta: 2 millones.

Paso 3: Pregúntele al miembro de la práctica: ¿Cuántas son por pulgada cuadrada?

Paso 4: Acepte o corrija: 650 glándulas sudoríparas por pulgada cuadrada.

Paso 5: Pregúntele al miembro de la práctica: ¿Quién se ocupa de todo eso?

Step 6: Acepte o corrija: La inteligencia innata

Principios: 20, 23, 28

¿HACE CALOR O FRÍO?

Los sentidos del tacto, presión, frío, calor y dolor son llamados los sentidos cutáneos, de cutis, la palabra latina para "piel". La lengua tiene una alta densidad de estos receptores y un alto grado de sensibilidad. El centro de la espalda está más escasamente poblado de receptores, y muestra por lo tanto una respuesta menor. **Una persona ciega lee Braille con la punta de los dedos, no con los nudillos o el talón de la mano. Hay alrededor de 640.000 receptores cutáneos sensitivos distribuidos sobre la superficie del cuerpo.**

En todas las partes de la piel (y en algunos otros tejidos) hay un tipo de fibras receptoras conocidas como terminaciones nerviosas libres. Estas no poseen una estructura especializada que las englobe. Reaccionan a contactos y presiones más lentamente que otros receptores. Otro tipo, los corpúsculos de Meissner, son terminaciones nerviosas en las cuales las fibras están compartimentadas en cápsulas. Existen abundantemente en los bordes de la punta de los dedos (9.000 por cada seis centímetros cuadrados), en los labios, la punta de la lengua, la palma de las manos, la planta de los pies y los órganos genitales. Ellos responden y adaptan rápidamente, en milisegundos, aun con un leve roce. Los discos de Merkel transportan continuamente señales tales como presión sostenida. Se encuentran a lo largo de los bordes de la lengua y en algunas partes pilosas del cuerpo. El órgano al final del pelo responde a los levísimos movimientos de éste, aun antes de que algo toque la piel, por medio de las fibras nerviosas que envainan la base del pelo. Las terminaciones de los órganos de Ruffini, profundamente situados bajo la superficie de la piel, contienen muchas fibras ramificadas, terminales nerviosas encapsuladas que responden constantemente a presión continua y pesada. Otros receptores encapsulados, los corpúsculos de Pacini, se encuentran en los tejidos cercanos a las articulaciones, en las glándulas mamarias, en los genitales y en algunos tejidos profundos tales como las paredes intestinales. Debido a sus capas como de cebolla de tejido conectivo reaccionan a vibraciones y a cambios de presión en una fracción de segundo. Encontrar los receptores de frío y calor no ha sido fácil. Una vez, fueron buenos candidatos los bulbos terminales de Krause y el órgano terminal de Ruddine pero ya no. Los receptores de frío, examinados bajo microscopio, lucen igual que las terminaciones nerviosas libres.

¿NO ES ASOMBROSO?

Paso 1: Pregúntele al miembro de la práctica: Cuando pone la mano en un cubo de agua, ¿Cómo sabe el cuerpo si el agua está caliente o fría?

Paso 2: Acepte o corrija: 640.000 receptores de detección, 70% para el calor y 30% para el frío

Paso 3: Pregúntele al miembro de la práctica: ¿Por qué la diferencia en los porcentajes?

Paso 4: Acepte o corrija: El calor puede causar más daño inmediato.

¿CÓMO NOS VOLVEMOS MÁS Y MÁS GRANDES?

Alguna vez se ha preguntado: "¿cómo crezco y me desarrollo?" Las canciones infantiles hablan de azúcar y especias y todas cosas agradables, pero las niñitas, tales como las colitas de los perritos y los niñitos, están hechas de células. El cuerpo de un humano adulto está compuesto de más de 70.000 trillones de células, todas ellas derivadas de una sola: el óvulo fertilizado.

El crecimiento incluye tanto un incremento en el tamaño de las células existentes como la creación de otras nuevas mediante división celular. Ambos procesos están activos a lo largo de toda la vida, pero uno tiende a dominar en algún estado dado del desarrollo.

El crecimiento no es una simple historia de células volviéndose más y más grandes. Ellas no pueden hacerlo. **Existe un límite físico a su tamaño.** Muchas células tienen forma de pelota. A medida que una célula se agranda, su volumen aumenta a un ritmo mayor que el área de su superficie. Dado que todos los materiales necesarios para que la célula pueda llevar a cabo su actividad deben cruzar la membrana de la superficie, su área de extensión limitará en última instancia cuánto pueda absorber. Algunas células superan esta restricción a su tamaño ya sea alterando su forma a una más alargada, como una célula nerviosa, o a una forma aplanada, como una célula de la piel, o mediante el uso de proyecciones como vellosidades para incrementar la absorción, tal como lo hacen las células intestinales. Estas adaptaciones permiten a la célula incrementar su área superficial sin aumentar su volumen.

¿NO ES ASOMBROSO?

Paso 1: Pregúntele al miembro de la práctica: ¿Cuántas células hay en el cuerpo humano? 7 billones? 70 billones?

Paso 2: Dígale al miembro de la práctica: ¡NO! 70.000 Trillones!!! Y cada una de ellas con su propia tarea que cumplir para mantener el cuerpo funcionando.

Principios: 23, 24

¿HAY REALMENTE ACELERACIONES EN EL CRECIMIENTO?

Algunas partes del cuerpo crecen más rápidamente que otras, lo que explica por qué las proporciones de un bebé son muy diferentes a las de un adulto. La cabeza de un recién nacido constituye un cuarto de la longitud total de su cuerpo; el cerebro es relativamente grande y bien desarrollado. Por contraste, la cabeza de un adulto ocupa menos de una séptima parte de la longitud total de su cuerpo. Las piernas de un bebé son de alrededor de un tercio de su longitud, mientras que las de un adulto ocupan la mitad del largo total de su cuerpo.

No crecemos a un ritmo constante. El ritmo más rápido ocurre antes del nacimiento, cuando en el espacio de nueve meses, el feto incrementa su peso unos 2,4 billones de veces. Después del nacimiento, hay dos aceleraciones en el crecimiento; una en los dos primeros años y nuevamente en la pubertad, están separados por un ritmo mucho más lento y constante, en el cual la altura crece a un promedio de cinco a siete centímetros y medio por año y aumentos de peso de alrededor de dos o tres kilogramos. Para su primer cumpleaños, los bebés generalmente pesan tres veces más que al momento de nacer y han crecido en altura un 50 por ciento. Los adolescentes pueden crecer de diez a quince centímetros por año.

Debemos notar que el crecimiento está en buena parte bajo el control de **la inteligencia innata** del cuerpo.

¿NO ES ASOMBROSO?

Paso 1: Pregúntele al miembro de la práctica: ¿Cuál fue su peso al nacer? 3-4 kilos?

Paso 2: Espere su respuesta.

Paso 3: Diga al miembro de la práctica: Los científicos pesaron el óvulo humano fertilizado y descubrieron que, en 9 meses, aumentaste tu peso más de 2.500 millones de veces. ¿Cuánto crees que ha aumentado tu peso desde el nacimiento?

Paso 4: Acepte o corrija: Sólo 20 o 30 veces.

¿CONOCE USTED SU SISTEMA LOCOMOTOR?
¿FUSIÓN DE HUESOS O HUESOS FUSIONADOS?

Hasta la adultez los huesos largos, huesos alargados de los dedos de las manos, los brazos, las piernas y las caderas crecen rápidamente mediante la expansión de cada extremo. Estos centros de crecimiento contienen células cartilaginosas que forman capa sobre capa de tejido óseo nuevo. Una vez que las células cartilaginosas cesan de dividirse, los centros de crecimiento se endurecen a hueso marcando el fin del crecimiento en esa región. La mayoría de los centros de crecimiento, tales como los del fémur y la tibia, se han osificado alrededor de los 17 o 20 años. El esternón es uno de los últimos en dejar de crecer, alrededor de los 25 años.

Para el momento en que usted crece desde la niñez a la adultez, tendrá alrededor de 144 huesos menos: **la inteligencia innata del cuerpo se asegura de que los cerca de 350 huesos del recién nacido gradualmente se vayan fusionando en aproximadamente 206 huesos en el esqueleto de un adulto.** El número de huesos varía ya que algunas personas tienen un par de costillas extra o menos vértebras en la columna, etc.

¿Cuál es la causa de que dejemos de crecer cuando hemos alcanzado menos de la tercera parte de nuestra esperanza de vida? Especies acuáticas tales como moluscos, crustáceos y algunos peces crecen indefinidamente. Una almeja gigante pesa unos 270 kilogramos y puede llegar a tener 100 años; un calamar gigante puede crecer hasta 15 metros; se ha informado acerca de una tortuga gigante de 1270 kilogramos. La razón más importante de este crecimiento es que el agua ayuda a soportar el peso. Pero las criaturas terrestres deben soportar el peso de sus huesos por sí mismas, por lo cual su inteligencia innata ha desarrollado maneras de limitar su tamaño.

¿NO ES ASOMBROSO?

Paso 1: Pregúntele al miembro de la práctica: ¿Cuántos huesos hay en su cuerpo?

Paso 2: Acepte o corrija su respuesta: 206 huesos como adulto.

Paso 3: Pregúntele al miembro de la práctica: ¿Cuántos huesos tuvo al nacer?

Paso 4: Acepte o corrija: 350 huesos al nacer.

Paso 5: Pregúntele al miembro de la práctica: ¿Adónde fueron los 144 huesos restantes?

Paso 6: Acepte o corrija: Se fusionaron.

Paso 7: Pregúntele al miembro de la práctica: ¿Quién se ocupa de esas fusiones específicas?

Paso 8: Acepte o corrija: La inteligencia innata.

Principios: 20, 27, 28

¿CONOCE USTED SU SISTEMA HORMONAL?
¿ES UN EFECTO DOMINÓ?

La inteligencia innata del cuerpo coordina las funciones endocrinas y permite la secreción de hormonas para controlar la velocidad de nuestro crecimiento. Diseminadas a lo largo del cuerpo como islas diminutas, las glándulas endocrinas afectan todos los aspectos de nuestro crecimiento, de nuestro desarrollo físico y mental, reproducción y reparación celular. Las glándulas endocrinas actúan sobre órganos o en cierto tipo de tejidos localizados en otras partes del cuerpo mediante la liberación de hormonas, o reguladores químicos, dentro de la corriente sanguínea. Estas hormonas entran en contacto con todas las células, pero solamente cierto tipo de éstas, llamadas células objetivo, responderán a cualquier hormona dada. **Una vez que las moléculas hormonales se unen a las proteínas-receptoras en las células objetivo las hormonas desencadenan una serie de reacciones, causando reacciones químicas específicas a fin de acelerarlas o retrasarlas.**

Dos mecanismos diferentes retransmiten **la información** traída por las hormonas a las células-objetivo. Algunas hormonas penetran en la célula y se unen a la proteína-receptora en el citoplasma, una sustancia gelatinosa que recubre al núcleo. Juntos, la hormona y el receptor se mueven hacia el núcleo, se unen al cromosoma, y provocan que la célula sintetice ciertas proteínas. Otras hormonas no penetran en la célula de ningún modo. Se unen a las proteínas-receptoras en la superficie celular y disparan la liberación un segundo mensajero en el citoplasma. Es este compuesto el que luego inicia la respuesta celular a las hormonas.

¿NO ES ASOMBROSO?

Paso 1: Pregúntele al miembro de la práctica: ¿Sabías que la glándula tiroides produce hormonas tiroideas? ¿El páncreas produce la hormona de la insulina? ¿Las glándulas suprarrenales producen adrenalina? Bueno, ¿quién se ocupa de toda esa producción?

Paso 2: Acepte o corrija su respuesta: La inteligencia innata

Paso 3: Entonces diga al miembro de la práctica: Sí, definitivamente eres mejor con un sistema nervioso limpio y claro, ¡por eso estás aquí!

¿LAS HORMONAS TIENEN UNA HABITACIÓN INTERIOR?

Antes del comienzo de la pubertad, las hormonas juegan un papel importante en la regulación del crecimiento. La hormona del crecimiento, la somatotropina, es usada por la inteligencia innata como la sustancia principal para controlar la altura. Es una de las varias hormonas secretadas por la glándula pituitaria que está suspendida en la base del cerebro, justo por encima del paladar. La somatotropina estimula el crecimiento de huesos y músculos, mantiene el ritmo normal de la síntesis proteínica en todas las células del cuerpo y acelera la liberación de las grasas como una fuente de energía para el crecimiento. La pituitaria también libera la hormona que estimula la tiroides cada vez que **la inteligencia innata se lo ordena.** Este químico hace que la glándula tiroides, ubicada como una corbata de moño rosada sobre la tráquea, secrete hormonas que influencian en el metabolismo general, especialmente el crecimiento del cerebro, huesos y dientes.

Es tentador referirnos a la pituitaria como la glándula dominante porque se utiliza para regular la liberación de hormonas desde otras glándulas. Pero la pituitaria en realidad está controlada por una región situada en la parte media-inferior del cerebro conocida como hipotálamo (del griego, "bajo la habitación interior"). Un grupo especial de vasos sanguíneos conecta a estas dos glándulas y lleva mensajes de una a otra. La inteligencia innata del cuerpo usa al hipotálamo para liberar químicos que descienden poco menos de un centímetro hacia la pituitaria y le indican que secrete sus hormonas. Cuando las hormonas de otras glándulas llegan a un nivel alto en la corriente sanguínea, envía un mensaje al hipotálamo para que cese de liberar químicos. Esto a su vez lentifica la liberación de hormonas de la pituitaria.

¿NO ES ASOMBROSO?

Paso 1: Pregúntele al miembro de la práctica: ¿Quién controla las hormonas del cuerpo?
Paso 2: Acepte o corrija su respuesta: La inteligencia innata.

Principio: 20

SISTEMA NERVIOSO CENTRAL ¿QUÉ CLASE DE TRANSMISIÓN?

Transmisión (trans misión) 1. Enviar hacia, pasar, pasar por, pasar a través de. 2. Algo transmitido. 3a. Parte de un automóvil que transmite energía desde el motor hacia el eje trasero o a veces hacia el delantero. 3b. Conjunto de marchas que determinan la relativa velocidad. 4. Pasaje a través de un espacio de ondas electromagnéticas de una estación transmisora a una o unas receptora/s. (Diccionario Mundial Enciclopédico, volumen 2, 1964, pp. 2072)

El cerebro envía impulsos, transmite mensajes, pasa una fuerza creada a todos los órganos, células y tejidos del cuerpo. En esencia, el cerebro es el centro de la inteligencia innata que gobierna el estado y las acciones de cada célula individual del cuerpo. Suena grandioso, ¿no es así? Sin embargo, puede haber un problema; podría haber interferencia en la transmisión de los impulsos a través del sistema de transporte del cuerpo (los pasajes nerviosos, por supuesto). Esta interferencia en la transmisión da como resultado una disfunción o mal-estar (carencia de bienestar).

Póngase usted mismo en primera marcha; comprenda que su cerebro es el centro de las operaciones corporales, de ahí el nombre de "Sistema Nervioso Central", tal como lo conocemos. Su cerebro es el jefe. Fue el primer órgano en aparecer después de la concepción. Controló cada aspecto del desarrollo de su cuerpo, y al día de hoy ordena toda función, ¡aun aquellas que usted no conoce! El cuerpo tiene (gracias al cerebro) la capacidad de enfrentar infecciones y de tratar y curar enfermedades. ¡Qué invento maravilloso! ¿Quién puede superarlo? ¿Quiere intentarlo?

¿NO ES ASOMBROSO?

Paso 1: Pregunte al miembro de la práctica: ¿Qué órgano envía impulsos con mensajes a los demás órganos?
Paso 2: Acepte o corrija su respuesta: El cerebro

Principio: 28

¿QUÉ SON LAS TRANSMISIONES EFERENTES?

Eferente significa "desde la célula cerebral hacia la célula tisular", **por lo tanto suponemos que la transmisión eferente es el pasaje de impulsos químico-eléctricos desde las células cerebrales a las células de los tejidos corporales.**

Como centro de la inteligencia innata, el cerebro crea una imagen mental, la transforma en energía y la distribuye por medio del sistema nervioso a las células de tejidos específicos. El cerebro, con su habilidad para crear energía, les permite a las células tisulares que reciben el impulso ser inteligentes. De esta manera, tenemos expresión, función o movimiento coordinado como resultado de la transmisión eferente.

Así, esta es la unión entre la inteligencia y la materia, materia con el significado de cualquier célula o grupo de células tisulares. Sin inteligencia, la materia no puede ser funcional. En otras palabras, **sin transmisión eferente, la vida dejaría de existir.** La habilidad creativa de la inteligencia innata no tiene límites; sin embargo, nuestra limitada percepción ciertamente pone límites a nuestra capacidad para pensar.

¿NO ES ASOMBROSO?

Paso 1: Pregúntele al miembro de la práctica: ¿Qué pasaría si la información del cerebro NO pudiera ser transmitida a los demás órganos?

Paso 2: Acepte o corrija su respuesta: ¡Usted sería un cadáver!

Paso 3: Luego dígale al miembro de la práctica: Puesto que usted está vivo, está siendo transmitida. Después del ajuste, esa información fluye mejor.

Principios: 20, 22, 28

¿QUÉ SON LAS TRANSMISIONES AFERENTES?

Aferente significa "desde la célula tisular a la célula cerebral" y por lo tanto la transmisión aferente es el envío de impulsos desde las células tisulares de la periferia (o región exterior) del cuerpo hacia las células cerebrales en el centro.

De esta manera, cada célula tisular mantiene una comunicación con el cerebro mediante el proceso de la transmisión aferente. Esta recepción y reunión de información por parte del cerebro permite a las células cerebrales llevar a cabo funciones tales como sensación, interpretación e impresión. La transmisión aferente es el medio por el cual el cerebro interpreta visión, olfato, tacto, dolor, etc.

En el encuentro de la energía transmitida con las células cerebrales, **la inteligencia innata** cambia la energía a energía mental. **Sin la transmisión aferente, el cerebro no sabe lo que ocurre en las células tisulares. Por lo tanto, sin transmisión aferente, no hay sensación. No hay vista. No hay sensación.** No hay medio por el cual el cerebro pueda monitorear la respuesta de los órganos y tejidos del cuerpo.

¿NO ES ASOMBROSO?

Paso 1: Pregúntele al miembro de la práctica: ¿Cómo sabe su cerebro lo que necesitan sus órganos?

Paso 2: Acepte o corrija su respuesta: Los órganos envían información al cerebro.

Paso 3: Luego diga al miembro de la práctica: ¿Mi mano está caliente o fría? No lo sabrás hasta que me toques la mano. Tu cerebro ahora dice "caliente o frío". Lo mismo sucede con tus órganos.

Principios: 18, 20, 23, 28

TRANSMISIONES AFERENTES Y EFERENTES ¿POR QUÉ TAN IMPORTANTES?

Imagine que recién ha terminado de dejar correr el agua caliente para un baño de inmersión relajante. Ahora está listo para saltar dentro de la bañera. Usted sabe que desea levantar una de sus piernas para dejarla caer dentro de la bañera, y por lo tanto su cerebro crea una imagen mental y la transforma en energía, enviando un mensaje a sus células tisulares para que su pierna se eleve, dándole vida y movimiento de manera que usted pueda levantar su pierna y luego bajarla. El resultado es un movimiento coordinado.

Volvamos a su baño. Usted ha puesto su pie dentro de la bañera, pero… ¡caramba! ¡El agua está que quema! Los nervios aferentes están enviando impulsos al cerebro indicándole que el agua está demasiado caliente. Aún antes de que usted tenga la oportunidad de decir ¡AY!, su cerebro ha creado otra imagen mental, la transformó en energía, y envió un mensaje por medio de los nervios eferentes, una vez más permitiendo que su pie sea levantado para retirarlo del agua caliente con rapidez.

Sin transmisión eferente, usted no habría sido capaz de levantar su pierna en primer lugar. Y sin transmisión aferente, su cerebro no habría recibido mensajes acerca de que la temperatura del agua estaba demasiado caliente, y por lo tanto no habría enviado mensajes para que usted saque el pie del agua. El resultado hubiera sido una quemadura en la piel.

¿NO ES ASOMBROSO?

Paso 1: Pregúntele al miembro de la práctica: ¿Quién controla la transmisión de los mensajes de dolor dentro de su cuerpo?
Paso 2: Acepte o corrija su respuesta: La inteligencia innata

Principios: 20, 28

¿LAS TRANSMISIONES SON OBSTACULIZADAS EN EL CAMINO?

Recientemente hemos hablado acerca de transmisiones, qué significan, qué hacen, y cómo afectan a nuestros cuerpos. El cerebro es la herramienta que usa **la inteligencia innata** dentro de nuestros cuerpos. Por medio de los nervios eferentes, el cerebro le da vida al cuerpo. Y por medio de los aferentes, el cerebro mantiene comunicación con aquellas células a las que le ha dado vida, monitoreándolas, por así decirlo.

Por lo tanto todo está bien, ¿correcto? ¡INCORRECTO! La columna vertebral es la estructura ósea que protege a la médula espinal. Entre cada segmento, los nervios se ramifican desde la médula espinal para enviar impulsos eléctricos a todos los tejidos y órganos del cuerpo. Sin embargo, si uno o más de estos segmentos está desplazado, hay presión en un nervio y por lo tanto hay una interferencia en la transmisión de los impulsos eléctricos dentro del cuerpo. **Esto significa que la inteligencia innata se ha encontrado con un obstáculo en el camino y no puede enviar vida a todos los órganos y tejidos del cuerpo.**
Esta condición se llama subluxación. Desafortunadamente, nuestros cuerpos son muy susceptibles a las subluxaciones. Son causadas por cualquier forma de estrés: físico, químico, emocional y pueden llevar a cualquier tipo de dolencia o desorden. Por ejemplo: una caída o un latigazo sufrido en un accidente automovilístico, ingesta de químicos sin prescripción médica o recetados, alcohol, presión alta, pequeños golpes sufridos cuando niño, o aún en el mismo parto pueden causar subluxaciones que pueden llevar a serias enfermedades más tarde en la vida.

Por lo tanto, ¿Qué hace usted para eliminar o disminuir la posibilidad de una enfermedad debida a una interferencia en los nervios espinales? Es fácil… ¡haga revisar su columna periódicamente por un Quiropractor Tradicional!

¿NO ES ASOMBROSO?

Paso 1: Pregúntele al miembro de la práctica: ¿Qué es una subluxación?
Paso 2: Acepte o corrija su respuesta.
Paso 3: Luego diga al miembro de la práctica: Una subluxación es como el tráfico en la carretera, (principal o local). Los chequeos regulares de la columna vertebral controlan el "tráfico" para que toda la información llegue a tiempo a destino.

Principios: 20, 23, 28, 29, 30, 31

¿PUEDE MOSTRARME UNA SUBLUXACIÓN?

Como se afirmó previamente, los ciclos son la base de nuestra existencia. La interferencia a los ciclos puede causar desorden, disfunción, enfermedad y muerte. El único factor de interferencia dentro de nuestros cuerpos que puede llevar a serias consecuencias todo el tiempo es una subluxación.

Por definición una subluxación es el movimiento de un hueso de la columna (llamado vértebra) fuera de su posición adecuada, de manera que hace presión en un nervio, y por lo tanto interfiere con el flujo normal de los impulsos que van por la médula hacia y desde todos los órganos y tejidos del cuerpo.

Desde el momento en que ocurre **una subluxación** disminuye la capacidad de un órgano de funcionar a su pleno potencial. Qué órgano que es el afectado depende de cuál nervio es el "pellizcado". Por ejemplo, **si se pinza un nervio que va hacia el estómago, éste, al no recibir las señales apropiadas desde el cerebro, puede producir ácidos digestivos en mayor cantidad de lo normal. Lo cual puede ser insignificante al principio, pero después de un número de años esta sobreproducción probablemente causará el desarrollo de una úlcera.** Pueden hacerse comparaciones similares con todos los otros órganos y nervios del cuerpo.

Muchas personas que tienen subluxaciones no lo saben. Esto se debe a que las subluxaciones no son dolorosas, y usted puede no notarlo a menos que haga examinar su columna. De ahí la importancia de un control regular de su columna.

Sabiendo que los huesos de su columna están alineados adecuadamente sin interferencia nerviosa su mente estará en calma y usted recibirá los beneficios de un suministro nervioso máximo a todos los órganos de su cuerpo.

¿NO ES ASOMBROSO?

Paso 1: Pregúntele al miembro de la práctica: ¿Puedes perderte conscientemente algo que no sabes que existe?

Paso 2: Acepte o corrija su respuesta: Por supuesto que no.

Paso 3: Pregúntele al miembro de la práctica: Si no sabes acerca de una subluxación vertebral, ¿cómo puede abordarla?

Principios: 20, 23, 28, 29, 31

¿CONOCE SU ESTÓMAGO?

Uno de los grandes misterios de su cuerpo es cómo es que su **inteligencia innata** es capaz de producir ácido clorhídrico desde el estómago… un ácido mineral que es tan fuerte que una gota sobre su mano hará aparecer una ampolla dolorosa… ¡sin dañar su estómago!

La respuesta, naturalmente, es que ese es el modo en que fue creada la humanidad. Las células de su revestimiento estomacal producen millones de escamas resistentes y delgadas de mucosidad que cubren sus paredes interiores tal como las tejas cubren el techo de una casa. Este recubrimiento se reemplaza cada cinco días debido al poderoso ácido y de otros dos químicos, pepsina y renina, que son necesarios para ayudar a procesar el alimento ingerido de modo que adquiera una consistencia digerible para su intestino.

El estómago puede almacenar hasta un poco más de setenta y cinco centímetros cúbicos de alimentos, aunque esta capacidad varía según las diferentes personas. La gente primitiva era capaz de ingerir enormes cantidades de comida porque ellos nunca estaban seguros de cuando comerían nuevamente. Pero no lo intente… podría sentirse muy incómodo.

Cada día su estómago produce tanto como seis litros de jugos gástricos para facilitar la digestión. Usted digiere una comida en un tiempo aproximado de una a siete horas, dependiendo de qué y cuánto coma. Cuando su estómago está vacío, sus músculos se contraen rítmicamente. Estos son los "retortijones de hambre" que usted siente. Cuando está colmado, se contrae fuertemente tres veces por minuto. Esto ayuda a romper la comida e impulsarla hacia una válvula en la parte baja de su estómago llamada píloro.

Las preocupaciones, o el ejercicio pesado inmediatamente después de las comidas demoran su digestión. Si se vuelve demasiado lenta, las bacterias y la flora intestinal causarán la fermentación de la comida. Esto lo hará sentir incómodo. El enojo hace que su estómago se vuelva rojo y ardiente y que se agite vigorosamente… un susto lo inmovilizará, dándole a usted la sensación de "mariposas en su estómago".

En 70 años, su estómago producirá alrededor de 200.000 litros de jugo digestivo… ¡Habrá digerido unas 40 toneladas de comida! Usted puede ayudar a su estómago a hacer su trabajo eficientemente comiendo apropiadamente y asegurándose de que el suministro nervioso de su estómago esté libre de subluxaciones vertebrales.

¿Sabía usted que todas estas asombrosas funciones de su estómago se están produciendo en este momento sin que usted se dé cuenta? No tiene que saber exactamente cuánto jugo gástrico o ácido clorhídrico debe producir para digerir el desayuno de esta mañana…

Está controlado directamente por la inteligencia innata de su cuerpo a través del uso de su cerebro y su sistema nervioso. Por supuesto, si usted tiene una subluxación vertebral bloqueando los impulsos mentales que viajan a través de su sistema nervioso, puede desarrollar una dis-función en su estómago. Esto puede conducir a una sobre-producción de ácido clorhídrico y al tiempo, irritar las paredes de su estómago y producir una úlcera o aún cáncer.

El Quiropractor Tradicional, al corregir las subluxaciones vertebrales, asegura un abastecimiento nervioso apropiado a su estómago y a todas las partes de su cuerpo. El resultado es una mejor expresión de su potencial innato.

¿NO ES ASOMBROSO?

Paso 1: Pregúntele al miembro de la práctica: ¿Cuánta comida ha digerido hasta ahora en su vida?

Paso 2: Acepte o corrija: ¡Acerca de 40 toneladas!

Paso 3: Luego dígale al miembro de la práctica: También ha producido 75.700 litros de ácido clorhídrico. Usted un milagro que vive, camina y respira. La inteligencia innata controla la cantidad de ácido mediante el envío de información desde el cerebro al estómago a través del sistema nervioso. Yo despejo el tráfico en la autopista de la información del cuerpo.

Principios: 20, 23, 28

EL SISTEMA RESPIRATORIO ¿CONOCE SUS PULMONES?

Cada día su cuerpo usa alrededor de 340 litros de oxígeno puro. A fin de separar este gas del aire, la inteligencia innata de su cuerpo utiliza los pulmones.

¡Los pulmones contienen medio billón de delgados sacos de aire con un área de 80 a 90 kilómetros cuadrados de superficie! Las paredes de los sacos y de los vasos sanguíneos que serpentean una y otra vez alrededor de cada uno configuran una célula densa. Las moléculas de oxígeno dejan el aire en los sacos y pasan directamente a través de estas dos paredes de una célula a la sangre. Al mismo tiempo, las moléculas de dióxido de carbono (de las cuales su cuerpo debe deshacerse) van desde la sangre hasta los sacos de aire y son exhaladas con la respiración. Este proceso se llama difusión.

Con cada respiración que usted inhala, usted respira desde **10 hasta la potencia de 22 átomos físicos que se volverán parte de su cerebro, riñones, bazo, vesícula biliar, etc... Este es un número astronómico de átomos. Cada vez que usted exhala, espira de 10 hasta la potencia de 22 átomos físicos también, con lo cual se deshace también de partes de su cerebro, bazo, corazón, hígado, etc... de modo que, literalmente, respiramos cada una de las otras partes del cuerpo.** Estamos interconectados más íntimamente de lo que pensamos, tanto física como fisiológicamente.

Si el aire que respira llegara a sus pulmones sin ser filtrado, usted no viviría mucho. Sus pulmones pronto se bloquearían con el polvo porque con cada respiración que toma, inhala polvo. Y ese polvo se encuentra cargado con materiales tóxicos. Pero para prevenir esto, usted también posee un magnífico sistema de filtración en el cual las lágrimas, la mucosidad y el fino vello juegan su papel.

Este sistema también previene que sus pulmones se quemen con el aire caliente, o se congelen con el aire frío. Cuando el clima está frío la inteligencia innata del cuerpo calienta el aire. Cuando el clima está cálido enfría el aire a medida que pasa hacia los pulmones.

Las lágrimas brotan a través de conductos especiales desde sus ojos a su nariz. Son muy importantes porque ayudan a humedecer y purificar el aire que usted respira. Además, contienen una sustancia que mata a los gérmenes, llamada "lisosima".

Nuevamente, vemos la importancia de mantener un buen suministro nervioso a los pulmones, puesto que **la inteligencia innata del cuerpo utiliza el cerebro y el sistema nervioso para controlar y coordinar el sistema respiratorio.** Si los pulmones no reciben la cantidad adecuada de energía desde el cerebro, no funcionarán bien y eventualmente podrían desarrollar síntomas (tales como respiración rápida o lenta o dolorosa) y enfermedades (tales como asma, tuberculosis, infección respiratoria de las vías superiores, bronquitis, cáncer)

El Quiropractor Tradicional corrige las subluxaciones vertebrales del sistema nervioso para asegurar una mejor expresión de su potencial innato, lo cual permite que la cantidad adecuada de energía fluya desde su cerebro a su sistema respiratorio y demás partes de su cuerpo.

¿NO ES ASOMBROSO?

Paso 1: Pregúntele al miembro de la práctica: ¿Quién controla y coordina sus pulmones a medida que aspira 340 litros de oxígeno puro cada día?

Paso 2: Acepte o corrija: La inteligencia innata, a través del cerebro y del sistema nervioso.

Principios: 20, 28, 29, 31

¿CONOCE USTED SUS MÚSCULOS?

Los músculos son como fuertes cables de acero. Cada músculo está compuesto de células largas y delgadas envueltas en pequeños haces. Los haces pequeños forman otros mayores, y los haces mayores a su vez conforman un músculo.

Usted tiene tres tipos de músculos:

1. Voluntarios (o estriados), Se mueven cuando usted quiere que lo hagan.

2. Lisos. Ellos hace su trabajo sin que usted los dirija (por ejemplo, los de su estómago).

3. Músculo del corazón. Tiene más energía de reserva que otros músculos y está compuesto por células con forma de delgados listones.

¡Hay más de 800 músculos en su cuerpo! Muchos músculos trabajan juntos en equipo… Más de 200 funcionan juntos para que un hombre pueda levantar pesas… ¡31 se usan en su rostro cuando tensa y aprieta sus mandíbulas!

Algunos músculos tienen fibras rojas y blancas. Las fibras rojas trabajan más lentamente que las blancas, pero pueden hacerlo por más tiempo. Las fibras blancas proveen ráfagas de velocidad. ¡Los músculos de las alas de un colibrí se mueven a una velocidad de más de 100 veces por segundo! Aún cuando usted no se esté moviendo docenas de sus músculos están trabajando. Por ejemplo, los de su cuello sostienen su cabeza erguida. Cuando usted se queda dormido, los músculos de su cuello se relajan.

Los músculos usan oxígeno, azúcar y ácidos grasos como combustible. Liberan calor para mantenerlo templado. Cuando usted corre rápidamente liberan tanto calor que usted transpira para refrescarse. En un clima frío sus músculos "tiritan" para generar más calor. A medida que los músculos trabajan utilizan gran cantidad de combustible de la sangre. Si usted respira más rápido su corazón bombea a mayor velocidad para aportar más oxígeno y eliminar desechos pero, después de un tiempo, la sangre no puede mantener ese ritmo. Usted se siente cansado y debe descansar hasta que el combustible sea reemplazado en sus músculos y todos los desechos hayan sido eliminados. A menos que usted use sus músculos regularmente y tenga un buen suministro nervioso para ellos, se vuelven débiles. Haga algún trabajo físico, ejercítese cada día y mantenga su sistema nervioso libre de subluxaciones vertebrales para mantenerse en forma.

No podemos dejar de enfatizar suficientemente la importancia de un buen suministro nervioso, especialmente en lo que se refiere a sus músculos. Si los músculos no reciben la cantidad y calidad apropiadas de impulsos mentales eventualmente se atrofiarán, se volverán espásticos, temblarán y hasta se paralizarán.

El Quiropractor Tradicional corrige las subluxaciones vertebrales que interfieren con el fluido apropiado de la energía nerviosa. Esto permite una mejor expresión del potencial innato del cuerpo, y de esa manera asegura a los músculos y a las demás partes una función correcta.

¿NO ES ASOMBROSO?

Paso 1: Pregúntele al miembro de la práctica: ¿Cuántos músculos hay en el cuerpo humano?
Paso 2: Acepte o Corrija: Hay 812.
Paso 3: Luego pregúntele al miembro de la práctica: ¿Qué tipos de músculos hay?
Paso 4: Acepte o corrija: Estriados, lisos y cardíacos.

Principios: 28, 29, 31

¿CONOCE USTED SUS CÉLULAS?

Como cualquier otro ser viviente, usted comenzó su vida como una célula. Esta única célula se formó de un óvulo de su madre y un espermatozoide de su padre y creció, se dividió y se multiplicó en los cuatrillones de células que forman su cuerpo.

Sus células tienen mucha formas y tamaños. ¡4.000 células del mismo tamaño puestas lado a lado formarían una línea de solamente 2,5 centímetros de largo! Cuando usted era un bebé creció con mucha rapidez porque sus células se multiplicaban velozmente. Gradualmente su ritmo de crecimiento comenzó a descender. Entre los 9 y 11 años de edad comenzó a acelerar nuevamente su crecimiento durante tres o cuatro años. Después de los 20 se volvió más pesado pero no más alto.

Las niñas generalmente crecen con mayor rapidez que los niños hasta que tienen alrededor de 15 años. Luego disminuyen el ritmo mientras los niños siguen creciendo. Niños y niñas por muchas generaciones han estado aumentando su tamaño. Muchos de ustedes son hoy más altos que los caballeros de antaño.

Sus células toman alimento y oxígeno y expelen desechos. Tienen la habilidad de excretar, ser productivas y reproducirse a si mismas. Las células que han completado su ciclo vital son reemplazadas por células nuevas… este proceso se llama regeneración. Básicamente cada año su cuerpo se renueva a sí mismo. Por ejemplo, **las células del corazón viven alrededor de 90 días. Los glóbulos rojos, 120 días. Las células hepáticas, 300 días. Las células de las paredes del estómago, 5 días. Incluso el ADN que contiene millones de años de información genética es diferente cada seis semanas. La inteligencia innata del cuerpo renueva nuestras células a un ritmo de 500.000.000 por día. En realidad cambiamos nuestros cuerpos más rápidamente de lo que nos cambiamos de ropa.**

Pero células nuevas no significa células saludables. Para que la inteligencia innata del cuerpo pueda regenerar células nuevas, saludables, el cuerpo debe estar libre de subluxaciones vertebrales, puesto que el cerebro y el sistema nervioso coordinan a todas las células del cuerpo. Por lo tanto, es vitalmente importante que usted controle si su cuerpo tiene alguna subluxación vertebral que interfiera con el flujo normal de los impulsos mentales. Si no lo hace, hay posibilidades de que su cuerpo regenere células anormales y cuando tenga muchas células anormales en un órgano o glándula puede, con el tiempo, funcionar mal y deteriorarse.

Cuando se corrigen las subluxaciones vertebrales el proceso natural de reemplazo celular permite a su cuerpo expresar más de su potencial innato.

¿NO ES ASOMBROSO?

Paso 1: Pregúntele al miembro de la práctica: ¿Cuántas células se reemplazan en su cuerpo diariamente?

Paso 2: Acepte o corrija: 500 millones de células.

Paso 3: Luego pregúntele al miembro de la práctica: ¿Quién controla esa regeneración?

Step 4: Acepte o corrija: La inteligencia innata.

Principios: 20, 28, 29, 31

¿ES DIVISIÓN O MULTIPLICACIÓN?

Sin división celular, el crecimiento adicional de tejidos estaría impedido por la limitación del tamaño de cada célula. En el proceso de división celular llamado mitosis, cada nueva célula hija crece hasta el tamaño de su madre. Estas nuevas células, más de 200.000.000 son creadas en su cuerpo a cada minuto, reemplazando a las dañadas o desgastadas. Las células viejas, dañadas, se autodestruyen mediante la liberación de una poderosa enzima que digiere la célula desde su interior. **La inteligencia innata del cuerpo controla todas estas funciones mediante el uso del sistema nervioso central como herramienta para enviar mensajes e instrucciones.**

El tiempo que le toma a una célula completar su ciclo, desde su crecimiento hasta su división, varía enormemente. Puede tomarle tan poco tiempo como unas pocas horas o puede durar tanto como la vida del cuerpo. Algunas células de la piel viven alrededor de 8 horas; las que recubren las paredes del intestino, un día y medio; las del corazón, alrededor de 90 días; los glóbulos rojos unos 120 días, mientras que las células sanas de músculos y nervios duran toda la vida.

¿NO ES ASOMBROSO?

Paso 1: Pregúntele al miembro de la práctica: ¿Cuántas células se crean cada minuto en su cuerpo?

Paso 2: Acepte o corrija: 200 millones.

Paso 3: Luego pregúntele al miembro de la práctica: ¿Quién las crea y controla?

Paso 4: Acepte o corrija: La Inteligencia innata.

Principios: 20, 27, 28

¿CUÁLES SON LOS SECRETOS DE LA CÉLULA HUMANA?

Cada ser humano comienza su vida como una única célula, un óvulo fertilizado, y para el tiempo en que se alcanza la adultez, su cuerpo está formado por alrededor de 40.000 trillones de células. La célula es el componente fundamental de todos los seres vivientes. Como las células se deterioran, la gente envejece, y puesto que las células fallan, el rendimiento humano decrece. Si la organización celular fuese mejor comprendida, las personas podrían vivir más y alcanzar mejor rendimiento a lo largo de toda su vida.

Los científicos descubrieron hace trescientos años que los seres vivos contienen células, pero solamente en las últimas cinco décadas comenzaron a desentrañar el enigma de cómo funcionan. Ellos saben unas pocas cuestiones fundamentales: cada célula adulta (excepto el óvulo y el espermatozoide) contiene el mismo conjunto de genes que la célula original. Aún así, las células tienen variadas formas, tamaños y funciones: delgadas células nerviosas, de más de 90 centímetros de largo y décimas de milímetro de ancho, transmiten impulsos entre las células del cuerpo y las del cerebro, mientras que los glóbulos rojos, esculpidos como fichas de póquer, y 3/10.000 de pulgada de diámetro, transportan vida llevando oxígeno a todo el cuerpo. Sin embargo, los investigadores permanecen todavía desconcertados por la inteligencia innata del cuerpo que utiliza mecanismos químicos que permiten a ciertos genes en particular de diferentes células "encenderse" o "apagarse" y funcionar de manera distinta según las diferentes circunstancias.

Cada una de estos cuatrillones de células funciona como una ciudad amurallada. Plantas de energía generan la potencia de las células. Fábricas producen proteínas, unidades vitales del intercambio químico. Un complejo sistema de transporte guía a químicos específicos de un punto a otro dentro de las células y más allá. Centinelas en las barricadas controlan el mercado de exportación e importación, y monitorean el mundo exterior en busca de señales de peligro. Ejércitos biológicamente disciplinados permanecen alerta para enfrentar a los invasores. Un gobierno genéticamente centralizado mantiene el orden. **Una inteligencia innata dirige trillones de operaciones a cada momento.**

Sin embargo, tal como las instituciones políticas, las células ocasionalmente se equivocan. Los sistemas de reciclado pueden averiarse, recargando a las células con sus propios desechos tóxicos. Confundidas por la información errónea, las fábricas interiores pueden agregar demasiados químicos a un suministro ya de por si abundante y eventualmente inundar todo el cuerpo. Una ruptura en la comunicación entre el núcleo de las células y sus partes externas puede producir un crecimiento descontrolado de los tejidos. Una interferencia en el sistema nervioso priva al cuerpo de expresar su propio potencial innato y de ese modo permite que ocurra cualquiera de los inconvenientes señalados más arriba y aún otros. Incluso si operan sin inconvenientes, las células normales eventualmente sucumben al envejecimiento… el proceso de decadencia biológico altera las células y mata los organismos que forman las unidades básicas.

Las células humanas y sus organelos o partes interiores aún guardan muchos secretos. **Los científicos desean saber por sobre todo qué mecanismo causa el proceso conocido como "regulación celular", porqué ciertas células del páncreas producen insulina, otras proveen energía a los músculos y aun otras atienden a las miles de necesidades restantes del cuerpo. ¿Cómo coopera la cubierta exterior de la membrana celular con los genes para repeler invasores mientras atiende al suministro químico y alimenticio necesarios para trasladarse? ¿Qué controla el modo en que los genes transmiten sus instrucciones para crear químicos vitales en las "fábricas" de las células** o ribosomas?

Continúa en Manual Del Medico #68B

Continuado de Manual Del Medico #88A

Cada respuesta parece representar una pregunta nueva, más compleja acerca de la célula. Parece ser un campo infinito…estamos solo al comienzo, pero entonces, siempre estaremos al comienzo. Si nada es seguro en el diminuto y misterioso mundo celular, significa que la célula humana nunca entregará todos sus secretos a la mente humana. **Solamente la inteligencia innata del cuerpo sabe todo lo que hay que saber acerca de la célula humana, y eso es suficiente para siga el curso de la vida.**

¿NO ES ASOMBROSO?

Paso 1: Pregúntele al miembro de la práctica: ¿Cuántas células hay en su cuerpo?
Paso 2: Acepte o corrija: 40.000 trillones.
Paso 3: Luego diga al miembro de la práctica: Producen insulina, ácido clorhídrico, adrenalina, saliva, sudor y orina.
Paso 4: Luego pregunte al miembro de la práctica: ¿Quién controla todas esas funciones?
Step 5: Acepte o corrija: La Inteligencia innata

Principios: 20, 23, 27

¿CONOCE USTED LA QUÍMICA DE SU CUERPO?

Normalmente pensamos en el medio **ambiente humano** en términos de clima y estaciones, ciudades y pueblos, familia y amigos. Pero el verdadero medio ambiente no es ninguna de estas cosas. En cambio, **es una solución de agua salada templada dentro del cuerpo que contiene sodio, calcio y potasio, magnesio y fosfato, y un cierto número de otros ingredientes. Esta solución baña y nutre cada una de las células del cuerpo humano, y de este modo forma su más cercano y vital medio ambiente, que está bajo el directo control de la inteligencia innata del cuerpo.**

Cerca del 70% del peso del cuerpo es agua y más de la mitad está contenida en el interior de las células. La mayor parte del remanente es un baño que rodea a las células. Una fracción de ella forma la parte líquida de la sangre. Puesto que la sangre corre a través de pequeños capilares que pasan cerca de cada célula, una parte del líquido se esparce, llevando nutrientes al baño celular para proveer a la célula de los materiales que necesita para vivir. Al mismo tiempo una porción del baño que contiene productos de desecho de las células es volcado a la corriente sanguínea y va a los riñones, donde es purificado.

La composición de este baño celular es tan importante que muchos de los órganos mayores del cuerpo se ocupan principalmente de asegurar la adecuada proporción de sus ingredientes, entre ellos los pulmones que respiran, el corazón que bombea y los riñones que filtran, y grandes áreas del cerebro inferior.

La necesidad de toda esta precisa regulación se explica por los alarmantes desórdenes que pueden resultar (particularmente en el sistema inmunológico) si solamente uno de estos ingredientes no cumple sus funciones. La inteligencia innata del cuerpo usa al tallo cerebral y al sistema nervioso para regular la química corporal. Cuando las subluxaciones vertebrales interfieren con la correcta transmisión de los impulsos mentales en el interior del sistema nervioso del cuerpo, la regulación de la química corporal se desequilibra.

El Quiropractor Tradicional corrige las subluxaciones vertebrales y así le permite al cuerpo expresar mejor su potencial innato. Como resultado el sistema nervioso puede detectar los desequilibrios con tal rapidez que son corregidos en cuanto ocurren. Y esto se logra mediante un ingenioso conjunto de monitores y dispositivos sensores y es la interrelación y la integración de todos estos factores (impulsos nerviosos, monitores sensibles, receptores y órganos reguladores) lo que produce el más preciso y sutil equilibrio en su química corporal tan necesario para que su cuerpo funcione adecuadamente.

¿NO ES ASOMBROSO?

Paso 1: Pregúntele al miembro de la práctica: ¿Qué porcentaje del peso corporal es agua?

Paso 2: Acepte o corrija: El 70% del peso corporal es agua.

Paso 3: Luego pregúntele al miembro de la práctica: ¿Qué contiene el agua del cuerpo?

Paso 4: Acepte o corrija: El agua en su cuerpo contiene sodio, calcio, potasio, magnesio, fósforo, en los niveles correctos de concentración.

Paso 5: Luego pregunte al miembro de la práctica: ¿Quién regula los niveles?

Step 6: Acepte o corrija: La Inteligencia innata.

Principios: 20, 23, 24, 28, 29, 30, 31

Dr. Claude Lessard

¿PENSANDO EN IR AL SUR?

En una noche iluminada por la luna en la isla Ascensión, una tortuga marina verde desembarca en la orilla luego de ocho semanas de batallar en las corrientes del Atlántico Sur en una odisea de 2.000 kilómetros desde Brasil. La tortuga gigante avanza pesadamente por la extensión de la playa donde nació, deja sus huevos a 90 centímetros de profundidad en la arena y unas pocas horas después comienza a remar de regreso a América del Sur. En dos meses, las crías sentirán la misma urgencia biológica de migrar, y comenzarán su propio viaje a Brasil. Algunas veces, entre 8 y 35 años más tarde, esta nueva generación retornará a Ascensión, continuando con un ciclo que ha existido por siglos.

La migración animal sigue siendo uno de grandes enigmas de la naturaleza, pero los últimos cinco años han traído una búsqueda científica sin precedentes a fin de comprenderla. Los biólogos desean saber cómo las monjitas americanas, pájaros cantores que viven en Alaska y pesan menos de 30 gramos, pueden volar cruzando Canadá hacia las Provincias Marítimas y Nueva Inglaterra cada otoño, y luego volar sin detenerse a América del Sur, a más de 3.800 kilómetros de distancia. **Los científicos abrigan la esperanza de llegar a comprender cómo las mariposas monarcas viajan 3.200 kilómetros cada septiembre, desde Nueva Inglaterra hasta un bosquecillo en particular en una montaña de México.** Y se hallan estudiando cómo los peces encuentran su corriente natal a través de 2.000 kilómetros de un océano sin marcaciones específicas.

Por supuesto averiguar que las palomas mensajeras poseen una brújula magnética dentro de sí, que el salmón "huele su sendero a casa", la entrada de navegación para llegar al hogar y que ciertas mariposas usan el sol y aun podrían escuchar sonidos distintivos según la presión atmosférica para saber adónde ir, parece ser muy estimulante y estéticamente irresistible. Sin embargo, debemos darnos cuenta de que sea lo que sea lo que controla nuestro universo, está altamente organizado y también nos controla a nosotros, puesto que somos parte del universo. ¿No le produce asombro encontrarse en presencia de tal sabiduría y poder?

El mismo mecanismo cuyo funcionamiento asombra en lo visto anteriormente (salmones, pájaros, tortugas, mariposas) actúa dentro de nosotros. Por ejemplo: en los varones de nuestra especie, con cada eyaculación se expelen cientos de miles de espermatozoides compitiendo para encontrarse con un solo diminuto óvulo femenino. Un viaje inexplicable para la ciencia, un secreto que permanece oculto dentro de los procesos vitales de estas criaturas vivientes, los espermatozoides. ¿Cómo sabe el espermatozoide adónde dirigirse en este medio ambiente vaginal y uterino oscuro? ¿Se unen a la izquierda o a la derecha? Con asombrosa precisión y organización infalible viajan hacia el óvulo flotando dentro del fértil útero. Tal como se sabe científicamente, en cada mujer el óvulo receptor permanece un mes en el conducto de la trompa de Falopio izquierda y el mes siguiente en el de la derecha. Comprobamos nuevamente que **la inteligencia innata** del cuerpo no necesita ayuda en el proceso de la procreación, solamente que no exista interferencia.

El Quiropractor Tradicional corrige las interferencias del sistema nervioso llamadas subluxaciones vertebrales. Esto le permite al cuerpo expresar más de su potencial innato con lo cual sabe exactamente qué hacer o no hacer en todo momento.

¿NO ES ASOMBROSO?

Step 1: Pregúntele al miembro de la práctica: ¿Sabía que las mariposas monarca vuelan 2.000 millas sin parar desde Nueva Inglaterra a México, cada septiembre? ¿Cómo saben cómo llegar si nunca han estado allí antes??
Step 2: Acepte o corrija: Gracias a la Inteligencia innata.

Principios: 18, 20, 24, 27

¿LA CIENCIA ES BUENA O MALA?

Unos pocos filósofos moralistas que han comenzado a preguntarse si el avance conocimiento objetivo es un bien absoluto, han empezado a cuestionar si aun nuestros más grandes logros realmente constituyen un progreso. Y otras personas que piensan seriamente de algún modo han perdido confianza en el valor del esfuerzo científico, no porque tengan en menos estima a la llamada ciencia pura o a los científicos, sino porque su fe en que la investigación científica inevitablemente deviene en beneficio público ha sido sacudida por las recientes revelaciones acerca de los impredecibles impactos negativos de la tecnología basada en la ciencia.

Aunque los científicos frecuentemente están perturbados por el nivel de la conocimiento científico del público en general y preocupados acerca de las dos culturas entre el pueblo educado, las vidas de cientos de millones de personas en todo el mundo se han visto inconmensurablemente enriquecidas por algún pequeño conocimiento científico.

En el curso de sus vidas hombres y mujeres se las arreglaron con la privación, la enfermedad y la insuficiencia tratando de determinar las causas y curas de aquellas cosas que carecen y aún desean. Lo han hecho reemplazando creencias por conocimientos mediante la búsqueda conocida como ciencia.

Así nació la ciencia cuando, en respuesta a necesidades y deseos, se le dio sustancia a destellos de intuición interior de aquellos que podría decirse han sido los primeros en practicar el arte de la investigación y prueba científica. La ciencia es, en cierto modo, una actividad humana que en primer lugar fue practicada como un arte. Su poder fue pronto reconocido y comenzó a utilizarse no solamente para llevar a la práctica ideas intuitivas **innatas** sino como una manera de hacer preguntas conscientemente.

Con el transcurso del tiempo, la gente ha aprendido a tratar muchas de las dolencias y pestes que prevalecían en el pasado, y han cambiado sus vidas tratando de mantener bajo control aquellos factores surgidos afuera de su propio cuerpo. Pero infortunadamente esto ha fallado, puesto que vemos que nuestro sistema de salud ha ido desmantelándose poco a poco. La razón principal de nuestra falla en mantener y mejorar nuestra salud reside mayormente en que las enfermedades que aún afligen a las personas surgen por causas que están más en nuestro interior que fuera de nosotros.

A medida que la gente vuelve su atención hacia su interior en un esfuerzo por entender la naturaleza y su influencia en su dentro suyo, comienza a enfrentarse cara a cara con un orden de complejidad mucho mayor que cualquiera que se haya intentado abarcar hasta el presente. No serviría de nada enfatizar aquí dicha complejidad, puesto que ya lo hemos hecho muchas veces antes. Sin embargo, preferiríamos tratar de simplificar el problema indicando la naturaleza de las relaciones básicas de la ciencia verdadera que nos permita darnos cuenta de que la compleja maquinaria interna requerida para llevar a cabo la función particular de cada célula especializada del cuerpo humano debe estar bajo el control de una inteligencia precisa.

Nuestro mayor desafío es maximizar el grado de comprensión, para compartir tan ampliamente como sea posible el placer estético de los científicos en los diferentes trabajos llevados a cabo por la naturaleza.

¡De eso se trata este libro!

¿NO ES ASOMBROSO?

Paso 1: Pregúntele al miembro de la práctica: ¿Quién controla las vastas complejidades internas de las células de su cuerpo?

Step 2: Acepte o corrija: La Inteligencia innata.

Principios: 20, 23, 24

¿LOS MICROBIOS Y LOS GÉRMENES SON BUENOS PARA USTED?

En el uso común, el significado de la palabra "naturaleza" es extremadamente limitado. No se refiere a la Tierra como formada por fuerzas cósmicas, sino casi exclusivamente a las formas vivientes de las cuales las personas dependen y a la atmósfera y la superficie terrestre. La interdependencia entre los seres humanos y las demás formas de vida es tan completa que la palabra naturaleza tiene normalmente connotaciones biológicas, aún cuando nos referimos a sustancias inanimadas. En la práctica, no vivimos en el planeta Tierra sino con la vida que alberga y dentro del medio ambiente que la vida crea.

Por ejemplo, el oxígeno que respiramos es un producto de la vida. Fue soltado en la atmósfera en forma libre por organismos primitivos que vivieron hace más de dos billones de años atrás, de acuerdo a los historiadores científicos. Aún está siendo producido por la mayoría de los miembros del reino vegetal, por microscópicas algas del océano de plancton como así también por los árboles más gigantescos. Los microbios y las plantas son por lo tanto absolutamente necesarios para la existencia de los animales y los seres humanos, no solamente porque producen alimentos sino también porque son quienes crean literalmente una atmósfera respirable.

Tal como la atmósfera, la superficie terrestre actual también forma parte de la creación. En todos lados, bajo condiciones naturales, la porción superior de la superficie del planeta está viva con insectos, gusanos, lombrices de tierra, etc. transformándola química y físicamente. Esto es realmente así sea que el suelo sustente selvas, prados, tundra, pastizales, tierra de labranza, jardines o parques. Los jardineros orgánicos poseen legítimas razones científicas para afirmar que las lombrices de tierra contribuyen a fertilizar la tierra tanto como los fertilizantes. De hecho, las formas microbianas de vida que son invisibles al ojo desnudo, son al menos tan importantes como las lombrices de tierra y los insectos. Cada mota de humus contiene billones de gérmenes vivientes, pertenecientes a incontables especies, cada una especializada en la descomposición y transformación de uno u otro tipo de restos orgánicos derivados de animales, plantas u otros tipos de microbios. Los expertos a menudo pueden detectar actividades de gérmenes en el suelo simplemente manoseando y oliendo un poco de tierra cuando el tiempo cálido y húmedo incrementa la intensidad de la vida microbiana. Aunque pueda parecer sorprendente, los gérmenes constituyen en un gran porcentaje la masa total de materia viviente terrestre.

La experiencia muestra que bajo condiciones normales los restos de plantas y animales no se acumulan en la naturaleza. Los gérmenes los consumen rápidamente y de ese modo se forman cadenas de alteraciones químicas que los fragmentan paso a paso hasta convertirlos en compuestos más simples. Los gérmenes mismos eventualmente mueren y sus cuerpos también son transformados por la acción microbiana. De esta manera los constituyentes de todos los seres vivientes vuelven a la naturaleza para ser reciclados después de su muerte. Reducidos a formas más simples están disponibles para la creación de nueva vida microbiana o vegetal, las cuales son eventualmente consumidas por animales y seres humanos. Así, gérmenes y microbios constituyen eslabones indispensables en la cadena que une la materia inanimada con la vida.

La energía que anima al mundo viviente, incluyéndonos a nosotros, no necesita ayuda, solamente que no haya interferencias.

¿NO ES ASOMBROSO?

Paso 1: Pregúntele al miembro de la práctica: ¿Cuál es el poder que anima al mundo viviente?
Step 2: Acepte o corrija: La Inteligencia innata.

Principios: 20, 29

¿QUE SON ALGUNOS DE LOS MORADORES DEL CUERPO?

Vivimos en un mundo denso con microbios: bacterias, virus y hongos abundan en el aire, el agua, el suelo y en los seres vivientes que nos rodean. La mayoría de estos organismos tienen escaso interés en la especie humana. Pero unos pocos especializados encuentran en el cuerpo humano un hábitat tentador: cálido, protegido y bien aprovisionado de nutrientes. Algunos se establecen en la nariz y los oídos, otros en la piel y en el tracto intestinal.

Generalmente vivimos en armonía con estos microscópicos residentes. La mayoría permanece en la superficie del cuerpo. Pero bajo ciertas condiciones, cuando estamos desnutridos, exhaustos, lastimados o **bajo estrés que causa subluxación,** los organismos residentes y otros microbios pueden invadir y multiplicarse en nuestros tejidos o instalarse en la corriente sanguínea y trasladarse a todas las partes del cuerpo. Si no son combatidos, pueden causar serias y aun fatales afecciones.

Considerando el número de potenciales ocupantes, las enfermedades ocurren muy raramente. Esto no es accidental. Casi todos los humanos poseemos un sofisticado y eficiente sistema que trabaja las 24 horas del día en cada una de las partes del cuerpo a fin de asegurar buena salud. Conocido como sistema inmunológico, el cual **está controlado por la inteligencia innata del cuerpo,** esta red de células y órganos responde casi instantáneamente a la presencia de cualquier intruso que pueda causar enfermedad, alistando sus fuerzas para detener el progreso del virus de la poliomielitis o para frustrar los esfuerzos de la bacteria meningococo.

Dependemos de este poderoso sistema no solo para repeler enfermedades causadas por microbios sino también para mantener el control interior del cuerpo. La buena salud depende del orden y la coherencia entre las células del cuerpo, tejidos y órganos. **La inteligencia innata** por medio del sistema inmunológico preserva este estado de equilibrio desechando las células muertas o dañadas y buscando y eliminando células enfermas o mutantes.

¿NO ES ASOMBROSO?

Paso 1: Pregúntele al miembro de la práctica: ¿Qué causa las subluxaciones?

Paso 2: Acepte o corrija su respuesta: El estrés.

Paso 3: Luego pregunte al miembro de la práctica: ¿Cómo se corrigen las subluxaciones?

Paso 4: Acepte o corrija: Con los ajustes.

Principios: 20, 23, 24, 30, 31

¿NUESTROS CUERPOS TIENEN UN EQUIPO DE SANIDAD?

Cuando respiramos, a veces pequeñas partículas de bacterias pueden penetrar en el tracto respiratorio profundamente, implantándose en las paredes de la tráquea y de los conductos bronquiales. Células y glándulas especiales en las membranas que revisten estas paredes segregan unas partículas de fluido pegajoso, mucus, que atrapa y sujeta suciedades, desechos y microorganismos. Unas delgadas proyecciones como pelos denominadas cilias, que cubren la membrana, barren luego estos materiales de la superficie. Con rápidos y poderosos empellones, las cilias empujan la mucosidad y los desechos fuera de los conductos a un promedio de 2.5 milímetros por minuto. Esta escalera mecánica de cilias remueve casi todo el material extraño a una parte de la garganta que se encuentra cerca de la boca, llamada orofaringe, desde donde pueden ser arrojadas hacia fuera tosiendo o estornudando, o tragadas y eventualmente eliminadas a través del tracto digestivo junto con otros desechos. Fumar en demasía puede paralizar la acción de las cilias y así disminuir la resistencia del fumador a las infecciones respiratorias.

A veces inhalamos partículas que excitan a los receptores sensitivos de la nariz, provocando un estornudo, o en el pasaje de aire más allá de la nariz, provocando tos. La ráfaga de aire producida por la tos se mueve a una velocidad aproximada de 960 kilómetros por hora, propulsando desechos y mucosidad hacia arriba y afuera del tracto respiratorio.

Los microbios que penetran al cuerpo por vía bucal se enfrentan a olas de saliva cargadas con la enzima lisosima, y otras substancias que eliminan a los microbios. La lisosima, que también se encuentra en las lágrimas y las secreciones nasales, destruye las bacterias digiriendo sus paredes celulares.

Los microbios que evitan los agentes protectores bucales encuentran su camino al estómago. Allí, muchos sucumben ante el gran poder del ácido segregado por las células que recubren sus paredes. Otros quedan atrapados en el pegajoso mucus que cubre el estómago y los intestinos. Los movimientos ondulatorios conocidos como peristaltismo, que desplazan los alimentos a lo largo del tracto digestivo, empujan la mucosidad y los microbios hacia fuera del cuerpo, **bajo la dirección de la inteligencia innata.**

¿NO ES ASOMBROSO?

Paso 1: Pregúntele al miembro de la práctica: ¿Quién controla la protección contra bacterias y microbios en el cuerpo?
Step 2: Acepte o corrija su respuesta: La inteligencia innata.

Principios: 20, 23, 24, 27, 28

¿CONOCE SUS SENTIDOS ESPECIALES?

Todos los sentidos: visión, audición, olfato, gusto y tacto se originan en órganos llamados receptores, especializados para instruir continuamente al cerebro acerca de la condición del cuerpo y del medio. **Los receptores sensitivos responden a estímulos en el medio ambiente mediante la puesta en marcha de una cadena de impulsos nerviosos electroquímicos que viajan a través de una senda neuronal particular hacia regiones del cerebro que analizan las señales e induce cualquier parte del cuerpo.**

Generalmente, filtramos el 99% de las visualizaciones, sonidos y otras sensaciones de nuestro entorno porque no parecen significativas o amenazadoras. Si no lo hiciéramos, la sobrecarga sensorial nos volvería locos. Sin embargo, podemos pedir a nuestra conciencia muchos más datos de los que originariamente identificamos. Cualquiera de nosotros puede tabular un catálogo "integral de sensaciones" de nuestros alrededores en un hipotético momento. Haga sintonía fina de todas las sensaciones a su alrededor, el zumbido de un ventilador, el gorjeo del pájaro en la verja más allá de la ventana, el zumbido del motor del auto del vecino bien afinado, el perfume de la madreselva del patio, la aspereza de sus sandalias en sus pies desnudos, los rombos azules, rojos y beiges de la alfombra oriental, el rincón de la página de su libro, su crujido recordado por la punta de sus dedos… la presión de la silla que lo sostiene… suaves voces que llegan desde el otro cuarto.

Helen Keller fue atacada por la ceguera y la sordera siendo bebé, aislándola del mundo y de los demás seres humanos. Pero durante su niñez los receptores sensitivos de las puntas de sus dedos la pusieron en contacto con el mundo. **Tocando, ella estudió los objetos, la naturaleza, a las personas y experimentó los pensamientos y las emociones que hicieron de ella un ser humano.** Cuando era una jovencita de catorce años, se sentó al lado de Samuel Clemens (Mark Twain, escritor) y con sus dedos "leyó de sus labios" las historias que contaba.

¿NO ES ASOMBROSO?

Paso 1: Pregúntele al miembro de la práctica: ¿Cuáles son los cinco sentidos?
Paso 2: Acepte o corrija: Vista, oído, olfato, gusto y tacto.
Paso 3: Luego pregunte al miembro de la práctica: ¿Cuál de los sentidos de Helen Keller fue el más desarrollado?
Paso 4: Acepte o corrija: El tacto.

Principios: 24, 28, 29

¿DUELE?

El dolor es una sensación a la cual raramente nos acostumbramos. Es una alarma que nos avisa que hay algún tejido dañado. Los varios millones de terminaciones nerviosas libres son **nuestros receptores del dolor,** y cuanto más nos golpeamos, más nos duele. Algunas molestias punzan, otras queman, otras duelen. **Una sensación punzante viaja al cerebro con mayor rapidez: más de 30 metros por segundo,** y localiza su fuente con mayor precisión en la parte exterior de la piel. Una señal de **dolor quemante o simplemente agudo viaja más lentamente, no más de 2 metros por segundo,** y se origina más profundamente en la piel; o parece provenir de un lugar más difuso, generalizado, como el cuello o la espalda. Así, sentimos primero una punzada aguda (la picadura de una avispa, por ejemplo), luego una quemazón lenta. La respuesta más simple al dolor es un vivo reflejo que viaja únicamente a la médula espinal, el modo aún más rápido de protección cuando es necesario sacar la mano de una sartén hirviente.

Nuestro aparato sensorial, conjuntamente con **el sistema nervioso autónomo,** monitorea las funciones internas del cuerpo. La digestión avanza, la sangre circula, los pulmones se expanden y contraen. **Raras veces somos concientes de estos mensajes.**

¿NO ES ASOMBROSO?

Paso 1: Pregúntele al miembro de la práctica: ¿Qué sistema se utiliza para monitorear las funciones de todas las partes de su cuerpo?

Paso 2: Acepte o corrija: El sistema nervioso.

Paso 3: Luego pregúntele al miembro de la práctica: ¿Quién controla el sistema nervioso?

Paso 4: Acepte o corrija: La Inteligencia innata.

Principios: 20, 23, 24, 28, 29

¿POR QUÉ EXCLAMAMOS ¡AY!?

De 43 centímetros de largo, más de 2 centímetros de espesor y tan flexible como una manguera de goma, la médula espinal constituye la conexión principal entre el cerebro y el resto del cuerpo. Treinta y un pares de nervios espinales contienen cientos de miles de fibras nerviosas individuales que emergen a través de orificios del cordón óseo protector, la columna vertebral. Miles de fibras más se proyectan desde la parte inferior de la médula espinal en un grupo denominado cauda equina, o cola de caballo, antes de que ellos también emerjan a través de la columna vertebral.

Dentro de la médula espinal, millones de cuerpos de células nerviosas en la materia gris procesan impulsos sensoriales y motores y manejan acciones reflejas automáticas. Toque una estufa caliente y su mano instantáneamente se sacudirá hacía atrás debido a una orden enviada por la médula espinal. Las reacciones conscientes ocurren cuando la médula espinal retransmite mensajes hacia y desde el cerebro mediante las fibras nerviosas de la sustancia blanca. Usted siente dolor y sabe que se ha quemado los dedos porque se envió una información a su cerebro por medio de la médula espinal mientras ésta provocaba una acción refleja en sus músculos.

¿NO ES ASOMBROSO?

Paso 1: Pregúntele al miembro de la práctica: ¿Cuántos pares de nervios raquídeos hay en su cuerpo?
Paso 2: Acepte o corrija su respuesta: 31 pares.

Principios: 28

¿ES SUYO O MÍO?

¿Puede tocar las puntas de sus dedos unas con otras detrás de su espalda? ¿Puede cerrar sus ojos y tocar sus pies? ¿Puede caminar en línea recta? Probablemente pueda hacer todo esto. La razón es que nuestros cuerpos poseen un sentido llamado a veces kinestesia (del griego "percepción de movimiento"), que es atendido por sus propios receptores, los propioceptores (del latín "propio", de uno mismo). La información que algunos de los propioceptores envían al cerebro crean algunos de los más fundamentales componentes de nuestra sensación de nosotros mismos. Pocos de nosotros pasamos el día prestando atención a lo que cada parte de nuestro cuerpo está haciendo y dónde está. Sin embargo estamos conscientes, subliminalmente, y **continuamente procesando información desde los propioceptores usándolos para dirigir las acciones.** Mire a su alrededor a la gente que conoce. Uno puede ser un pianista, otro un patinador, otro un corredor exitoso. Los propioceptores están funcionando aquí, como lo hacen en las tareas diarias como lavar los platos y manejar el auto.

Los corpúsculos de Pacini y otros receptores en las articulaciones, ligamentos, músculos y tendones responden a la estimulación que sucede cuando movemos una articulación. Algunos monitorean el ritmo del movimiento y la tensión muscular. Otros señalan nuestra posición en el espacio. Otros más miden los cambios de presión… cuando usted gira el volante, entonces relaja el agarre de sus manos o cuando un futbolista alcanza la pelota, la toma… y continuamente le informa a su cerebro qué es lo que está sucediendo. **Estos mensajes viajan muy rápido y producen diferentes grados de coordinación.**

¿NO ES ASOMBROSO?

Paso 1: Pregúntele al miembro de la práctica: ¿Cómo escanea el campo un mariscal de campo antes de lanzar el balón?
Paso 2: Acepte o corrija: El cerebro usando sensores de movimiento.
Paso 3: Luego pregúntele al miembro de la práctica: ¿Quién controla esos sensores de movimiento?
Paso 4: Acepte o corrija: La Inteligencia innata.

Principios: 20, 23, 28, 32

¿HAY REALMENTE UN CEREBRO ELÉCTRICO?

La infinita sabiduría de su cuerpo llamada Inteligencia Innata concibió, manufacturó, ensambló, coordinó y distribuyó alrededor de 400 trillones de células tisulares, cada una lista para desarrollar una función específica en 280 días. ¡Es asombroso!

El primer grupo de células en diferenciarse en un sistema fueron las células cerebrales. **Su cerebro es el primer órgano en aparecer mientras su cuerpo se desarrolla dentro del vientre de su madre.**

Su cerebro envía y recibe miles de señales de todo su cuerpo mediante sus nervios en cada momento de su vida, noche y día. Su inteligencia innata decodifica e interpreta estos mensajes. Por ejemplo: su cerebro recibe información de 130.000.000 receptores luminosos de sus ojos… 100.000 receptores auditivos en sus oídos… 3.000 papilas gustativas de su boca… 30.000 receptores de calor… 250.000 de frío… 500.000 receptores de tacto en su piel.

Cuando usted nació, su cerebro pesaba unos 400 gramos, o sea un octavo del peso total de su cuerpo. Al llegar a la adultez pesará alrededor de 1.200 gramos según su estatura, peso, sexo y raza. Es el más grande en proporción a la medida del cuerpo que el de las otras criaturas de nuestro planeta.

Su cerebro opera mediante electricidad. Cada célula nerviosa genera en su cuerpo un sorprendente voltaje para su tamaño. Esto puede ser medido por electrocardiogramas, electroencefalogramas y electromiogramas que son instrumentos que usan voltímetros como componente principal. Cada célula nerviosa transfiere impulsos químico-eléctricos a la célula nerviosa siguiente. Sus células cerebrales generan una corriente similar para enviar órdenes de vuelta a sus músculos y otros órganos. Estos impulsos químico-eléctricos viajan velozmente por sus nervios a 120 metros por segundo o alrededor de 435 kilómetros por hora… de modo que sus reacciones son realmente rápidas.

Su inteligencia innata usualmente produce dentro de cada célula nerviosa de 2 a 50 impulsos por segundo. Pero puede producir más de 2000 por segundo. Los impulsos son todos iguales, tanto si provienen de los dedos de sus pies, ojos, lengua o cualquier otra parte de su cuerpo, incluyendo órganos como el estómago, el páncreas, el corazón, el hígado, etc. Sin embargo, puesto que cada impulso contiene dentro de él un código diferente y la inteligencia innata realiza la decodificación e interpretación, todo el proceso es extremadamente inteligente y calculado. Por esta razón estos impulsos se llaman impulsos mentales.

Una parte de su cerebro llamada médula oblonga (tallo cerebral) actúa como un "centro" de transmisión de mensajes. Algunas partes controlan procesos vitales tales como la respiración. Algunas sus pensamientos. Otras conservan sus recuerdos en depósito hasta que usted los necesite, muy parecido a un disco de computadora.

De todos estos sistemas y órganos en el cuerpo, el responsable por la coordinación del resto del cuerpo es el cerebro y el sistema nervioso. Es el primer órgano del cuerpo en desarrollarse y debido a su importancia, está protegido por el cráneo y la columna vertebral. Sin embargo, debido a traumas físicos, emocionales o químicos, las vértebras pueden desplazarse en un grado suficiente como para interferir en el flujo de los impulsos mentales. Cuando esto sucede, se producen desórdenes y caos dentro del cuerpo.

El Quiropractor Tradicional corrige estas interferencias en el sistema nervioso y restaura el flujo normal de
Continúa en Manual Del Medico #79B

Continuado de Manual Del Medico #88A

los impulsos mentales. Esto le permite al cuerpo funcionar en un estado de orden y armonía una vez más y permite una mayor expresión de su potencial innato. ¡Recuerde que cada órgano de su cuerpo está sujeto al órgano que está debajo de su sombrero!

¿NO ES ASOMBROSO?

Paso 1: Pregúntele al miembro de la práctica: ¿Cuál es el primer órgano que se desarrolla en un feto?

Paso 2: Acepte o corrija su respuesta: El cerebro.

Paso 3: Luego pregúntele al miembro de la práctica: ¿Por qué el cerebro sería el primero?

Paso 4: Acepte o corrija: Todo está controlado por el cerebro, es el "jefe" del cuerpo.

Principios: 20, 23, 28

¿LO SABÍA?

Todas los expertos están de acuerdo unánimemente en que para tener FUNCIONES CORPORALES NORMALES debemos poseer un adecuado, irrestricto, ininterrumpido flujo de impulsos mentales, desde el cerebro, a través de los nervios, a todas las células de los tejidos del cuerpo. Un suministro nervioso apropiado es esencial para expresar en su totalidad el potencial innato humano a través de la experiencia. **El hecho de que el sistema nervioso es el sistema maestro que comanda la comunicación del cuerpo es una cuestión aceptada por la ciencia.** Ha sido demostrado en la Universidad de Rochester, Nueva York, por el Dr. Finkelstein y su grupo de científicos que el sistema nervioso y el sistema inmunológico son uno y el mismo. Esto le concede al sistema nervioso un enfoque mucho más flexible hacía un completo control y coordinación de todas las células del cuerpo humano.

Cuando los científicos descubrieron esto por primera vez en 1993, estaban totalmente asombrados por lo que habían descubierto. Toda la comunidad científica recibió una estocada hasta el corazón y tuvo que admitir que la Quiropraxia estaba en lo cierto desde hacía 100 años y definitivamente estaba adelantada a su época.

Con este descubrimiento, naturalmente se deduce que en buena y mala salud el sistema nervioso es la fuerza reguladora. En buena salud, el flujo de los impulsos mentales es normal; podemos ver, gustar, oír, oler, sentir y funcionar. Por esto, nos movemos, respiramos, somos, planeamos y comprendemos. Remendamos fracturas, reparamos daños, crecemos, nos adaptamos, excretamos y asimilamos. Por el contrario, cuando la salud es mala, está alterado el flujo de los impulsos mentales y ya no podemos funcionar más adecuadamente. Comprendemos también dramáticamente que la ausencia de flujo de impulsos mentales (también llamados ondas cerebrales) indica muerte. En otras palabras, a través del flujo de impulsos mentales desde el cerebro a las células tisulares y de regreso a él, VIVIMOS.

La salud (siendo el 15% de la experiencia humana) es simplemente la expresión normal, natural y libre de que los impulsos mentales fluyen bajo el perfecto control de la Inteligencia Innata a través del sistema nervioso.

Las subluxaciones vertebrales interfieren en el flujo de estos impulsos mentales causando un daño al sistema nervioso debido a la presión ejercida por la vértebra sobre el tallo nervioso, la médula espinal o los nervios espinales.

El Quiropractor Tradicional localiza, analiza y corrige las subluxaciones vertebrales mediante el ajuste de la columna vertebral.

La Quiropraxia consta de más de 30 principios y enseña que cuando una vértebra está subluxada (fuera de su alineamiento normal produciendo interferencia nerviosa) altera la línea de comunicación entre las células cerebrales y las tisulares y el resultado final es una expresión menor del potencial **innato**, también conocido como un estado de mal-estar (incoordinación o disfunción en el interior del cuerpo).

Solamente la Quiropraxia reconoce y afirma la comprensión de este mal-estar (disfunción corporal), mientras que otras profesiones tratan los efectos del mal-estar (síntomas, dolor, síndromes, dolencias, infecciones). La Quiropraxia es una ciencia que localiza y analiza científicamente las subluxaciones vertebrales y puede duplicar sus resultados. La Quiropraxia es el arte de ajustar específicamente la columna vertebral para la

Continúa en Manual Del Medico #80B

Continuado de Manual Del Medico #88A

corrección de las subluxaciones vertebrales. La Quiropraxia es la filosofía que es capaz de entender cómo se puede expresar más nuestro potencial **innato** dentro de los confines de la experiencia humana.

Un cuerpo funcionando normalmente por sí mismo tiene la habilidad, la perfección, la sabiduría y la capacidad inherentes para mantenerse sano y restablecerse a sí mismo integralmente. Bajo el cuidado específico del Quiropractor Tradicional, los seres humanos poseen la capacidad suficiente para expresar más su potencial innato.

La vida de una persona debería ser como una vela, ardiendo con una llama brillante hasta el final del pabilo, luego, un corto y tenue fulgor, un último chisporroteo y por fin la oscuridad. Los seres humanos deberíamos poder disfrutar de nuestra energía y nuestras funciones plenamente hasta el mismo día final, nuestra luz tan brillante como la luminosidad de una vela antes de su chisporroteo final.

La Quiropraxia lo ayudará a lograr nobleza y dignidad en su vida.

¿NO ES ASOMBROSO?

Paso 1: Pregúntele al miembro de la práctica: ¿Cuál es el sistema maestro de comunicación en el cuerpo?
Paso 2: Acepte o corrija: El sistema nervioso.

Principios: 20, 23, 28, 30, 31

¿PUEDE FUNCIONAR MAL EL MUNDO INTERIOR?

Aprisionados en la estrechez de nuestra escala humana, estamos ciegos ante los vastos alcances de la realidad. Los misterios se encuentran a nuestro alrededor y aún dentro de nosotros, esperando ser revelados por una nueva forma de ver. Tal como una travesía a la luna puede mostrarnos la delicadeza de nuestro planeta, aventurarse en lo minúsculo puede ser un verdadero viaje de descubrimiento.

Una exploración de la especie humana debería comenzar adecuadamente por una exploración del sistema nervioso, porque esa gran masa de células y fibras contienen las estaciones de paso y los senderos que determinan lo que es exclusivamente humano en nuestra naturaleza. El sistema nervioso puede ser considerado como una compleja computadora. Sus componentes esenciales son las células nerviosas o neuronas. Un enorme número de neuronas participa de este proceso que llamamos vida. El sistema nervioso central está compuesto de cuatro elementos mayores interconectados: el cerebro, el cerebelo, el tallo cerebral y el cordón medular.

La inteligencia innata del cuerpo usa al cerebro humano para generar energía que es enviada hacia el cordón medular en impulsos que van a través de y por las fibras nerviosas las cuales consecuentemente nutren los órganos, las glándulas y los sistemas del cuerpo.

El sistema nervioso está protegido por una columna de huesos denominada columna vertebral.
Por supuesto, a veces las cosas pueden andar mal y el cuerpo comienza a funcionar indebidamente. Afortunadamente, el cuerpo posee muchos dispositivos de reserva y tanta capacidad extra que puede soportar mucho uso y abuso y aun así equilibrar su oxígeno y su alimento, agua y sales, calor y frío.

Debido a la gran flexibilidad de la columna vertebral humana algunas de las vértebras pueden desplazarse causando presión en el sistema nervioso. Cuando esto sucede, decimos que el cuerpo tiene una subluxación vertebral y no está expresando su potencial innato en su totalidad. Esto lo coloca en un estado de mal-estar, lo cual significa un estado de mal funcionamiento. Lo que el cuerpo necesita entonces es un ajuste quiropráctico a fin de restaurar la integridad del sistema nervioso lo que le permitirá retornar a un estado de comodidad, es decir, de bien-estar, de funcionamiento adecuado y expresar así más de su potencial innato.

Si el cuerpo no recibe el ajuste requerido, puede terminar teniendo energía poco suficiente o demasiada energía lo cual causará problemas en su intento de equilibrar el oxígeno y el alimento, agua y sales, calor y frío, en otras palabras, en equilibrar su propia química. Con el tiempo, el rendimiento disminuirá, lo cual puede comprobarse en multitud de formas físicas, fisiológicas, psicológicas y aún espirituales.

Los Quiropractores Tradicionales proporcionan un programa de controles sistemáticos de la columna para toda la familia, y si se encuentran subluxaciones vertebrales en algunos de sus miembros, las corrigen por medio de ajustes específicos. El resultado neto es una mejor expresión de la inteligencia innata corporal en todo el que reciba cuidado quiropráctico.

¿NO ES ASOMBROSO?

Paso 1: Pregúntele al miembro de la práctica: ¿Quién protege al sistema nervioso dentro del cuerpo?
Paso 2: Acepte o corrija: El cráneo y la columna vertebral.

Principios: 20, 23, 28, 31

¿NO ES MARAVILLOSO?

De un óvulo a un individuo único. Hasta que Aristóteles en la antigua Grecia rompió huevos de gallina para estudiar el crecimiento de los embriones, casi nada se sabía acerca de los comienzos de la vida. El cuerpo de una mujer comienza a engrosarse y siente la vida conmoviéndose dentro de sí. ¿Pero de dónde viene el bebé? ¿Cómo era antes del nacimiento? El hecho de que el embrión fuera formado por ambos progenitores, madre y padre, fue reconocido desde los tiempos de Aristóteles pero la exacta contribución de cada uno de ellos sería debatida durante siglos.

En 1653, el cirujano inglés William Harvey, quien también había estudiado embriones de pollitos, escribió: "un huevo (fecundado) no puede formarse sin la asistencia del gallo y la gallina, tal como un fruto no puede hacerse sin la ayuda del árbol". A lo largo de la Edad Media y buena parte del Renacimiento, los científicos consideraban a cada individuo como preformado desde el mismo momento de la concepción. Hace solamente 300 años, con el descubrimiento del microscopio, comenzaron a percibirse los hechos. El esperma masculino fue visto y descrito en detalle. El óvulo fue cuidadosamente examinado y se vio que poseía sus propias estructuras y no las de un adulto. Hoy en día los científicos pueden detectar las más finas estructuras del óvulo y del espermatozoide, analizar su contenido químico y estudiar el crecimiento del embrión desde el primer momento de vida. Todo lo que se ha aprendido, de todos modos, solamente incrementa el sentido de admiración con el cual los seres humanos contemplamos el comienzo de la vida.

¿NO ES ASOMBROSO?

Paso 1: Dígale al miembro de la práctica: ¿Sabía que, hasta hace 300 años, los científicos creían que cada persona estaba preformada en la concepción? Fue sólo con el desarrollo del microscopio, que se reveló que era de hecho un espermatozoide y un óvulo, seguido de la multiplicación celular.

Principios: 20, 27, 28

¿QUÉ ES LA CURACIÓN?

El diccionario enciclopédico de medicina de Taeber define la curación como un "proceso de cura: la restauración de partes dañadas". Esta definición de curación se enseña en cada escuela de Medicina del país y deja mucho que desear. Comprender el proceso de curación del cuerpo es además fortalecer nuestra confianza en el cuerpo y su inteligencia innata.

Mucha gente está bajo la impresión equivocada de que su doctor la sana o cura. Sean ellos médicos, osteópatas o quiropractores, las personas están convencidas de que ellos las curan. Los doctores a veces obtienen el crédito por efectuar una curación. Quizás esto se deba al ego de los seres humanos, sin embargo muestra una completa carencia de conocimiento del proceso curativo, porque la idea de que un doctor cura a alguien es absurda.

Muchas personas creerán que una medicación o una cirugía o un ajuste, las curó. La medicación puede hacer solamente una de dos cosas: estimular una parte del cuerpo para que funcione más rápido o deprimirla para que trabaje más lentamente, ¡eso es todo! Son estimulantes y depresores llamados con diferentes nombres. Ninguna droga puede curar a una persona. El cirujano no cura a nadie tampoco. Meramente quita una parte dañada y provoca la carencia de ella en el cuerpo en forma definitiva. Ahora el cuerpo tiene que tratar de funcionar sin esa parte perdida que era necesaria para actuar correctamente. El cuerpo está ahora en un estado de disminución de su rendimiento permanentemente lo cual indica carencia de salud permanente. Un ajuste tampoco cura nada sino que simplemente permite la corrección de una subluxación vertebral que estaba interfiriendo con la normal cantidad y calidad del flujo de los impulsos mentales. Cuando esto se ha logrado el cuerpo está en condiciones de funcionar normalmente y por lo tanto reemplaza sus propias células normalmente, lo cual a su vez causa que la curación tenga lugar. Mi punto es que es la inteligencia innata la que puede curar el cuerpo siempre y cuando no haya interferencias y no esté limitada por la materia corporal que controla.

Déjeme decirlo de este modo: las células son creadas constantemente por la inteligencia innata del cuerpo para tomar el lugar de las que están agonizando. Las células viven solo un tiempo. Por ejemplo, los glóbulos rojos viven alrededor de 120 días; las células cardíacas cerca de 90; las células hepáticas unos 300 días, las que recubren las paredes estomacales 5 días, etc. La expectativa de vida de una célula se cumple sin tener en cuenta si la célula está enferma o no. Entonces ¿por qué molestarse en tratar de sanar una célula dañada? ¡Dejémosla morir! Pero asegurémonos de que las células que reemplazan a las que murieron sean más saludables que las que acaban de morir, de lo contrario su cuerpo no sanará. Este es el modo en que se lleva a cabo el proceso de curación, mediante la creación de tejidos nuevos saludables para que tomen el lugar de aquellos que fueron destruidos.

Cuando usted se corta un dedo destruye billones de células. La inteligencia innata del cuerpo sanará ese corte creando células nuevas que ocuparán el lugar de las células que fueron destruidas. Ninguna droga en el mundo curará ese corte. Lo mismo sucede con una parte enferma. Ninguna droga sanará una célula enferma. Dígame: ¿qué pasaría en un cuerpo sano si usted le introduce drogas todo el tiempo? Se enfermaría. Entonces, explíqueme cómo puede ser que un cuerpo enfermo sane si usted lo bombardea con drogas. Nunca nadie fue capaz de explicármelo. A propósito: el cuerpo ni siquiera debe curar una célula enferma. Todo lo que el cuerpo tiene que hacer es reemplazar la célula enferma por una célula nueva y saludable. Este es el modo en que la curación tiene lugar dentro del cuerpo. Para que alguien o algo sane debe estar en

Continúa en Manual Del Medico #83B

Continuado de Manual Del Medico #83A

condiciones de crear tejidos vivos.

La gente todavía no ha sido capaz de crear tejido viviente de la nada y es dudoso que alguna vez pueda hacerlo. Solamente la inteligencia innata del cuerpo puede hacer eso. Debemos mencionar aquí que para que un cuerpo sea capaz de formar tejido nuevo y saludable no debe tener ninguna subluxación vertebral que afecte su sistema nervioso, para poder así expresar mejor su potencial innato.

El Quiropractor Tradicional corrige subluxaciones vertebrales y asegura una mejor expresión del potencial innato propio del cuerpo y en consecuencia permite el normal reemplazo celular. Este es rol del Quiropractor Tradicional en el proceso de la curación, asegurar que el nuevo tejido sea creado con el 100% de su energía vital para que pueda estar saludable y permanecer así.

¿NO ES ASOMBROSO?

Paso 1: Pregúntele al miembro de la práctica: ¿Qué puede curar el cuerpo?
Paso 2: Acepte o corrija: Sólo la inteligencia innata.

Principios: 20, 23, 27, 28, 30, 31

¿QUIERE SABER MÁS SOBRE LA CURACIÓN?

El cuerpo siempre se esforzará para curarse a si mismo creando nuevo tejido. Sin embargo, en ciertas situaciones la curación completa no puede tener lugar. Esto ocurre cuando el daño es muy extenso o muy severo. En el primer caso, cuando el daño es muy extenso, puede que el cuerpo no pueda sanarse completamente por sí mismo. Cualquiera puede ver esto en el caso de un corte muy grave. El cuerpo sanará, pero puede que no lo haga completamente. El cuerpo puede sanar usando solamente el material que posee para trabajar. Aun si el cuerpo no tiene suficiente material para producir "cemento corporal" para aislar la herida lo mejor que pueda, la inteligencia innata siempre trabajará para el mejor interés del cuerpo.

Llamamos "cemento corporal" al tejido cicatrizal. El cuerpo no ha curado completamente el corte en el sentido de crear nuevo tejido, puesto que el tejido cicatrizal no está formado por células vivas, pero es lo mejor que puede hacer en una situación así. Si es posible, con el paso del tiempo, la inteligencia innata será capaz de hacer crecer nuevo tejido y eventualmente la cicatriz se volverá más y más tenue. Tal vez, si el daño es muy extenso, no se formará nunca tejido nuevo y la persona tendrá la cicatriz para siempre.

En el segundo caso, si el daño es demasiado severo, el cuerpo producirá rápidamente tejido cicatrizal como una medida de emergencia para mantener a la persona viva. El tejido cicatrizal puede ser producido con mayor rapidez que las células vivas. Esto ocurre a menudo en una persona con un ataque cardíaco agudo. Debido a la gran cantidad de tejido cicatrizal, quizás la persona nunca podrá volver a llevar una vida activa. El tejido cicatrizal no puede realizar el trabajo de las células vivas normales. En muchos casos la inteligencia innata del cuerpo, dándole tiempo y un buen suministro nervioso, será capaz de producir una vez más las células necesarias para que la cura tenga lugar. Es por esta razón que mucha gente que ha sufrido severos ataques cardíacos y que está bajo cuidado quiropráctico retorna a sus actividades normales. La diferencia entre ellos y los que quedaron inválidos por el resto de su vida es la capacidad de sus cuerpos de reemplazar el tejido cicatrizal por células vivas. La diferencia puede haberse debido a un buen suministro nervioso restaurado por los ajustes quiroprácticos puesto que esto le permite al cuerpo expresar mejor su potencial innato.

El cuerpo viviente posee una inteligencia innata que es capaz de sanarlo. ¡No necesita ayuda de nadie! ¡Lo que se necesita es que no haya interferencias! Todos lo que los Quiropractores Tradicionales hacen es eliminar las interferencias nerviosas llamadas subluxaciones vertebrales para permitir **a la inteligencia innata del cuerpo sanarse por sí mismo.**

¿NO ES ASOMBROSO?

Paso 1: Pregúntele al miembro de la práctica: ¿Cómo cura el cuerpo las lesiones de torceduras y fracturas?

Paso 2: Acepte o corrija su respuesta: El tejido cicatricial.

Paso 3: Luego pregúntele al miembro de la práctica: ¿Quién determina cuánto tejido cicatricial se forma?

Step 4: Acepte o corrija: La Inteligencia innata.

Principios: 20, 23, 27, 28, 31

¿QUÉ ES LA SALUD?

Salud ¿Qué es? Parece ser algo que la gente desea. Muchas personas gastan mucho tiempo y dinero en su búsqueda y todos nosotros la extrañamos si no la tenemos. ¿Qué es la salud?

Pregúntele a la mayoría de las personas y le dirán que salud es cuando uno no se siente enfermo. Si usted no está enfermo, si no está sintiendo síntomas, entonces está saludable. ¿Pero esto es verdad? ¿La salud es la ausencia de síntomas?

¿Qué es un síntoma? ¿Qué es lo que nos hace sentir que no estamos bien? Un síntoma es un cierto tipo de signo que interpretamos como malo para nosotros y esta interpretación nos causa dolor. Es el dolor lo que interpretamos como signo de estar enfermo. ¿Qué sucedió en nuestro cuerpo para que nos cause dolor?

¿Es algo así… algo que comienza a andar mal en el interior de nuestro cuerpo, e instantáneamente sentimos dolor, y nos damos cuenta de que estamos enfermos? ¿O es de esta manera… algo comienza a funcionar un poquito mal, y al no corregirse, aumenta hasta alcanzar el nivel en el cual finalmente causa dolor?

La mayoría de la gente piensa que los síntomas suceden al principio de una enfermedad. Esto es completa y totalmente falso. **Los síntomas no son un signo del comienzo de una enfermedad, por el contrario, le dicen que algo no ha estado bien desde hace bastante tiempo, lo suficiente para llegar al punto de causar dolor. Los síntomas no indican que justo en ese momento acaba de enfermarse… los síntomas le dicen que usted no ha estado saludable por largo tiempo.**

Por lo tanto, no podemos definir a la salud como la ausencia de síntomas. Necesitamos otra definición, y en Quiropraxia, tenemos una.

La palabra salud (inglés: health) proviene del griego y significa entero, completo (inglés: whole). En Quiropraxia, sabemos que salud significa plenitud. Plenitud que posee aquí dos significados. Primero, plenitud en la estructura, puesto que todas las diferentes partes están presentes. Segundo, y más importante, plenitud en la función, ya que cada parte está coordinada con todas las demás. La salud es esta armoniosa plenitud. **La salud, definitivamente, no es "ausencia de síntomas". Salud es la presencia del funcionamiento coordinado y adecuado de todas las partes del cuerpo.**

Para que su cuerpo funcione adecuadamente, la inteligencia innata utiliza un sistema de comunicación: el cerebro y los nervios. Por la vía nerviosa, los mensajes llegan al cerebro, reacciona según las condiciones del cuerpo, y las instrucciones emergen de él a fin de que todo funcione sin incidentes. Así es como la inteligencia innata del cuerpo controla y coordina sus funciones y lo mantiene saludable.

El Quiropractor Tradicional se asegura de que usted esté libre de cualquier interferencia en su sistema de comunicación (cerebro y nervios) de modo tal que la inteligencia innata pueda mantener su cuerpo en salud permitiéndole expresar mejor su propio potencial.

¿NO ES ASOMBROSO?

Paso 1: Pregúntele al miembro de la práctica: ¿Por qué experimentamos síntomas?
Paso 2: Acepte o corrija: Los síntomas nos dicen que algo está pasando en el cuerpo.

Principios: 20, 23, 28, 31, 32

¿ SUBLUX… VERTEBRAL…QUÉ?

Una subluxación vertebral es la condición en la cual el control nervioso se ha perdido entre los sistemas de control del cerebro y los órganos debido a un pequeño desplazamiento de los huesos de la columna, lo cual siempre disminuye el potencial innato del cuerpo.

Una subluxación vertebral es una interferencia a las funciones de su cuerpo forzándolo a un rendimiento menor del normal, forzándolo a tener un bienestar físico, mental y social menos que óptimo. Es la más seria interferencia a las funciones de su cuerpo de la que tenemos conocimiento.

Una subluxación vertebral causa mal funcionamiento de los sistemas que mantienen la vida de nuestro cuerpo, carcome silenciosamente nuestra capacidad para ser todo lo que podríamos llegar a ser. Es lo que la investigación de la Universidad de Colorado describe como: "la más pequeña cantidad de presión en la raíz de un nervio espinal que emerge de la columna o en el tallo cerebral que destruye el 60% de la función en cuestión de minutos."

En la actualidad ha sido probado que mucha presión durante una a tres horas causa muchas rupturas en las raíces de las fibras nerviosas o en el tallo cerebral, produciendo toxinas o venenos que se extienden a los tejidos circundantes. Este es el mismo grado de presión que un Quiropractor Tradicional encuentra en la columna vertebral de una persona promedio. Los venenos a su vez son absorbidos por los nervios, huesos, ligamentos, discos vertebrales, músculos y otros tejidos de sostén de la columna, progresiva y lentamente destruyéndolos a lo largo de la vida. Aunque una subluxación vertebral pueda que no sea sentida inmediatamente, sus efectos son implacables y progresivos.

¿Qué significa esto para un Quiropractor Tradicional? Significa que no busca, ni está interesado, en síntomas ni signos para determinar qué debe hacer… Significa que la subluxación vertebral debe ser corregida tan pronto como sea posible una vez que ocurra.

Mediante el intento de que el mundo entero tenga a su disposición la corrección de subluxaciones vertebrales, el Quiropractor Tradicional espera no solamente fomentar nuestra mejoría individual sino también facilitar el uso inteligente de nuestro medio ambiente.

¿NO ES ASOMBROSO?

Paso 1: Pregúntele al miembro de la práctica: ¿Qué es una subluxación?
Paso 2: Acepte o corrija: Una subluxación es cuando un hueso está ejerciendo presión sobre un nervio causando una interferencia nerviosa.

Principios: 28, 31

¿CUÁNDO ES UNA PERSONA DEMASIADO VIEJA PARA ESTAR BAJO CUIDADO QUIROPRÁCTICO REGULAR?

Nunca nadie es demasiado viejo para comenzar con un cuidado quiropráctico regular. Puesto que expresar mejor su potencial innato es su derecho de nacimiento, así como también el solo efecto del cuidado quiropráctico, éste debería ser prioritario en su vida. De manera que nadie es demasiado mayor (ni demasiado joven) para cuidarse para estar lo mejor que se pueda estar.

De hecho, hemos conocido personas de 95 a 102 años de edad que están bajo cuidado quiropráctico regular.

El proceso de envejecimiento es un hecho de la vida que no puede dudarse de que se realizará; es inevitable. Sin embargo, ¿no es sorprendente que algunas personas entradas en años no demuestran su edad y ciertamente, parecen tener más energía que sus homólogos más jóvenes?

No es una peculiaridad ni una rareza, ni tampoco debería resultar sorprendente. Obviamente, si su cuerpo está funcionando bien, tendrá un mejor suministro de energía que si no estuviera funcionando correctamente.

Uno de los buenos resultados de expresar más de su potencial innato es la adaptación. Solamente si su cuerpo es capaz de adaptarse a su medio ambiente (calor, frío, polen, virus, bacterias, etc.…), arreglárselas con su entorno o hacer frente a microbios y gérmenes invasores, usted tendrá la oportunidad de estar lo mejor posible tanto física como emocional o psicológicamente, etc.… Por otra parte, si su cuerpo no se adapta fácilmente, usted se encontrará a sí mismo en un estado de mal-estar (mal funcionamiento) y un cuerpo en estado de mal-estar ciertamente no está funcionando bien.

A fin de ilustrar esto, suponga que hay 32 grados de temperatura y usted está disfrutando de la mañana soleada en su patio. Su temperatura corporal se mantiene mediante el proceso de adaptación a 36,5 grados. La adaptación está controlada por la inteligencia innata de su cuerpo a través de su sistema nervioso. Repentinamente un viento rápido sopla algunas nubes sobre el área y la temperatura cae a 24 grados en pocos minutos. Con la baja exterior de 14 grados… ¿Cuál será la temperatura de su cuerpo? ¡Por supuesto, de 36,5 grados! ¿Por qué? Porque su cuerpo tiene la habilidad de adaptarse de acuerdo con sus propias necesidades.

Su cuerpo también se adapta a virus, gérmenes y bacterias. Un ejemplo común es la gripe. Hay muchas personas que sufren gripe a menudo y parece que nunca pueden deshacerse de ella, mientras otras tienen gripe solamente unas pocas horas. El virus está en el aire y todos estamos respirando el mismo, ¿no es así? Entonces, ¿por qué hay algunas personas que "parecen no poder librarse de ella?" Ciertamente, aquellas que se deshacen rápidamente de la gripe muestran una mejor adaptación.

Los anticuerpos siempre están presentes dentro de su cuerpo. Cualquiera con una subluxación vertebral no se adaptará adecuadamente y así incrementará su probabilidad de funcionar mal (mal-estar) y no fabricará la cantidad correcta o el tipo apropiado de anticuerpos. Pero si su cuerpo está funcionando sin interferencias en su sistema nervioso, usted se adaptará normal y consistentemente y verdaderamente estará lo mejor que puede estar.

Sea consciente de que usted no puede sentir una subluxación vertebral y la única manera de que su cuerpo

Continúa en Manual Del Medico #87B

Continuado de Manual Del Medico #87A

tenga un cuidado apropiado a fin de adaptarse correctamente es consultar a un Quiropractor Tradicional en forma regular.

Como puede verse, a cualquier edad, un cuidado quiropráctico regular agrega años a la vida y vida a los años.

¿NO ES ASOMBROSO?

Paso 1: Pregúntele al miembro de la práctica: ¿Qué edad tiene el miembro más mayor de la práctica?
Paso 2: Respuesta: (ingrese la edad aquí)

Principios: 20, 28, 31

¿QUÉ ES EL SISTEMA COOPERATIVO DE HONORARIOS?

El enfoque quiropráctico para el rendimiento humano es NUEVO y por lo tanto es adecuado emplear para el un NUEVO punto de vista para prestar este servicio al público. El consultorio de quiropraxia cooperativa adapta la factura. Su propósito simplemente es suprimir las múltiples barreras que prohíben tanto brindar un servicio superior como la disponibilidad de ese servicio para quienquiera que esté interesado en expresar más de su potencial innato.

El trabajo del Quiropractor Tradicional es localizar apropiadamente, analizar y corregir subluxaciones vertebrales, la más aterradora interferencia para el normal funcionamiento del cuerpo. Para calificar como paciente, es necesario: 1: estar vivo, 2: tener un sistema nervioso, 3: tener una columna vertebral. En esencia, todos necesitamos cuidado quiropráctico regular, ya que el ajuste específico de la columna vertebral libera la energía de la fuerza vital para que sea transmitida a todas las partes del cuerpo a través del sistema nervioso. Porque cuando los huesos de la columna (vértebras) están ligeramente desplazados de su posición normal, interfieren e inhiben al sistema nervioso causando que el cuerpo exprese menos de su potencial innato. Esto a su vez crea una insuficiencia dentro del cuerpo y las células pierden su capacidad para excretar apropiadamente, ser productivas y reproducirse normalmente. Con el tiempo esta situación hace que el rendimiento corporal decaiga. Eventualmente esto lleva a problemas de todo tipo; físicos, emocionales, psicológicos y espirituales. Todo el rendimiento humano es afectado negativamente. Los ajustes quiroprácticos específicos restauran la integridad del sistema nervioso y permiten al cuerpo recuperar y mantener su funcionamiento adecuadamente, lo cual a su vez proporciona una mejor expresión del propio potencial innato. Así el cuerpo puede rehacerse a sí mismo normalmente una vez más incrementando el rendimiento y sanando completamente.

Algunas barreras que necesitan ser quitadas para que este NUEVO enfoque sea efectivamente viable son: 1: nociones erróneas previas acerca del rendimiento humano, 2: el costo del cuidado continuado. Lo que el sistema cooperativo proyecta hacer es transformar la relación doctor/paciente/cliente/miembro de una forma misteriosa y costosa a otra de mutua comprensión y cooperación. Esto nos ofrece una oportunidad única para aprender más acerca de los principios vitales del rendimiento humano, tener acceso al mejor cuidado profesional posible y ser financieramente responsables con dignidad y honestidad para aquello que es nuestro derecho de nacimiento: la expresión máxima de nuestro potencial innato. Hay ciertas responsabilidades que están sujetas a este accesible sistema de honorarios y es por eso que se lo denomina sistema cooperativo. Cuando uno comprende la subluxación vertebral y sus trágicos efectos en la vida de las personas, tiene la responsabilidad moral de informar a otros acerca de ella y consultar a un Quiropractor Tradicional para escuchar lo que la Quiropraxia tiene para decir. Una oficina cooperativa depende de un gran volumen de pacientes, clientes y miembros para prosperar y prestar sus servicios a su comunidad. Abstenerse de esta responsabilidad es dejar que otra gente esté condenada a una vida menos plena a todo nivel de la experiencia humana.

Resumiendo, para calificar como miembro de una oficina cooperativa, usted debe: 1: venir usted y su familia a controles quiroprácticos semanales, 2: asistir a las orientaciones, clases, conferencias, talleres y seminarios ofrecidos, 3: compartir la quiropraxia con otros. Entonces usted formará parte de la "minoría informada" comprometida a difundir el mensaje quiropráctico a la mayoría desinformada. Dígales a todos

Continúa en Manual Del Medico #88B

Continuado de Manual Del Medico #88A

que la quiropraxia fomenta una mejor expresión del potencial innato propio de cada uno, que aumenta el rendimiento en todos los niveles de la experiencia humana corrigiendo las subluxaciones mediante ajustes específicos de la columna vertebral. Cuéntele a todos que la oficina quiropráctica acepta a todas las personas más allá de sus condiciones físicas o mentales o de su capacidad financiera para abonar, y que el sistema cooperativo libre está basado en la determinación del paciente/cliente/miembro a pagar lo que está dentro de sus posibilidades por recibir el cuidado quiropráctico que merecen.

¿NO ES ASOMBROSO?

Paso 1: Pregúntele al miembro de la práctica: ¿Cuánto vale su vida?

Paso 2: Luego dígale al miembro de la práctica: Este sistema está diseñado para permitirle recibir atención y referir a otras personas para que también puedan cuidar su preciosa vida.

Principios: 20, 28, 31

¿QUÉ ES LA DIFERENCIACIÓN CELULAR?

La división celular por sí sola crearía una masa de células que lucirían todas iguales dentro del cuerpo humano. Pero algunas células necesitan transformarse en piel, otras en hígado, algunas en cerebro y aun otras en una miríada de otros tejidos que forman el cuerpo humano completo. **Para diferenciarlas, la inteligencia innata del cuerpo cambia la estructura celular y su apariencia para que asuman sus funciones especializadas.** Este proceso comienza con el embrión y, en algunos casos, continúa a lo largo de toda la vida. Las células nerviosas, por ejemplo, desarrollan delgadas hebras de hasta 90 centímetros de largo que transmiten estímulos desde y hacía el cerebro. Sus responsabilidades son de extrema importancia para el funcionamiento apropiado del cuerpo y por esta razón, la columna vertebral está compuesta de 24 huesos que protegen a estas células nerviosas.

Muchas veces a causa del estrés, la columna vertebral puede desalinearse y causar presión en las células nerviosas. Una interferencia en el sistema nervioso impide que el cuerpo funcione como debería y es la causa de que disminuya su resistencia. Esto se llama subluxación.

Como Quiropractor Tradicional objetivo, corrijo subluxaciones por medio de ajustes para permitir al cuerpo funcionar sin interferencias.

Volviendo a la diferenciación, ella ocurre cuando ciertos genes dentro de la célula son activados mientras que otros son reprimidos para prevenir la formación de proteínas indeseables. Las células diferenciadas ya no podrán desarrollar muchas de las funciones de las demás, aunque sus núcleos retienen todos los genes necesarios para hacerlo.

¿NO ES ASOMBROSO?

Paso 1: Pregúntele al miembro de la práctica: ¿Cómo sabe un embrión hacer células cardíacas, células del estómago, células cerebrales y células nerviosas?

Paso 2: Acepte o corrija su respuesta: Gracias a la Inteligencia innata.

Principios: 20, 23, 28, 31

¿TÓQUEME, NO ME TOQUE?

Nuestros cuerpos poseen un encadenamiento de receptores táctiles que responden a una gama de estímulos y sensaciones, donde puede haber una delgada línea de diferenciación entre una cosquilla y una picadura; entre placer y dolor.

Cuando algunos estímulos se presentan durante un cierto tiempo, nos adaptamos a ellos. Nos vestimos todas las mañanas y, al principio, varios receptores envían mensajes al cerebro que nos concientizan acerca del peso, textura y presión de la ropa. Pero luego de un tiempo los mensajes disminuyen y desaparecen, desconectados porque los estímulos continuos y de intensidad constante frenarían la activación de los receptores. Usted puede aceptar y encariñarse con un gato pesado que se enrosque en su falda no porque el gato se vuelva más liviano sino porque después de un tiempo usted no tendrá conciencia de su peso. Debe suceder un cambio para que se reactiven los receptores. Estamos tan acostumbrados al reloj pulsera que olvidamos que lo llevamos puesto hasta que de repente atraiga nuestra atención si el cierre se rompe y el reloj corre peligro de caerse. Al final del día, los receptores sentirán el placer de quitarse la corbata, la chaqueta y los zapatos ajustados.

Esta es la razón por la que las subluxaciones vertebrales (interferencia o presión en los nervios) pueden suceder sin que usted lo note por un largo tiempo. Esta es la razón de la necesidad de un control quiropráctico regular.

¿NO ES ASOMBROSO?

Paso 1: Pregúntele al miembro de la práctica: ¿Duele una subluxación?
Paso 2: Acepte o corrija: La mayor parte de las veces una subluxación no duele ni tiene síntomas.

Principios: 28, 31

¿EJES O AXONES?

Cada pocos segundos en todos los días de la vida, decenas de billones de mensajes sensoriales viajan como impulsos electroquímicos a lo largo de esbeltas ramificaciones del sistema nervioso humano. Ellos se desplazan hacia los cuarteles centrales de comunicación en el sistema nervioso central: el cerebro y la médula espinal. De cincuenta a cien billones de células nerviosas, las neuronas, actúan como especialistas en información. Cada una de ellas recibe mensajes en sus ramificaciones, llamadas dendritas, y envían señales a través de una fibra nerviosa única, o axón. Los axones fuera del cerebro y de la médula espinal a menudo forman cables que traen información al cerebro desde los receptores sensoriales o llevan órdenes a los músculos, glándulas y órganos.

La mayoría de las fibras nerviosas están envueltas en mielina, la cual forma una gruesa capa exterior. La mielina actúa como un aislante y les permite a los impulsos nerviosos moverse con mayor rapidez. A lo largo de las grandes fibras nerviosas, tales como las largas ramificaciones de los nervios ciáticos de las piernas de unos 90 centímetros, los impulsos viajan por encima de los 460 kilómetros por hora.

Un ajuste regular permite a los impulsos mentales viajar sin interferencias. De este modo el cuerpo funciona mejor, se cura mejor y demuestra una mayor resistencia.

¿NO ES ASOMBROSO?

Paso 1: Pregúntele al miembro de la práctica: ¿Qué tan rápido viaja una señal del cerebro a los pies?
Paso 2: Acepte o corrija: a 466 km por hora.

Principios: 23, 28, 31

¿TENEMOS DERECHO A QUEJARNOS?

Hay momentos en la vida de todos en los que es necesario detenerse y buscar profundamente dentro de uno mismo… para descubrir qué es lo más importante en la propia vida. Sea que consideremos que es más importante ser un cónyuge, tener niños, amigos, posición o dinero hay algo que sobresale primero y por encima de cualquier otra prioridad: a saber, el rendimiento humano. El rendimiento humano es el principio imprescindible para el cumplimiento de cualquier aspiración en cualquier dominio de nuestras vidas.

Sin un rendimiento humano efectivo estamos limitados en todos los aspectos de nuestras vidas. Sin rendimiento humano adecuado somos menos de lo que podríamos ser para nosotros mismos, nuestros seres queridos y la sociedad en su conjunto. Sin rendimiento humano máximo no podemos disfrutar de ninguna relación marital o amorosa, ni de nuestros niños, de nuestros amigos, nuestro dinero o cualquier posesión material.

¿Se acuerda de aquella vez en la que usted se estaba sintiendo triste e intentaba disfrutar un momento romántico, o llevar los chicos al zoológico o dirigir una reunión de negocios? Sin ninguna duda, lo que usted recuerda es que no era capaz de funcionar de la mejor manera… su desempeño estaba malogrado por incomodidad, síntomas o dolencias.

Como vemos, el rendimiento humano es el factor más necesario en la vida de todos para lograr un estado de bien-estar físico, mental y social. Lo que es más, el grado de que somos capaces de disfrutar de la vida depende directamente del estado de nuestro rendimiento.

Es desafortunado que muchos de nosotros hayamos sido engañados para creer que podemos dar por sentado el rendimiento humano… de que podemos abusar de nuestros cuerpos y "cuidarlos" solamente cuando estamos exhaustos por el mal funcionamiento que siempre está causando síntomas y dolor como un aviso de que algo esta necesitando de que le prestemos atención. Es irónico pero es verdad que el americano promedio gasta más energía, tiempo y dinero cuidando su casa o su auto que en su propio cuerpo.

Es nuestro derecho como seres humanos libre-pensantes decirnos a nosotros mismos: "no me importa mi cuerpo ni mi rendimiento humano". Pero debe recordarse que es el derecho del cuerpo quejarse y desgastarse, dándonos un goce de la vida menos que óptimo, resultando en una vida de dolencias. Si elegimos ignorar nuestros cuerpos y descuidar nuestro rendimiento humano, entonces no tendremos derecho a quejarnos a nadie más que a nosotros mismos cuando el libre flujo de nuestro estilo de vida se interrumpa con molestias y enfermedades.

El rendimiento humano es nuestra responsabilidad individual y debemos trabajar en esto para mantener su máximo potencial. El Quiropractor Tradicional corrige subluxaciones vertebrales que interfieren con el flujo adecuado de los impulsos mentales del sistema nervioso del cuerpo y le permite por lo tanto expresar mejor su propio potencial innato, el cual a su vez mejora el rendimiento humano en todos los niveles de la experiencia humana.

¿NO ES ASOMBROSO?

Paso 1: Pregúntele al miembro de la práctica: ¿Qué tan importante es para usted poder hacer lo que necesita hacer?

Paso 2: Acepte o corrija la respuesta.

Paso 3: Luego diga al miembro de la práctica: Por eso la quiropráctica lo ayuda a vivir bien.

Principios: 20, 23, 28, 30, 31, 32

¿PODEMOS OBSERVAR?

¿Podemos observar que:

■ La vida y la salud provienen del interior de nuestro cuerpo, no de un frasco, una píldora, una aguja o un bisturí?

■ El fenómeno de la creación no finalizó con el nacimiento sino que continua y permanentemente sigue desde la concepción hasta el momento de la muerte?

■ Nuevas células son creadas a cada segundo de nuestras vidas dentro de nuestro cuerpo?

■ **El poder innato que creó nuestros cuerpos sabe más acerca de él para hacerlo funcionar que el finito, limitado conocimiento y educación de todos los graduados universitarios puestos juntos?**

■ El sistema nervioso es el sistema que usa el poder innato para hacer funcionar, controlar y coordinar al cuerpo humano?

■ El flujo normal de la energía vital desde el cerebro a lo largo de la médula espinal y los nervios hacia el resto del cuerpo significa la expresión plena del potencial innato del cuerpo?

■ La muerte por ahorcamiento es causada por la compresión que ejercen los huesos del cuello (las vértebras) sobre el sistema nervioso a tal punto que originan un flujo energético nervioso anormal desde el cerebro hacia el resto del cuerpo tan grave que da como resultado la muerte?

■ Cualquier cantidad de compresión al sistema nervioso causado por un pequeño desplazamiento de una vértebra (hueso de la columna) producirá un flujo de energía nerviosa anormal desde el cerebro hacia el resto del cuerpo que siempre dará como resultado una disminución en el funcionamiento humano y eventualmente conducirá a la muerte?

■ Un estilo de vida antinatural, la polución del aire, del agua y de los alimentos, juntamente con traumas físicos tales como lesiones deportivas, latigazos, caídas, riñas, ejercicios extenuantes, posturas inadecuadas, sacudidas, tirones, resbalones, esfuerzos y fatiga causan pequeños desplazamientos vertebrales (huesos de la columna), haciendo presión sobre los nervios sensitivos, interfiriendo con el flujo natural de impulsos mentales desde las células cerebrales a las células tisulares, interrumpiendo el flujo de energía desde el cerebro al resto del cuerpo, siempre dará como resultado una disminución en el funcionamiento humano y eventualmente conducirá a la muerte?

■ Un NUEVO enfoque sobre el realce del rendimiento humano, la Quiropraxia, fue fundado y desarrollado en 1895?

■ La Quiropraxia no es una forma de medicina convencional u holística?

■ La Quiropraxia está estricta y únicamente interesada por la corrección de las subluxaciones vertebrales que interfieren a la transmisión de los impulsos mentales entre el cerebro y las partes del cuerpo, por lo tanto realza el rendimiento humano permitiendo que el cuerpo exprese mejor su propio potencial?

Continúa en Manual Del Medico #93B

Continuado de Manual Del Medico #93A

- La expresión de vida y el potencial innato del cuerpo son vitales para el rendimiento humano lo cual a su vez realza todos los niveles de la experiencia humana?

- Este NUEVO sistema tiene tres aspectos principales, que son: filosofía, arte y ciencia... cada uno relacionado con los otros y a su vez dependiendo de la filosofía?

- Este NUEVO sistema de Quiropraxia está basado en un principio natural concerniente a los seres humanos y ofrece un sistema económico cooperativo al alcance de todos?

- Estos NUEVOS conceptos y principios han sacudido a la humanidad tanto en términos de revolución como de evolución?

- Apertura mental significa investigar NUEVOS principios e ideas?

- Ya que la Quiropraxia es NUEVA, por qué no investigarla en su totalidad?

- Investigar la Quiropraxia podría literalmente cambiar su vida para mejor?

¿NO ES ASOMBROSO?

Paso 1: Pregúntele al miembro de la práctica: ¿Quién sabe cómo manejar el cuerpo?
Paso 2: Acepte o corrija: La inteligencia innata

Principios: 20, 23, 28, 30, 31, 32

¿PODEMOS PERCIBIR PLENAMENTE CUANDO DEJAMOS LAS COSAS COMO ESTÁN?

Es un triste comentario en nuestra civilización que cuando hablamos de medio ambiente, usualmente nos referimos a sus efectos indeseables. La palabra "medio ambiente" evoca en la actualidad las pesadillas de la vida industrial y urbana; agotamiento de los recursos humanos, acumulación de residuos, polución en todas sus formas: ruido, hacinamiento, reglamentación, los miles de desgracias de la crisis ecológica. Así como los antiguos peregrinos veían a la naturaleza en los alrededores de Provincetown Harbor como espantosa y repleta de demonios, así nosotros tememos el mundo que hemos creado. Como resultado, estamos fuertemente comprometidos con evitar los peligros y con el mantenimiento de un estado tolerable, más que con la creación de **NUEVOS y positivos valores** a través del desarrollo de las potencialidades del medio ambiente humanas.

Pensar acerca del medio ambiente solamente en términos tan negativos no es bueno para mejorar las condiciones de vida actuales. Si limitamos nuestros esfuerzos a la corrección de los defectos del medio ambiente, nos comportaremos cada vez más como bestias que están siendo cazadas buscando refugio detrás de una interminable sucesión de aparatos de protección, cada uno más complejo y más costoso, menos fiable y menos confortable que sus predecesores. Es verdad que la solución a cualquier problema de esta magnitud puede ser encontrada solamente en un nivel diferente de aquel en el cual fue creado. En la actualidad desarrollamos dispositivos en los automóviles para protegernos de la contaminación y complicados tratamientos de filtrado para purificar el agua tremendamente contaminada… el día de mañana tendremos que utilizar máscaras de gas y filtros para el agua (que ya existen). Aunque las soluciones tecnológicas tienen alguna utilidad, complican la vida y eventualmente disminuyen su calidad. La crisis ecológica continuará incrementándose severamente si no desarrollamos valores positivos que integren el medio ambiente interno (desarrollo humano, ecología corporal, salud, potencial humano) y el medio ambiente externo (el mundo en que vivimos, aire, agua, alimentos, etc.…).

Los valores positivos a veces pueden ser introducidos desde afuera. Sin embargo, generalmente, se encuentran en las íntimas relaciones entre los seres humanos y el mundo en el que viven.

Se necesita una NUEVA clase de conocimiento, además, para predecir las probables consecuencias de las intervenciones tecnológicas y desarrollar guías racionales como sustitutos para los ajustes que el tiempo hizo posibles.

Nuestros valores recuperados deben estar en primer lugar y deben presidir por sobre la tecnología porque ellos proveen los principios básicos que le dan una calidad estética y una coherencia científica a la estructura física que personifica nuestro propósito social.

Dejemos de quejarnos y ser negativos hacía nuestra sociedad… tomemos acciones positivas, primero en relación a nuestra actitud personal y segundo, en relación a tomar las responsabilidades necesarias para un cambio gradual dentro de nosotros mismos. Porque solamente así seremos capaces de percibir completamente… y no dejar las cosas como están.

¿NO ES ASOMBROSO?

Paso 1: Pregúntele al miembro de la práctica: ¿Qué nueva información ha aprendido e incorporado a su vida gracias a la quiropráctica?

¿EL CAMBIO LLEVA TIEMPO?

La enfermedad es, en realidad, la vida en una forma alterada. La enfermedad y el malestar no ocurren de la noche a la mañana. Lleva años de falta de funcionamiento correcto del cuerpo y de falta de energía vital para que los síntomas por fin aparezcan.

En otras palabras hay básicamente tres estados de mala salud. El primero es un deterioro de la función corporal: un órgano deja de funcionar adecuadamente. A menudo es imposible detectarlo y puede suceder que ni el paciente ni el médico lo noten. Es una fase asintomática; no se siente nada.

El segundo estado produce síntomas definidos de enfermedad. Es el resultado de un mal funcionamiento actuando en el cuerpo durante un período de tiempo. Se perciben los síntomas, el paciente se siente enfermo.

El tercer estado trae consigo cambios estructurales. El tejido o la estructura del órgano cambian realmente.

En resumen:

1. Mal funcionamiento (no hay síntomas)

2. Síntomas definidos

3. Cambios estructurales.

En el presente la gente no se preocupa acerca de sí misma antes de que la segunda fase llegue. Más a menudo la tercera empieza antes de que las personas comiencen a preocuparse por su salud.

Siendo el sistema nervioso el que controla como funciona el cuerpo en su totalidad, el Quiropractor Tradicional focaliza toda su energía en mantener tal sistema libre de bloqueos. Mediante la remoción de interferencias, se le permite al cuerpo funcionar normalmente. Esto previene que se desarrollen la primera, segunda y tercera fases.

Los Quiropractores Tradicionales comprenden que tiene más sentido mantener las funciones adecuadamente que luchar contra la enfermedad. Los Quiropractores Tradicionales además comprenden que la salud depende del funcionamiento adecuado más que del uso de drogas, agujas y cirugía.

¿NO ES ASOMBROSO?

Paso 1: Pregúntele al miembro de la práctica: ¿Los síntomas aparecen cuando el cuerpo comienza a deteriorarse o varias semanas después?

Paso 2: Acepte o corrija: Varias semanas después.

Paso 3: Luego diga al miembro de la práctica: Por ello, el cuidado quiropráctico regular asegura el funcionamiento adecuado del cuerpo con la menor cantidad de fallas posibles.

Principios: 28, 30, 31

¿EL MITO O LA VERDAD?

Usted puede elegir creer lo que desee. Este es el mito:

Los Quiropractores Tradicionales son doctores para la espalda.

Esta es la verdad:

Los Quiropractores Tradicionales no son "doctores para la espalda". Sin embargo si trabajan directamente con la columna vertebral, la cual está ubicada en la región de la espalda.

Quiropraxia es la ciencia, el arte y la filosofía que utiliza la energía recuperadora propia del cuerpo y se ocupa de la relación entre la columna vertebral y el sistema nervioso, así como del rol que dicha relación tiene en el mantenimiento y/o recuperación del rendimiento adecuado del ser humano.

Los Quiropractores Tradicionales corrigen subluxaciones vertebrales que ocurren durante la mayoría de los traumas estresantes de la vida, tales como: nacimiento, resbalones y caídas tanto en la niñez como de adultos, accidentes automovilísticos, lesiones deportivas, accidentes de trabajo y hábitos que no conducen a una vida saludable.

La Quiropraxia es una ciencia, arte y filosofía inimitable, en el sentido de que el Quiropractor Tradicional ofrece a la mejoría de cada uno es único y no está disponible en ningún otro lugar. La Quiropraxia le permite al cuerpo hacer uso de su energía libre y abundante para una expresión más completa de su potencial innato y de ese modo mejorar el rendimiento personal en todos los niveles de la experiencia humana, incluyendo la salud (que es el 15% de la experiencia humana).

¿NO ES ASOMBROSO?

Paso 1: Pregúntele al miembro de la práctica: ¿Qué es quiropráctica?
Paso 2: Acepte lo que digan y haga correcciones amables a su definición, si es necesario.

Principios: 20, 28, 31

¿HAY INVESTIGACIÓN QUIROPRÁCTICA?

Los avances de la ciencia médica y las maravillas de la tecnología moderna han eliminado una gran cantidad de los misterios y riesgos antiguamente asociados con el parto. Pocas personas se dan cuenta, sin embargo, de que el proceso del nacimiento está en estos momentos reconocido como una de las principales causas de las subluxaciones vertebrales. Aun durante los partos normales sin complicaciones, la columna vertebral está sujeta a una presión extrema por las contracciones y los pujos así como por la severa tracción en el cuello al tironearlo. Nuevos estudios revelan que las degeneraciones y distorsiones de la columna vertebral en los jóvenes y las personas mayores probablemente estuvieron presentes desde la misma infancia y a menudo se deben al proceso mismo del parto. Estas primeras subluxaciones, si no son corregidas, pueden dar como resultado un daño neurológico irreversible. La interferencia nerviosa y la irritación de la columna cervical (o cuello) por trauma en el nacimiento son reconocidas como causantes de una función anormal, comportamiento inusual y a veces, en casos extremos, de muerte.

Abraham Towbin, Doctor en Medicina, es un neuropatólogo de la Escuela Médica de Harvard. Es una de las muchas autoridades mundiales que están investigando la relación entre el proceso del nacimiento y el daño vertebral. Encontró que uno de cada tres infantes "nacido muerto" examinados parecen haber fallecido en realidad por daños cervicales durante el parto. En uno de sus tantos artículos publicados el doctor Towbin afirma: "durante la ultima parte del parto, durante la extracción final del feto, el estrés mecánico impuesto por la manipulación obstétrica, aún mediante la aplicación de procedimientos ortodoxos comunes, puede ser intolerable para el feto". Los Quiropractores han abogado durante mucho tiempo por que las columnas de los niños sean examinadas tan pronto como sea posible después del nacimiento. "Si la ramita está torcida, así crece el árbol" es un viejo refrán muy apropiado cuando se trata del desarrollo de la columna vertebral humana.

Al contrario de las crías de la mayoría de los otros mamíferos, lleva varios meses de desarrollo antes de que los músculos de un bebé humano sean lo suficientemente fuertes para mantener su cabeza erguida. Las varias etapas del desarrollo muestran la progresión usual desde que el bebé yergue la cabeza y la rota hasta que gatea, camina y corre. Si bien generalmente pasamos por alto incidentes como la caída de un niño, torceduras o golpes durante su período formativo, la evidencia nos muestra que los primeros meses son críticos para la formación de una columna vertebral y un sistema nervioso saludables. Es durante estas etapas vulnerables que deberíamos comenzar a preocuparnos por la salud de la columna infantil. Los Quiropractores están transformándose rápidamente en los proveedores primarios del cuidado de la salud para muchas familias porque ellas comprenden que la columna vertebral está sujeta a daños precoces que de otra forma se consideran incidentes normales en los primeros años de vida.

No debe sorprender que el cuidado quiropráctico para niños de todas las edades se esté volviendo popular con rapidez. Estamos siendo testigos de una revolución en la actitud de las personas hacia su salud y la de sus jóvenes. **Debido a que la Quiropraxia se especializa en la detección de posibles daños nerviosos que resultan de subluxaciones vertebrales, es común hoy en día observar que familias completas acuden al Quiropractor para un examen de columna.**

La columna vertebral es la "línea de vida del cuerpo" y debe ser protegida todo el tiempo para asegurar la mejor salud futura.

¿NO ES ASOMBROSO?

Paso 1: Pregúntele al miembro de la práctica: ¿Quién necesita atención quiropráctica?
Paso 2: Acepte o corrija: ¡¡Todos!

Principios: 28, 29, 31

¿PRO-QUIROPRAXIA O ANTI-QUIROPRAXIA?

Navegue en Internet y lea las páginas que a través del tiempo revisan algunas grandes ideas históricas y encontrará un patrón recurrente. Una y otra vez, los mayores avances en el desarrollo de la sociedad se han encontrado con una oposición tremenda. Repetidamente, la insistencia de la gente en ser "criaturas de hábito" ha servido solamente para prolongar una actitud de terquedad y ha evitado los beneficios de encontrarse con una idea **NUEVA** y comprenderla. Enfrentémoslo, odiamos lo **NUEVO** porque nos hace sentir incómodos porque nos lleva a arriesgarnos a hacer algo que no nos resulta familiar y que requerirá un cambio en nuestro centro de gravedad interior. En otras palabras: cambiar nuestras creencias.

La clave está en tener la mente abierta, una cualidad que el explorador Cristóbal Colon encontró difícil de encontrar cuando sugirió que la tierra era redonda. Galileo fue excomulgado por haber descubierto que la Tierra giraba alrededor del sol y llevó muchos cientos de años de hechos comprobados para que el Papa confesara que la Iglesia había estado equivocada y pedir perdón a Dios y al mundo por su espantosa trasgresión. Franklin, Edison, Marconi, los hermanos Wrigth, Einstein y hoy en día Steven Hawkins anhelaron que el público tuviese una mente abierta pero la gente se burló de la noción de electricidad, despreció el concepto de sonido inalámbrico, descartó por absurda la posibilidad de que hombres y mujeres fuesen capaces de volar, nunca creyó en la energía atómica hasta la tragedia de la bomba H y en la actualidad se rehúsa a pensar en el hecho de que el tiempo y el espacio no existen como tales y que son un producto de la ilusión creada por el hombre. Más aún, a pesar de la poca predisposición a permitir conceptos innovadores, estos pioneros de la investigación y la tecnología y muchos otros como ellos persistieron y continúan persistiendo en defender el valor de sus ideas.

En nuestros días, los Quiropractores Tradicionales presentan también otro **"NUEVO"** descubrimiento relacionado con el rendimiento humano. Ha tenido oposición desde 1895 y continúa teniendo prensa adversa de aquellos que no tienen ni quieren tomarse el tiempo para investigar los méritos de la Filosofía Quiropráctica. **Ésta está basada en un principio tan hermoso en su simplicidad que aparece como un cambio radical para cada uno de nuestros pensamientos y conceptos ya establecidos. En palabras simples, los Quiropractores Tradicionales reconocen que hay una inteligencia innata que lo ha creado y organizado a usted desde dos diminutas células, la cuál le dio vida y la mantiene.** Los Quiropractores Tradicionales se dan cuenta de que la salud no tiene nada que ver con síntomas o enfermedades y representa solamente el 15 % de la experiencia humana. La falta de la salud está causada por un cuerpo que no está funcionando apropiadamente. ¡Es simplemente de sentido común que si su cuerpo está funcionando correctamente, usted está saludable; si no está funcionando correctamente, a usted le está faltando salud! Corrija la causa de la disfunción y devolverá al cuerpo su natural y armonioso estado de salud.

¡La Quiropraxia prospera no solamente porque tiene sentido común, sino también porque funciona! Esta **NUEVA IDEA** reconoce que el más grande sanador de todos los tiempos no fue Hipócrates, el Padre de la Medicina, ni tampoco David Daniel Palmer, el creador de la Quiropraxia. ¡El más grande sanador de todos los tiempos es la inteligencia innata que está dentro de usted! Esta inteligencia innata es el principio que sostiene la vida en el interior de todos y cada uno de los organismos de nuestro planeta. Es responsable de la creación de **NUEVAS** células en el cuerpo humano durante cada momento de su existencia. La sanación es la acción del normal reemplazo de células quitando las anormales que se han producido como resultado de un mal funcionamiento en el interior del cuerpo interfiriendo con esta inteligencia vital innata.

Continúa en Manual Del Medico #98B

Continuado de Manual Del Medico #98A

Veamos este proceso más profundamente. Todas las funciones corporales están dirigidas por la inteligencia innata del cuerpo usando al cerebro como el coordinador maestro a través del sistema nervioso. La inteligencia innata del cuerpo utiliza al sistema nervioso para controlar libremente todos los mecanismos de defensa y los procesos de salud a través de la reproducción celular. La tarea del Quiropractor Tradicional es vital y directa al ocuparse de la columna vertebral que aloja y protege al sistema nervioso central. Manteniendo los 24 segmentos móviles de la columna en posición adecuada, asegura un abastecimiento nervioso apropiado para cada célula, por lo tanto asegura un reemplazo celular normal que a su vez produce una función corporal adecuada. El resultado es una mejor expresión de la inteligencia innata corporal que a su vez aumenta el rendimiento humano y brinda más salud.

Este **NUEVO MÉTODO** es tan simple que ha sido combatido y resistido por el orden médico establecido por más de 100 años del mismo modo en que Franklin, Edison, Einstein, Hawkins y Palmer lo fueron al haber descubierto algo **NUEVO.** Y, crease o no, así es como los seres humanos reaccionan a lo **NUEVO.**

¿NO ES ASOMBROSO?

Paso 1: Pregúntele al miembro de la práctica: ¿Cuál es el principio del sostenimiento de la vida dentro del cuerpo?
Paso 2: Acepte o corrija: La inteligencia innata

Principios: 20, 23, 28, 29, 31

¿ESTÁ BUSCANDO A LA SALUD A TRAVÉS DEL AGUJERO DE LA CERRADURA?

Durante siglos, el hombre ha estado buscando a la salud a través del agujero de la cerradura de la terapia (tratando los efectos): "¿No tengo síntomas? Estoy bien." ¿Entonces, por qué el "súbito" ataque al corazón, el "súbito" ataque de la vesícula biliar, las "súbitas" piedras en los riñones, el "súbito" cáncer? ¡Sin aviso! No hay dolor, no hay síntomas, nada fuera de lo común y "¡bam!". ¿Todo "repentinamente"? ¡Debe estar bromeando! Como muchos de ustedes saben, no hay nada "repentino" cuando esto sucede en el cuerpo humano. Toma tiempo llegar a ese punto (9 meses para crear un bebé, 90 días para reemplazar células cardíacas, 120 para los glóbulos rojos, 12 años para llegar a la pubertad, 4 meses para el primer diente, 5 días para las células que tapizan el estómago, etc.). Los cardiólogos dicen que lleva de 8 a 10 años de disfunción del corazón para que los problemas cardíacos se muestren como síntomas. Los nefrólogos afirman que toma de 6 a 7 años de mal funcionamiento de los riñones para que aparezcan como síntoma los problemas renales. Los oncólogos dicen que a veces lleva alrededor de 20 a 30 años de malfuncionamiento de ciertas partes del cuerpo con cáncer para que aparezcan síntomas. Ciertamente, no hay ningún proceso que no requiera tiempo.

Así que comenzamos a darnos cuenta de que los síntomas no "cuentan la historia". La Quiropraxia, que no es un tratamiento de síntomas ni enfermedades, es el único arte, ciencia y filosofía que reconoce un elemento común en todas las disfunciones corporales.

Cuando el cuerpo no funciona adecuadamente, no se sana adecuadamente, no tiene resistencia adecuada para defenderse contra los virus, gérmenes y bacterias; y lo más importante de todo, no vive adecuadamente. Los Quiropractores Tradicionales reconocen que el mal funcionamiento del cuerpo sucede cuando hay una interferencia en el flujo de energía nerviosa desde las neuronas del cerebro hacia las células tisulares o desde las células tisulares a las células del cerebro causada por subluxaciones vertebrales.

Dicho de otro modo, una subluxación vertebral en una agresión al sistema nervioso causada por una ligera presión de una vértebra sobre la médula espinal y los nervios. El resultado final de una subluxación vertebral es una carencia de una adecuada transmisión de los impulsos mentales (que es energía nerviosa) desde el cerebro hacia las partes del cuerpo que hace que funcionen mal. Por supuesto, los libros de texto de ciencia básica reconocen que el sistema nervioso central (cerebro y médula espinal) es el órgano más importante de la comunicación dentro del cuerpo humano. Pero de algún modo este hecho no parece importar demasiado más allá de todo lo dicho en estas páginas.

En tiempos de Colón se creía que la tierra era plana y que si alguien se aventuraba hasta cerca del borde… bueno… ¡Adiós amigo! Pero el viejo Cristóbal Colón tuvo el coraje de navegar cruzando el Atlántico y encontrar un NUEVO mundo en el proceso. Seguramente había muchos en la corte de la reina Isabel que lo llamaron "radical" o "fanático". Ellos eran los que basan su opinión en la "autoridad" cuando, de hecho, estaba basada en el temor a lo desconocido, de básicamente perder lo conocido y lo que los hacía sentir seguros y por lo tanto ignoraban la verdad de la cuestión. Encarcelaron a Galileo por atreverse a sugerir que la Tierra giraba alrededor del sol y no viceversa. Las "autoridades" pusieron a D. D. Palmer, el descubridor de la Quiropraxia, también en prisión, porque él tuvo el coraje de hablar acerca de un enfoque completamente NUEVO para la comprensión del funcionamiento del cuerpo humano. Ahora, los

Continúa en Manual Del Medico #99B

Continuado de Manual Del Medico #99A

Quiropractores Tradicionales saben, más allá de toda duda, qué sucede: el cuerpo gira alrededor del sistema nervioso tal como la Tierra lo hace alrededor del sol. Es una ley inmutable. Finalmente, la ciencia está comprendiendo a los Quiropractores Tradicionales y reconoce esta verdad suprema. No se deje atrapar en el sistema de pensamiento del "mundo plano".

La salud no es la presencia o ausencia de síntomas. La salud está si la energía vital llega desde el cerebro a los 70 trillones de células de su cuerpo en calidad y cantidad normales. Una vértebra puede ejercer presión sobre el sistema nervioso e interferir a esa energía vital. Si queremos alcanzar nuestros derechos de nacimiento, dados por Dios, de una vida saludable sin temores, entonces asegurémonos de controlar nuestra columna semanalmente para la detección y corrección de subluxaciones vertebrales.

La próxima vez que usted escuche "fanático" o "radical" en relación a los Quiropractores Tradicionales, recuerde que la gente pensaba que la Tierra era plana y que el sistema solar giraba alrededor del sol. Los Quiropractores Tradicionales están adelantados a su tiempo, igual que Colón y Galileo.

¿NO ES ASOMBROSO?

Paso 1: Pregúntele al miembro de la práctica: ¿Cuál es el principal órgano de comunicación en el cuerpo?
Paso 2: Acepte o corrija: El cerebro

Principios: 28, 29, 31, 32

CURRICULUM VITAE
DR. CLAUDE LESSARD

Bachellor Of Science, Limestone College, Gaffney, Carolina Del Sur	1977
Titulo De Doctor En Quiropráctica, Otorgado Por El Sherman College Of Straight Chiropractic (S.C.S.C.), Spartanburg, Carolina Del Sur	1977
Practicante, S.C.S.C.	1977
Recibe El "B.J. Palmer Philosophy Distinction Award" [Premio B.J. Palmer A La Distinción Filosófica], En El S.C.S.C..	1977
Diploma Del Consejo Nacional De Examinadores Quiroprácticos.	
Recibe El Certificado De Educación Profesional Preliminar Número C35301, Del Estado De Pennsylvania.	
Licencia Número Dc-1702-L Para Ejercer En El Estado De Pennsylvania.	
Cofundador Y Miembro De Adio Institute Of Straight Chiropractic.	1978
Profesor Adjunto De Filosofía De La Quiropráctica En Adio I.S.C.	1978-80
Consejero De Alumnos De Adio I.S.C.	1978-81
Decano Administrativo De Adio I.S.C.	1979-80
Profesor Asociado De Técnica Quiropráctica, Adio I.S.C.	1980-81
Director Del Centro De Salud Communitario, Adio I.S.C.	1980-81
Miembro Del Programa De Becas De Chiropractic Life, Pennsylvania.	
Miembro De La Federation Of Straight Chiropractors Organization (F.S.C.O.).	
Graduado Del Programa Del Ministerio De La Iglesia, Seminario St. Charles Borromeo.	1983-87
Examinador Certificado Por Myotech	
Premio Quiropráctico Del Mes, Markson Management Services.	1988
Premio Quiropráctico Del Año, Markson Management Services	1992
Curso De Posgrado En Biomecánica Espinal Aplicada En El Aragona Spinal Biomechanic Engineering Laboratoriy, Inc.	1992
Premio Quiropráctico Del Año, Quest Management Systems	1993

Es Miembro Del Distinguido Consejo De Regentes Del S.C.S.C.	Desde 1993
Miembro De La Fundación Parker Chiropractic Resources.	
Presidente Y Coautor De "Spirit Of 76", S.C.S.C.	1996
Fundador De Clients Association For Chiropractic Education (C.A.C.E.)	1997
Obtiene La Licencia De Piloto Privado Para Aviones Monomotor Tierra	1998
Fundador Del Lessard Institute For Chiropractic Clients.	1998
Recibe El Premio Espíritu Del Sherman College Of Straight Chiropractic.	1999
Obtiene La Licencia De Piloto Para Aviones Con Instrumentos	2000
Autor De "Chiropractic ... Amazing Isn't It?"	2003
Quiropráctico Del Año, S.C.S.C.	2006
Motion De Felicitations, Ville De Ste. Anne De Beaupre, Resoluciones 5553-09-06.	2006
Examinador Pulstar	2008
Traducción Al Francés De "Chiropractic ... Amazing Isn't It?"	2008
Traducción Al Español "Chiropractic ... Amazing Isn't It?"	2009
Autor del Libro "Quiropraxia ¿No Es Asombrosa?"	2010
Autor del Libro "La Chiropratique, Incroyable N'est-Ce Pas?"	2012
Autor del Blue Book "A New Look at Chiropractic Basic Science"	2017
Autor del Libro Azul "Una Nueva Mirada a la Ciencia Básica de la Quiropráctica"	2019
Autor del Libro "Chiropractic ... Amazing Isn't It? Workbook"	2020
Autor del Libro "Quiropraxia ¿No Es Asombrosa? Manual de Trabajo"	2020

www.ingramcontent.com/pod-product-compliance
Lightning Source LLC
Chambersburg PA
CBHW051751200326
41597CB00025B/4510